Ralf Stücker, Carol Hasler (Hrsg.)

Die wachsende Wirbelsäule

Ralf Stücker, Carol Hasler (Hrsg.)

Die wachsende Wirbelsäule

DE GRUYTER

Herausgeber
Prof. Dr. med. Ralf Stücker
AKK Altonaer Kinderkrankenhaus gGmbH
Abteilung für Kinderorthopädie
Bleickenallee 38, 22763 Hamburg
E-Mail: ralf.stuecker@kinderkrankenhaus.net

Prof. Dr. med. Carol Hasler
Universitäts-Kinderspital beider Basel
Abteilung für Kinderorthopädie
Spitalstraße 33, 4056 Basel, Schweiz
E-Mail: carolclaudius.hasler@ukbb.ch

ISBN 978-3-11-046187-9
e-ISBN (PDF) 978-3-11-046268-5
e-ISBN (EPUB) 978-3-11-046224-1

Library of Congress Cataloging-in-Publication Data
A CIP catalog record for this book has been applied for at the Library of Congress.

Bibliografische Information der Deutschen Nationalbibliothek
Die Deutsche Nationalbibliothek verzeichnet diese Publikation in der Deutschen Nationalbibliografie; detaillierte bibliografische Daten sind im Internet über http://dnb.dnb.de abrufbar.

Umschlaggestaltung: Mauritius Images
Satz: le-tex publishing services GmbH, Leipzig
Druck und Bindung: CPI books GmbH, Leck
♾ Gedruckt auf säurefreiem Papier
Printed in Germany

MIX
Papier aus verantwortungsvollen Quellen
FSC® C083411

www.degruyter.com

Vorwort

Durch Grundlagenforschung und klinische Forschung der letzten Jahre können wir heute die physiologische und pathologische Entwicklung der kindlichen Wirbelsäule und ihre Auswirkungen auf Wachstum und Entwicklung besser verstehen als noch vor vielen Jahren und wir haben auch gelernt, dass gerade für Kinder und Jugendliche der Thorax die vierte Dimension einer Betrachtung der Wirbelsäule darstellt.

Während wir es bei Wirbelsäulenerkrankungen im Erwachsenenalter meistens mit degenerativen Störungen zu tun haben, müssen wir uns bei Kindern und Jugendlichen eher darüber Gedanken machen, Verschleißerkrankungen zu verhindern und progrediente Deformitäten zu verhindern oder zu korrigieren und dabei gleichzeitig die Integrität der thorakalen und pulmonalen Funktion zu bewahren.

Die Sektion „Die wachsende Wirbelsäule“ der Vereinigung für Kinderorthopädie ist vor 4 Jahren gegründet worden. Sie hat sich zum Ziel gesetzt, die unterschiedlichen Aspekte der physiologischen und pathologischen Entwicklung der kindlichen Wirbelsäule näher zu untersuchen und besteht aus Experten der Anatomie, Pädiatrie, Kinderradiologie, Kinder-Neurochirurgie, Kinderorthopädie und Orthopädietechnik. Dieses Buch ist innerhalb dieses Arbeitskreises entstanden, soll damit auch eine gewisse interdisziplinäre Sichtweise auf die wachsende Wirbelsäule ergeben und richtet sich daher auch an alle Fachleute, die sich mit Wirbelsäulenproblemen bei Kindern beschäftigen, insbesondere Pädiater, Orthopäden, Physiotherapeuten und auch Orthopädietechniker.

Dieses Buch ist eine Standortbestimmung. Wir stehen jedoch erst am Anfang einer Entwicklung. Schon heute sind wir in der Lage, Wirbelsäulenwachstum zu lenken, doch vielfach sind nach wie vor versteifende Operationen an der Wirbelsäule erforderlich. In einigen Jahren werden wir jedoch in der Lage sein, anhand von Bluttesten das Progredienzverhalten von Skoliosen zu bestimmen, und wir werden hoffentlich auch in der Lage sein, wirksame konservative Maßnahmen zu entwickeln, die Einfluss auf das Wachstum der kindlichen Wirbelsäule nehmen können.

Wir möchten uns herzlich bei dem De Gruyter Verlag bedanken, dass er sich dieses wichtigen Themas angenommen hat und insbesondere für die hervorragende Gestaltung des Buches.

Prof. Ralf Stücker
Prof. Carol Claudius Hasler

Hamburg und Basel
im Juni 2017

Inhalt

Autorenverzeichnis

Priv.-Doz. Dr. med. Urs von Deimling
Kinderorthopädie
Asklepios Klinik
Arnold-Janssen-Str. 29
53757 Sankt Augustin
E-Mail: u.deimling@asklepios.com

Prof. Dr. med. Carol Claudius Hasler
Universitätskinderspital beider Basel (UKBB)
Spitalstr. 33
4031 Basel, Schweiz
E-Mail: carolclaudius.hasler@ukbb.ch

Prof. Dr. med. Fritz Hefti
Universitätskinderspital beider Basel (UKBB)
Spitalstr. 33
4031 Basel, Schweiz
E-Mail: fritz.hefti@unibas.ch

Dr. med. Friedrich Herrmann
Abteilung für Kinder- und Jugendmedizin
Asklepios Klinik
Arnold-Janssen-Str. 29
53757 Sankt Augustin
E-Mail: f.herrmann@asklepios.com

Dr. med. Norbert M. Hien
Praxis für Orthopädie und Unfallchirurgie
Friedrichshafenerstr. 11
81243 München
E-Mail: norbert.hien@t-online.de

Priv.-Doz. Dr. med. Thekla von Kalle
Radiologisches Institut
Klinikum Stuttgart/Olgahospital
Kriegsbergstr. 62
70174 Stuttgart
E-Mail: t.vonkalle@klinikum-stuttgart.de

Dr. med. Markus Konieczny
Universitätsklinikum Düsseldorf
Klinik und Poliklinik für Orthopädie und Orthopädische Chirurgie
Moorenstr. 5
40225 Düsseldorf
E-Mail:
markus.konieczny@med.uni-duesseldorf.de

Prof. Dr. med. Rüdiger Krauspe
Universitätsklinikum Düsseldorf
Klinik und Poliklinik für Orthopädie und Orthopädische Chirurgie
Moorenstr. 5
40225 Düsseldorf
E-Mail:
Martina.Abel-Lorse@med.uni-duesseldorf.de

Dr. med. Philip Kunkel
Pädiatrische Neurochirurgie
Kinderkrankenhaus Hamburg-Altona
Bleickenallee 38
22763 Hamburg
E-Mail: philip.kunkel@kinderkrankenhaus.net

Dr. med. Micha Langendörfer
Orthopädische Klinik
Klinikum Stuttgart/Olgahospital
Kriegsbergstr. 62
70174 Stuttgart
E-Mail: m.langendoerfer@klinikum-stuttgart.de

Dr. med. Kiril Mladenov
Asklepios Klinik
Arnold-Janssen-Str. 29
53757 Sankt Augustin
E-Mail: k.mladenov@asklepios.com

Klaus Nahr
CCtec
Deutsches Korsettzentrum GmbH & Co. KG
E-Mail: KNahr@cctec.de

Prof. Dr. med. Andreas Prescher
Institut für Molekulare und Zelluläre Anatomie
– Prosektur –
Uniklinik RWTH Aachen
Pauwelsstr. 30
52074 Aachen
E-Mail: aprescher@ukaachen.de

Dr. med. Karsten Ridderbusch
Orthopädische Abteilung
Kinderkrankenhaus Hamburg-Altona
Bleickenallee 38
22763 Hamburg
E-Mail:
karsten.ridderbusch@kinderkrankenhaus.net

Dr. med. Stefan Schenk
Orthopädie Mariahilf
Mariahilferstr. 76/4/40
1070 Wien, Österreich
E-Mail: stefan.schenk@ortho-mariahilf.at

Prof. Dr. med. Ralf Stücker
Orthopädische Abteilung
Kinderkrankenhaus Hamburg-Altona
Bleickenallee 38
22763 Hamburg
E-Mail: ralf.stuecker@kinderkrankenhaus.net

Dr. med. Stefan Wilke
Klinik für Kinderorthopädie und
Kindertraumatologie
Helios-Klinikum Emil von Behring
Walterhöferstr. 11
14165 Berlin
E-Mail: dr.stefanwilke@gmx.de;
dr.stefanwilke@googlemail.com

Prof. Dr. med. Thomas Wirth
Orthopädische Klinik
Klinikum Stuttgart/Olgahospital
Kriegsbergstr. 62
70174 Stuttgart
E-Mail: t.wirth@klinikum-stuttgart.de

Andreas Prescher

1 Embryologie, Frühentwicklung und Wachstum der Wirbelsäule

> Die Entwicklungsgeschichte ist die wahre Lichtträgerin für Untersuchungen über organische Körper.
> K. E. von Baer (1828)

Die Kenntnis der komplizierten und immer noch nicht in allen Details geklärten Entwicklungsvorgänge der menschlichen Wirbelsäule ist für den Arzt durchaus von Bedeutung, da sich aus dem Entwicklungsgang zahlreiche anatomische Varianten und auch Fehlbildungen problemlos erklären lassen. Seit der schon klassisch zu nennenden Arbeit von Herbert Junghanns (1936) mit dem Titel „Offene Fragen aus dem Gebiet der Wirbelsäulenentwicklung und der Wirbelsäulenfehlbildungen" [1] ist unsere Kenntnis erheblich fortgeschritten, wobei sich auch ganz neue Arbeitsfelder ergeben haben. Trotzdem sind auch nach vielen innovativen Arbeiten [2–7], um nur einige zu nennen, immer noch nicht alle Probleme gelöst und es bietet sich ein immer noch lohnendes Forschungsfeld. Dabei haben sich die Untersuchungen von morphologischen Fragestellungen zu Fragestellungen molekularer und genetischer Mechanismen und Regulationen verschoben, die vielfach an Modellorganismen experimentell untersucht werden [8]. So wurde z. B. die bedeutende Rolle der Hox-Gene für die Wirbelsäulenentwicklung erkannt [9]. Von einem umfassenden Verständnis der Entwicklung der Wirbelsäule sind wir jedoch immer noch weit entfernt. Hierzu müssen zukünftig auch verstärkt vergleichend-anatomische Tatsachen und paläontologische Fakten aus der Fossilgeschichte berücksichtigt werden, wie es von Fleming et al. [10] in ihrem aktuellen Review angemahnt wird. An dieser Stelle kann nur eine stark vereinfachte Darstellung der Entwicklung der Wirbelsäule gegeben werden, die das für den praktisch tätigen Mediziner wichtige Tatsachenmaterial in einer Auswahl berücksichtigt und leider muss an dieser Stelle auch das weite und sehr wichtige Feld der Wirbelsäulenfehlbildungen unbearbeitet bleiben.

Die Wirbelsäulenentwicklung läuft prinzipiell in drei Stadien ab:
1. Mesenchymstadium,
2. Stadium der Knorpelbildung und
3. Stadium der Knochenbildung.

1.1 Mesenchymstadium (sive Blastemstadium)

In der embryonalen Frühentwicklung ist die Rumpfanlage in kraniokaudaler Richtung segmental gegliedert, wobei die einzelnen Segmente als Somiten bezeichnet werden.

DOI 10.1515/9783110462685-001

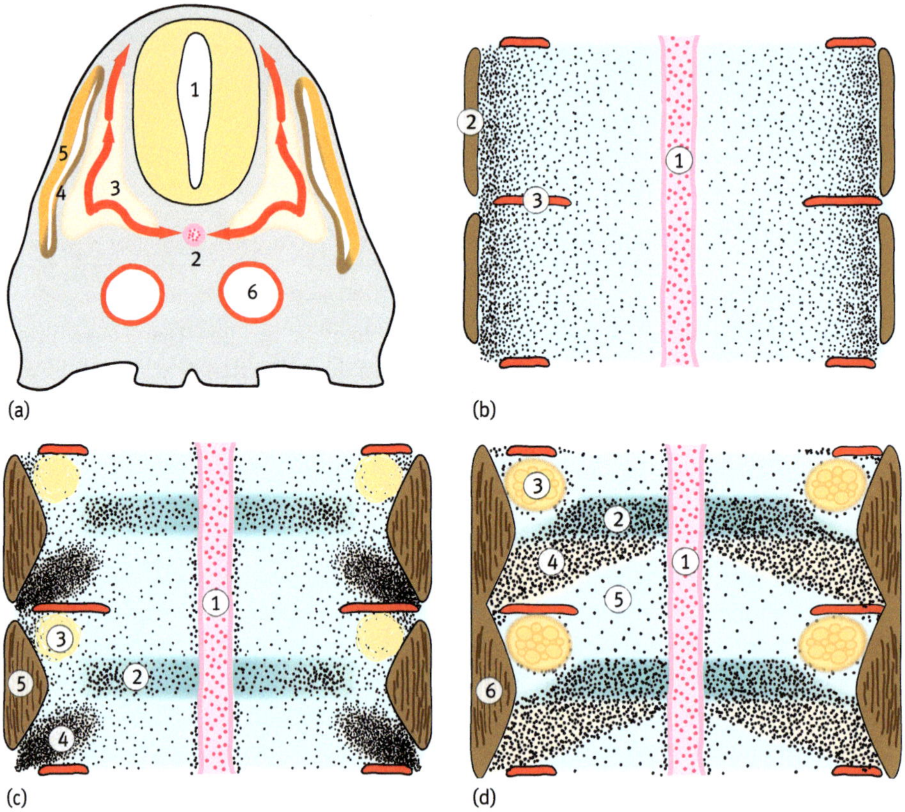

Abb. 1.1: (a) Schematischer Transversalschnitt durch einen menschlichen Embryo Stadium 12 (4 mm). Die auswandernden Mesenchymzellen (Pfeile) umschließen das Neuralrohr und die Chorda. Es wird das ungegliederte paraxiale Mesenchym gebildet. **1:** Neuralrohr, **2:** Chorda dorsalis, **3:** Sklerotom, **4:** Myotom, **5:** Dermatom, **6:** Aorta. (b) Ungegliedertes paraxiales Mesenchym (blau). **1:** Chorda dorsalis, **2:** Myotom, **3:** Intersegmentalgefäße. (c) Differenzierung im lateralen Bereich des paraxialen Mesenchyms: lockere kraniale und verdichtete kaudale Partie. **1:** Chorda dorsalis, **2:** Anlage des Discus intervertebralis, **3:** lockere Partie mit Anlage des Spinalnerven und des Spinalganglions, **4:** kaudale Verdichtung mit Anlage des Wirbelbogens und der Rippe, **5:** Myotom. (d) Anschluss der kaudalen Partie (Wirbelbogen und Rippe) an den kranial gelegenen Wirbelkörper und die Bandscheibe. **1:** Chorda dorsalis, **2:** Discus intervertebralis, **3:** Spinalnerv/Spinalganglion, **4:** Anlage Wirbelbogen und Rippe, **5:** Anlage Wirbelkörper, **6:** Myotom. (Die Abb. 1.1a–d wurden nach Vorlagen von Christ (1990) gezeichnet.)

Im weiteren Gang der Entwicklung differenzieren sich diese Somiten in Dermatome, Myotome und Sklerotome (Abb. 1.1a). Die Sklerotome bestehen aus Mesenchymzellen und bilden die Grundlage für die Skelettentwicklung. Diese Mesenchymzellen wandern schließlich aus, umschließen die axialen Strukturen (Neuralrohr, Chorda), und bilden das paraxiale Mesenchym (Abb. 1.1b). Dieses liegt lateral in der Nachbarschaft des Myotoms und bildet medial die ungegliederte, mesenchymale Einscheidung der

Chorda dorsalis, die Perichordalröhre. Entscheidend ist jetzt, dass sich die laterale und mediale Partie (Perichordalröhre) des paraxialen Mesenchyms unterschiedlich weiterentwickeln. Die lateralen Partien zeigen bald eine Differenzierung in einen kranialen und einen kaudalen Abschnitt (Abb. 1.1c). Der kraniale Teil ist locker gebaut, wohingegen der kaudale deutlich kompakter erscheint. Aus dem lockeren kranialen Gebiet entwickelt sich dann das perinervale Bindegewebe für die Spinalnerven und für das Spinalganglion, sodass dieses Material gar keinen Beitrag zur Wirbelentwicklung liefert [6]. Der kaudale, verdichtete Bereich hingegen bildet die Wirbelbögen und die Rippen. Im Bereich der Perichordalröhre werden Gewebeverdichtungen sichtbar, die als Bandscheibenanlagen anzusehen sind und eine Segmentierung erzeugen. Die zwischen den Bandscheibenanlagen liegenden Abschnitte der Perichordalröhre bilden die Wirbelkörper mit deren definitiver Abgrenzung die endgültige Gliederung der Wirbelsäulenanlage abgeschlossen ist. Schließlich vereinigt sich noch die kaudal gelegene Wirbelbogenanlage mit der kranial davon positionierten Wirbelkörperanlage (Abb. 1.1d).

In älteren Darstellungen der Wirbelsäulenentwicklung, auch heute noch weit verbreitet, findet sich immer noch die Hypothese der sog. Neugliederung der Wirbelsäule, ein Begriff, der erstmals von Remak (1855) eingeführt wurde und später einige Modifikationen erfuhr, die von Baur [11] übersichtlich zusammengestellt wurden. Für die Neugliederung ist es wichtig, dass die Wirbelkörperanlage durch eine Spaltbildung, die Intervertebralspalte (von Ebner), geteilt wird. Es bildet sich eine untere, verdichtete Hälfte und eine obere locker gebaute. Anschließend kommt es zur Trennung und segmentübergreifenden Neuverschmelzung benachbarter Partien. Dieser Vorgang wird als „Neugliederung" bezeichnet und soll insbesondere dafür notwendig sein, dass die Muskelsegmente ihren richtigen Ansatz an den Wirbelkörpern erreichen [11]. Das Konzept der Neukombination von benachbarten Sklerotomabschnitten wird jedoch von verschiedenen Autoren infrage gestellt [6, 7, 11, 12] und kann heute, besonders durch die Untersuchungen Verbouts [5–7] als überholt angesehen werden. Es konnte nämlich gezeigt werden, dass die Wirbelkörper mit ihren Fortsätzen und auch die Bandscheiben an ihrem definitiven Platz entstehen und keine Wanderung, Resegmentation oder Neugliederung stattfindet. Auch besteht für solche Phänomene, entgegen alten Auffassungen, keine funktionelle Notwendigkeit.

1.2 Stadium der Knorpelbildung

In der weiteren Entwicklung (bei ca. 12 mm SSL) beginnt die Knorpelbildung in der mesenchymalen Wirbelsäulenanlage. Dabei bilden sich ein die Chorda dorsalis umfassender Knorpelkern und ein bilateral angelegter, dorsolateral der Rückenmarksanlage positionierter Bogenkern. Im nächsten Schritt verwachsen diese drei Knorpelzentren zu einer einheitlichen knorpeligen Wirbelsäulenanlage, wobei der Bogenschluss in der Mediansagittalen erst noch längere Zeit unvollständig bleibt. In dieser Lücke

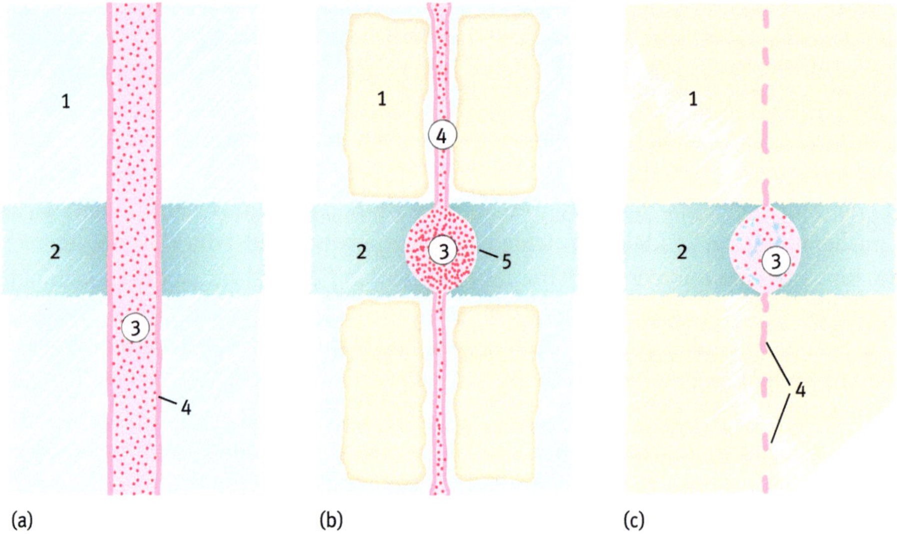

Abb. 1.2: Schematische Darstellung der Bildung der Chordasegmente und des Chordascheidenstranges. (a) **1:** knorpelige Wirbelkörperanlage, **2:** Bandscheibenanlage, **3:** Chorda dorsalis, **4:** Chordascheide. (b) Bildung der Chordasegmente. 1: enchondraler Knochenkern, 2: Bandscheibenanlage, 3: spindelige Chordaauftreibung in der Bandscheibenanlage (intervertebrale Chordaanschwellung), 4: komprimierte Chordaanlage im Wirbelkörper, 5: bereits aufgelöste Chordascheide im Bereich der Bandscheibe. (c) **1:** Wirbelkörper ossifiziert, **2:** Bandscheibe, **3:** Chordaretikulum mit Schleimseen, **4:** Chordascheidenstrangreste im Bereich des Wirbelkörpers, schon in Auflösung begriffen.

befindet sich eine bindegewebige Membran, die als Membrana reuniens dorsalis bezeichnet wird. Der Verschluss der dorsalen Bogenspalten beginnt dann im 3. Embryonalmonat im Bereich der thorakalen Wirbelsäule und schreitet nach kranial und kaudal fort. Die Ausbildung des zirkumchordalen Knorpelkerns hat Auswirkungen auf die Morphologie der Chorda (Abb. 1.2a–c). Im Bereich des Knorpelkerns wird die Chorda dorsalis massiv zusammengepresst, sodass die Chordazellen als inkompressible Kugeln in den Bereich der späteren Bandscheibe verlagert werden (Abb. 1.2b). Im Bereich des zukünftigen Wirbelkörpers bleibt nur die jetzt leere Chordascheide (Chordascheidenstrang) liegen (Abb. 1.2c), wohingegen sich die Zellen im Bereich der späteren Bandscheibe sammeln und eine spindelförmige Auftreibung der Chorda, die sog. intervertebrale Chordaanschwellung, bilden, welche in der Chordahöhle liegt. Der Zellreichtum des Chordasegments ist durch die passive Verlagerung von Zellen aus dem Wirbelkörperbereich durch Druckwirkung zu erklären. Nach den Untersuchungen von Prader [13] bleibt die Zellzahl nämlich konstant und Mitosen konnten ebenfalls nicht nachgewiesen werden. Für die Bildung der Chordasegmente ist es wichtig, dass die unelastische Chordascheide im Bereich der zukünftigen Bandscheibe rechtzeitig aufgelöst wird, sodass die aus dem Wirbelkörperbereich herausgepressten Chordazellen auch einen entsprechenden Raum besetzen können. Das Chordasegment wird schließlich durch interzelluläre Einlagerung von Schleimmassen in ein Chordaretikulum aufgelöst, das als Platzhalter für den Nucleus pulposus fungiert [2] (Abb. 1.2c). Aus diesen Befunden geht die große Bedeutung der Chorda dorsalis für die regelrechte Entwicklung der Wirbelsäule hervor, was Töndury [2] ebenfalls stark betont hat. In diesem Sinne konnte Probst [14] zeigen, dass die unvollständige Verlagerung von Chordazellen in die Bandscheibenregion, z. B. durch eine Einengung des Chordakanals beim Eintritt in den zukünftigen Diskus, zu einer Chordapersistenz im Wirbelkörper führen kann. In solchen Wirbeln kann später ein feiner, kraniokaudal orientierter Knochenkanal, der Chordakanal, nachgewiesen werden, der einen strangförmigen Chordarest enthält [15]. Der persistierende Chordakanal ist eine seltene Erscheinung. Häufig kann jedoch im Bereich der ehemaligen Chorda dorsalis eine Ausbuchtung des Gewebes des Nucleus pulposus in trichterartige Vertiefungen der Grund- bzw. Deckplatte gesehen werden. Dabei ist die Lamina cartilaginea zwar verdünnt, aber nicht durchbrochen [15]. Dies kann als eine harmlose, aber zu pathologischen Veränderungen prädisponierende, Anomalie der Chordarückbildung angesehen werden und sollte nicht mit den typischen Schmorlschen Knorpelknötchen verwechselt werden, die die Knorpelplatte und auch die knöcherne Deck- bzw. Grundplatte durchbrechen.

Bleiben Chordazellnester im Bereich der Wirbelkörper liegen, kann dies durch spätere Proliferation zu einem dysontogenetischen (embryonalen) Tumor, einem Chordom, führen. Am häufigsten treten diese Tumoren im Bereich des spinalen Schädelabschnitts und im Bereich der lumbosakralen Wirbelsäule auf.

Zentral in der knorpeligen Wirbelanlage, im Bereich der ehemaligen Chorda dorsalis, kommt es am Ende des zweiten Embryonalmonats in der unteren Brustwirbelsäule zur Bildung eines primären enchondralen Knochenkerns, sodass das Stadium der Knochenbildung erreicht wird.

1.3 Stadium der Knochenbildung

In der knorpeligen Wirbelkörperanlage entsteht ein enchondraler Knochenkern, dessen Bildung zuerst dorsal der Chorda beginnt. In den medialen Abschnitten der Wirbelbögen setzt eine perichondrale Ossifikation ein, sodass die gesamte Knochenbildung insgesamt von drei Zentren ausgeht (Abb. 1.3a und b). Ob im frühen Stadium regelhaft ein vorderer und ein hinterer Körperkern angelegt werden, wird unterschiedlich diskutiert, kann aber als Variante sicherlich auftreten. Gefäßbündel betreten den Knochenkern durch spaltenartige Öffnungen an der Vorderseite der Wirbelkörper, die als Hahn'sche Spalten (Abb. 1.5a) bezeichnet werden und die sich auch radiologisch darstellen. In der Regel bilden sich die Hahn'schen Spalten weitgehend zurück, können aber auch bis ins Erwachsenenalter nachweisbare, größere Foramina nutritia und horizontal verlaufende Gefäßkanäle ausbilden, die nicht mit Frakturen verwechselt werden dürfen. Auf der Rückseite tritt das Gefäßbündel durch das unpaare Foramen

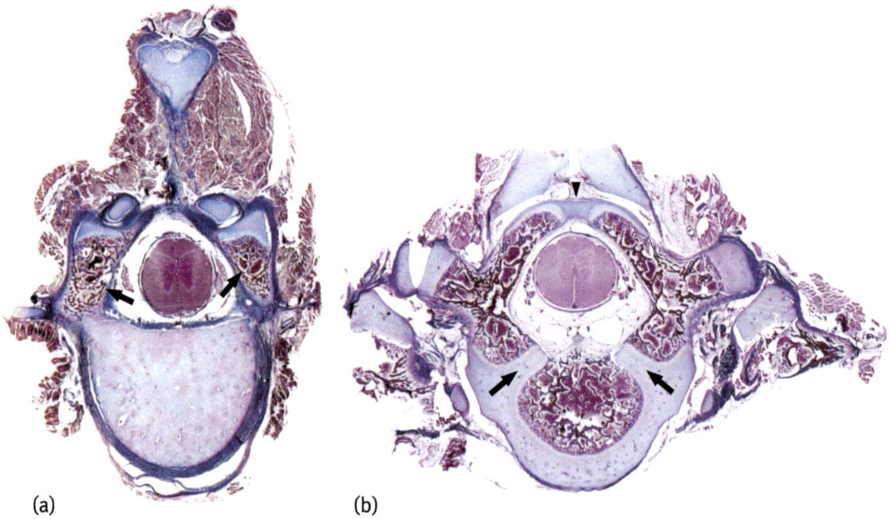

(a) (b)

Abb. 1.3: (a) Horizontalschnitt durch die Wirbelsäule: frühe Phase der Ossifikation (Azan). Man beachte den noch fehlenden Knochenkern im Wirbelkörper und die beiden perichondral gebildeten Ossifikationszentren in den Wirbelbögen (Pfeile). (b) Horizontalschnitt durch die Wirbelsäule: fortgeschrittene Phase der Ossifikation (Azan). Man beachte den enchondralen Knochenkern im Wirbelkörper und die Wirbelbogenepiphyse mit dem Zwischenknorpel (Pfeile). Die Pfeilspitze weist auf den noch fehlenden, knöchernen, medianen Bogenschluss hin.

basivertebrale (Abb. 1.5a) aus bzw. ein. Von entscheidender Bedeutung ist die Tatsache, dass die Bogenkerne längere Zeit hindurch von dem Körperkern durch eine Knorpelmasse (Zwischenknorpel) getrennt bleiben (Abb. 1.3b). Die trennende Spalte ist eine Epiphysenfuge (Wirbelbogenepiphyse), in der aber kein nennenswertes Wachstum stattfindet. Diese Tatsache hat für die Chirurgie der Kinderwirbelsäule durchaus Bedeutung, da diese Fuge mit einer Pedikelschraube überbrückt werden kann, ohne dass eine Wachstumsstörung des Segments verursacht wird. Die Spalte schließt sich zwischen dem dritten und sechsten Lebensjahr, sodass eine knöcherne Verbindung des Bogens mit dem Wirbelkörper resultiert [15]. Dabei ist zu bemerken, dass der Wirbelbogen sich in erheblichem Maße an der Bildung des Wirbelkörpers mit beteiligt (Abb. 1.4). Durch diese Verhältnisse wird klar, dass die Processus uncinati im Bereich der Halswirbelsäule von den Bogenkernen gebildet werden. Kranial und kaudal findet der Wirbelkörper seinen Abschluss in einer zur Bandscheibe gehörigen Knorpelplatte, die sich mit einem verdickten Rand, der knorpeligen Wirbelkörperrandleiste, in eine entsprechende Knochenaussparung einfügt. Dies erzeugt im seitlichen Röntgenbild oder im Mediansagittalschnitt einen typischen stufenförmigen Ausschnitt im Wirbelkörper (Abb. 1.5a). In der knorpeligen Wirbelkörperrandleiste treten zwischen dem sechsten und neunten Lebensjahr dann einzelne spangenförmige Verknöcherungen auf, die schließlich miteinander verschmelzen und die knöcherne Randleis-

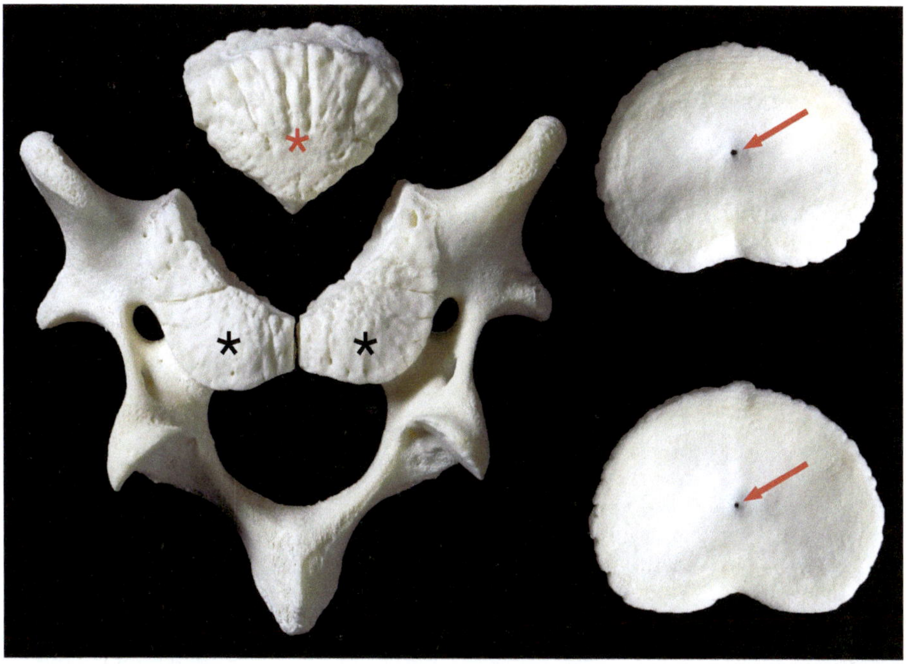

Abb. 1.4: Entwicklung des Wirbelkörpers (Minipig). Man beachte die für die meisten Säugetiere typischen Epiphysenplatten mit der feinen Lochbildung (Pfeil) für den Chordadurchtritt. Die Epiphysenplatten werden durch eine charakteristische radiäre Riffelung mit dem Wirbelkörper verzahnt. Der Wirbelkörper (roter Stern) wird von erheblichen Anteilen des Bogens mitgebildet (schwarze Sterne).

te (Abb. 1.5b) bilden (ca. zwölftes Lebensjahr). Die knöcherne Randleiste wird mit einem radiär angeordneten Furchensystem mit dem Wirbelkörper verzahnt (Abb. 1.5c). Die Oberseite der Randleiste ist fest mit der Bandscheibe verbunden und dient deren Befestigung. Die knöcherne Randleiste fusioniert schließlich mit dem Wirbelkörper. Im Schrifttum wird die knöcherne Randleiste oftmals als „Wirbelkörperepiphyse" bezeichnet, was aber den anatomischen Verhältnissen nicht gerecht wird und zu Missverständnissen führen kann [15]. Beim Menschen, dem Gorilla und dem Orang-Utan sind auch keine knöchernen Epiphysenplatten am Wirbelkörper ausgebildet, die ansonsten für Säugetiere typisch sind (Abb. 1.4). Aus diesem Grunde sollte beim Menschen auch nicht von einer Epiphysenplatte gesprochen werden.

An zahlreichen Stellen kommen sekundäre Ossifikationszentren (Apophysen) vor. So z. B. an der Dornfortsatzspitze, an den Gelenkfortsätzen und an den Processus costarii et transversi. Diese Knochenpartien können als akzessorische Knochengebilde bis in das Erwachsenenalter persistieren. Im Bereich der Dornfortsätze ist die persistierende Apophyse differenzialdiagnostisch von einer erworbenen Ermüdungsfraktur mit pseudarthrotischer Ausheilung abzugrenzen (Abb. 1.6a und 1.6b). Die Abrissfraktur (clay shoveler's fracture, Schipperkrankheit) kommt nach ungewöhnlicher, kör-

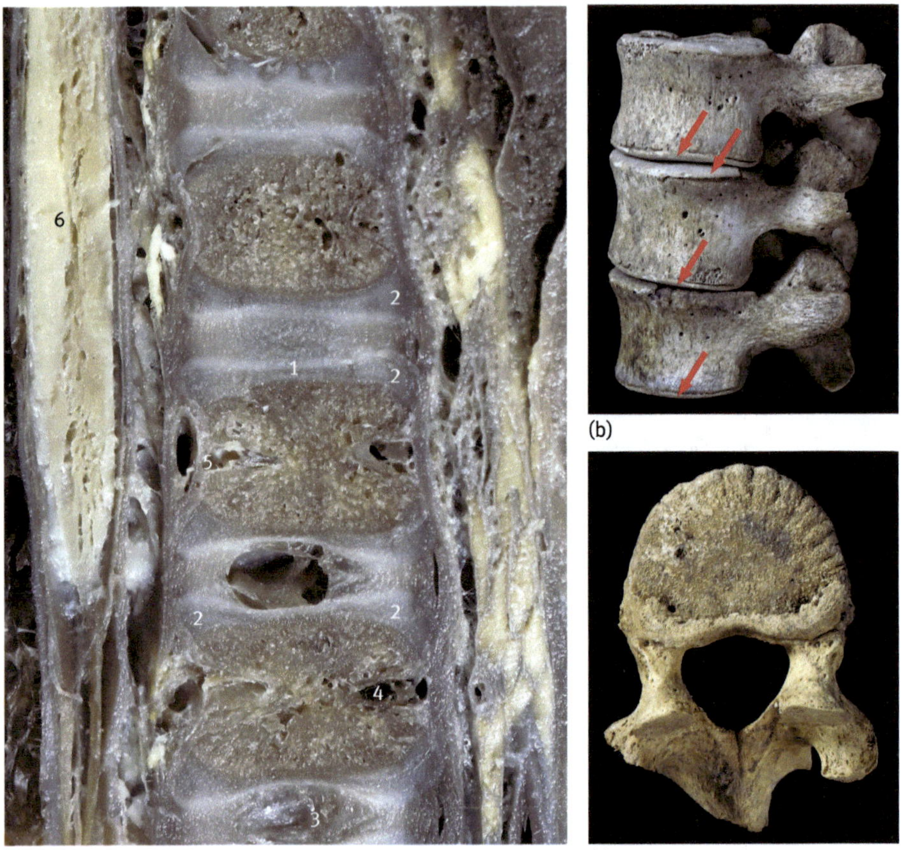

(a) (c)

Abb. 1.5: (a) Mediansagittalschnitt durch die untere Brust- und obere Lendenwirbelsäule eines Neugeborenen. **1:** Lamina cartilaginea, **2:** knorpelige Randleiste, **3:** Nucleus pulposus, **4:** Hahn'sche Spalte, **5:** Foramen basivertebrale, **6:** Medulla spinalis. (b) Lendenwirbelsäule eines Jugendlichen (archäologisches Präparat). Man beachte die typischen, noch nicht vollständig verschmolzenen Randleisten (Pfeile). (c) unterer Brustwirbel eines Jugendlichen (archäologisches Präparat). Man beachte die typische, radiäre Riffelung zur Befestigung der Randleiste.

perlich anstrengender Arbeit vor. Monografisch wurde diese heute eher seltene Erkrankung von Koepchen und Bauer [16] bearbeitet. Die Apophysen sollten spätestens bis zum 25. Lebensjahr mit dem Wirbel verwachsen sein.

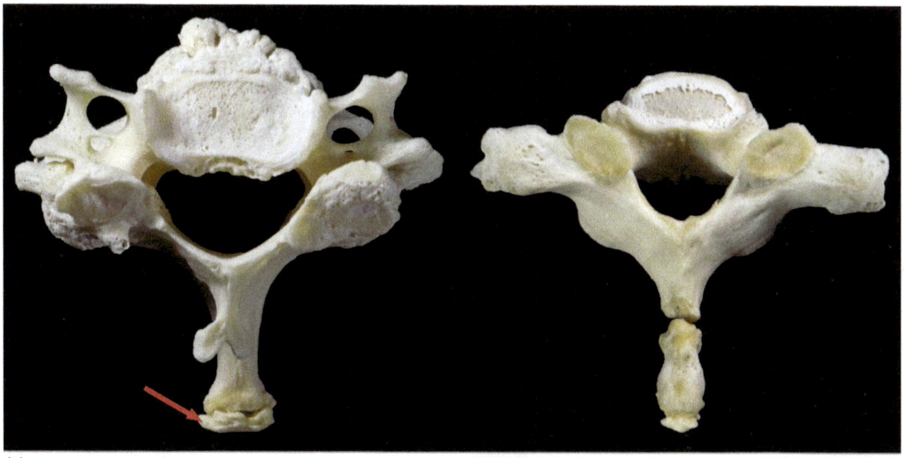

(a) (b)

Abb. 1.6: (a) Persistierender Apophysenkern an der Dornfortsatzspitze (Pfeil). (b) Pseudarthrotisch ausgeheilter Dornfortsatzabriss (Schipperfraktur).

1.4 Entwicklung des kraniozervikalen Übergangs

1.4.1 Allgemeine Bildungsgeschichte

Eine Besonderheit der Entwicklung muss im Bereich der kraniozervikalen Übergangsregion festgestellt werden. Der erste und der zweite Halswirbel sind zu Drehwirbeln umgestaltet worden, wobei der Atlas nur noch eine knöcherne Ringstruktur darstellt und der Axis (Epistropheus) einen kräftigen, nach kranial gerichteten, zahnförmigen Fortsatz, den Dens axis (sive Processus odontoideus, sive Dens epistrophei) aufweist. Im Jahre 1824 äußerte George Baron Cuvier die Ansicht, dass der Dens axis der ehemalige Atlaskörper sei, der sich dem zweiten Halswirbel angeschlossen hat. Johannes Müller (1834) vermutete jedoch, dass der Dens nichts anderes sei, als eine hypertrophe Deckplatte des Axis, die den Raum des verloren gegangenen Atlaskörpers einnimmt. In der späteren Zeit konnte Cuviers Ansicht bestätigt werden, da man zwischen Dens und Axiskörper einen kleinen Knochen (Abb. 1.7a) nachweisen konnte, der in seinem Inneren auch noch Bandscheibenreste enthält. Die drei Schichten dieses Elementes entsprechen der Grundplatte des Atlaskörpers, der Deckplatte des Axiskörpers und der dazwischen angelegten Bandscheibe. Das gesamte Element wird auch als Ossiculum Albrechti oder atlantoepistropheales Os synepiphyseum bezeichnet. In der menschlichen Entwicklung bildet dieses Element die subdentale Synchondrose (Abb. 1.7b) aus, die bei Kindern bis zum dritten Lebensjahr konstant nachweisbar ist, im Alter von fünf bis elf Jahren als feines, diskretes Relikt erscheint, manchmal jedoch auch bis ins Erwachsenenalter persistiert (Abb. 1.7d). Von besonderer Bedeutung ist auch noch, dass der ehemalige Körper des Proatlas in die Densspitze inkorporiert

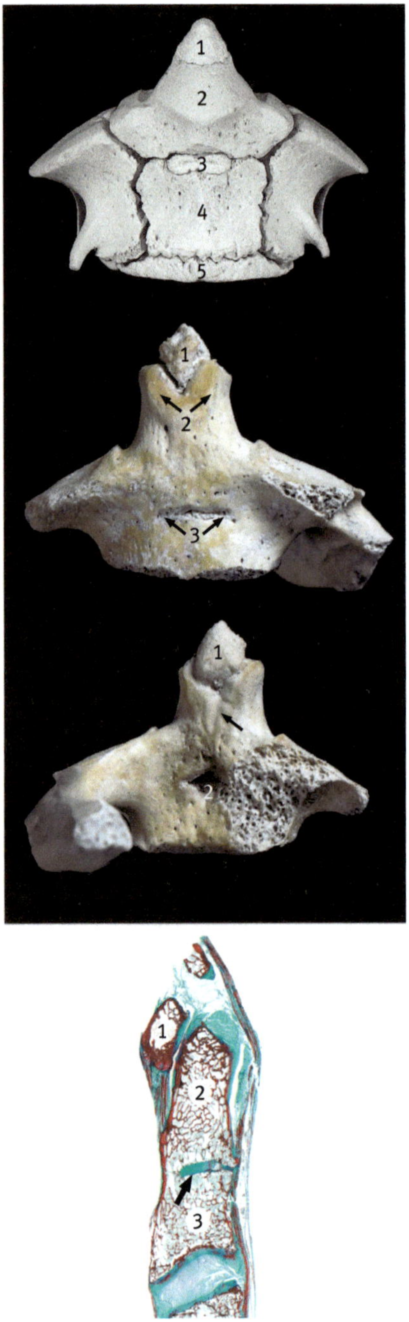

(a)

(b)

(c)

(d)

Abb. 1.7: (a) Knochenkerne des Axis, dargestellt am Präparat von einem Wildschweinfrischling. **1:** Ossiculum terminale (Bergmann), **2:** Dens axis mit ausladendem Denssockel, **3:** Ossiculum Albrechti mit feiner, horizontaler Rille für den Bandscheibenrest, **4:** Kern des Axiskörpers, **5:** Grundplatte des Axis. (b) Axis eines jungen Kindes (archäologisches Präparat). **1:** rautenförmiges Ossiculum terminale (Bergmann), **2:** Dens bicornis mit sog. Dentalfortsätzen (Pfeile), **3:** subdentale Synchondrose. (c) Rückseite des Axis eines jungen Kindes (archäologisches Präparat). **1:** Ossiculum terminale (Bergmann), **2:** Rest der subdentalen Synchondrose. Man beachte die feine Rille (Pfeil), die die ursprünglich bilaterale Anlage des Kerns noch nachweist. (d) Holoptischer Schnitt durch die obere HWS eines Erwachsenen (Trichrom nach Masson-Goldner). **1:** Arcus anterior atlantis, **2:** Dens axis, **3:** Corpus axis. Der Pfeil weist auf die persistierende subdentale Synchondrose.

wird. Dieses Knochenelement tritt als selbstständiges Ossiculum terminale (Bergmann) während der Entwicklung auf (Abb. 1.7b) und ist auch beim Menschen bis ungefähr zum zwölften Lebensjahr nachweisbar. Ein eindrucksvoller Beweis für die geschilderte Entwicklung des Axis aus den drei unterschiedlichen Anteilen – Körper des Proatlas, Körper des Atlas und Körper des Axis – ist das Auftreten eines Dens tripartitus, wie es vereinzelt in der Literatur berichtet worden ist [17, 18]. Dabei ist von Bedeutung, dass sich der Dens axis mit einem breiten Denssockel in den Axiskörper einsenkt. Nur wenn der Dens mit seinem Sockel in der subdentalen Synchondrose isoliert bleibt, sollte vom Os odontoideum verum gesprochen werden [19]. Eine weitere wichtige Struktur ist das sog. hypochordale Blastem. Dieses Material bildet vor den zervikalen Wirbelkörperanlagen eine bananenförmige Struktur, die nur im Bereich des Atlas eine Bedeutung hat, da das Blastem hier den vorderen Atlasbogen bildet. Alle anderen hypochordalen Blasteme werden vollständig zurückgebildet. Dies gilt normalerweise auch für das hypochordale Blastem des Proatlas, das am Vorderrand des Foramen occipitale magnum liegt. Finden hier Rückbildungsstörungen statt, können charakteristische Formvarianten entstehen [20]. Werden die Seitenpartien nicht zurückgebildet, bilden sich die Processus basilares (Häufigkeit ca. 4 %), denen nur sehr selten eine klinische Bedeutung zukommt. Werden die Seitenpartien regelrecht zurückgebildet, aber der mittlere Abschnitt persistiert, resultiert ein Condylus tertius, von Johann Friedrich Meckel dem Jüngeren 1815 erstmals beschrieben [21]. Dieser Knochenfortsatz (Häufigkeit zwischen 0,25–1 %) kann bei kräftiger Ausbildung einen gelenkigen Kontakt zum vorderen Atlasbogen oder aber auch zur Densspitze aufnehmen [22]. In diesen Fällen resultiert eine Dreipunktlagerung des Schädels, was symptomatisch werden kann. Persistiert das gesamte hypochordale Blastem des Proatlas, bildet sich der seltene Arcus praebasioccipitalis, der eine typische, hufeisenförmige Gestaltung aufweist und der Densspitze napoleonhutförmig aufsitzt [23]. Dieses Element kann auch zur Blockierung der Kopfgelenke führen und damit auffällig werden. Die unterschiedlichen Persistenzformen des hypochordalen Blastems, die alle zu den Manifestationen des Okzipitalwirbels gehören, können radiologisch nachgewiesen werden, benötigen aber eine sorgfältige Differenzialdiagnose und eine saubere Klassifikation, um korrekt beschrieben zu werden. Auch ist die Abgrenzung zu Gebilden wichtig, die ihre Entstehung degenerativen Veränderungen verdanken und nichts mit der Entwicklungsgeschichte zu tun haben [24, 25].

1.4.2 Ossifikation des Atlas

Der Atlas verknöchert von drei primären Ossifikationszentren aus. In jeder Massa lateralis bildet sich ein Knochenkern (ca. zweiter Embryonalmonat) und im vorderen Bogen. Der Kern in der Seitenpartie liegt etwas nach hinten versetzt und bildet die beiden dorsalen Drittel der oberen Gelenkfläche, die gesamte untere Gelenkfläche und die hintere, kräftige Begrenzung des Foramen transversarium. Die Ossifikation erstreckt sich dann von beiden Seitenkernen auf den dorsalen Bogen, wobei eine Verschmelzung in der Mittellinie erst nach der Geburt eintritt. Im Bereich des Tuberculum posterior kann in manchen Fällen (ca. 2 % nach Geipel) [26] ein isolierter Schaltkern auftreten, der meistens median, seltener paramedian gelegen ist. Zwischen dem Ende des dritten bis zum Ende des vierten Lebensjahres sollte der hintere Bogen knöchern geschlossen sein. Der Arcus anterior hingegen verknöchert deutlich verzögert, sodass bei ca. 80 % der Neugeborenen der vordere Bogen radiologisch noch nicht darstellbar ist [26]. Auch muss beim vorderen Bogen eine große Variationsbreite der Ossifikation berücksichtigt werden. Es kann ein unpaarer Kern im Tuberculum anterius auftreten, es können aber auch paramediane Ossifikationskerne gebildet werden, die dann konfluieren. Eine sehr genaue Übersicht über diese Verhältnisse gibt Geipel [26]. Der vordere Bogen schließt sich dem seitlichen Knochenkern an und bildet dabei dann das vordere Drittel der oberen Gelenkfläche. Der Atlas zeigt zahlreiche anatomische Varianten, die sich aus diesen unterschiedlichen Verknöcherungsmöglichkeiten ableiten lassen. Als sehr seltenes Ereignis kann der dorsale Bogen verschiedene Grade der Aplasie (vollständige Aplasie, Hemiaplasie, Aplasie mit isolierten Bogenresten) aufweisen, die von von Torklus und Gehle [19] klassifiziert worden sind. Im hinteren Bogen können auch verschiedene Spielarten von Bogenspalten (Spina bifida atlantis) in Erscheinung treten [27], wobei eine Häufigkeit von 3–4 % angegeben wird [26, 27]. Damit sind dorsale Bogenspalten häufiger als ventrale.

Cave: in [27] wird, bedingt durch Rechenfehler, eine Häufigkeit von 35 % (!) genannt.

1.4.3 Ossifikation des Axis

Der Axis des Neugeborenen zeigt sechs Ossifikationszentren: in jeder Wirbelbogenhälfte, im Wirbelkörper (Centrum), zwei im Denssockel und unteren Densabschnitt sowie in der Densspitze (Ossiculum terminale [Bergmann]). Zwischen den beiden Denskernen verläuft die Chorda dorsalis, die aus dem kranialen Ende der Densanlage austritt und in die Pars basilaris des Os occipitale eintritt. Nach Rückbildung der Chorda fusionieren die bilateral angelegten Denskerne frühzeitig [28], sodass die intradentale Synchondrose zum Zeitpunkt der Geburt bereits geschlossen ist. Der resultierende Gesamtkern läuft kranial in zwei knöcherne Spitzen („Dentalfortsätze“) aus (Dens bicornis) (Abb. 1.7b). Auf der Rückseite des Dens persistiert oftmals eine feine Rille bis zum dritten bis vierten Lebensjahr, die diese Entwicklung noch verdeutlicht (Abb. 1.7c). Zwischen den beiden Spitzen des Denskerns liegt eine knorpelige Struktur, die als Chondrum terminale (cartilage plug) [28] bezeichnet wird. In diesem Knorpel kann um das zweite Lebensjahr herum ein kleiner Knochenkern auftreten, manchmal auch gedoppelt, der als Ossiculum terminale (Bergmann) bezeichnet wird (Abb. 1.7b). Dieser kleine Knochen verschmilzt mit dem Dens bis zum zwölften Lebensjahr. Auch kann dieser Kern von den kranialwärts auswachsenden Spitzen des Denskerns umschlossen werden. In solchen Fällen kann eine typische

Aufhellung der Densspitze entstehen, die als „Spitzenvakuole“ bezeichnet wird. Von der Densspitze bis zum Vorderrand des Foramen occipitale magnum bleibt die Chorda dorsalis erhalten und wird zum Ligamentum apicis dentis, dem aufgrund seiner Zartheit keine mechanische Bedeutung zukommt. Die Facies articularis superior wird in ihren lateralen zwei Dritteln vom Bogenkern gebildet, wohingegen das mediale Drittel vom Denskern (Denssockel) beigestellt wird (Abb. 1.7a). Die Facies articularis inferior des Axis wird vollständig vom Bogenkern gebildet.

Literatur

[1] Junghanns H. Offene Fragen aus dem Gebiet der Wirbelsäulenentwicklung und der Wirbelsäulenfehlbildungen. Z Anat Entwicklungsgesch 1936,106,625–636.
[2] Töndury G. Entwicklungsgeschichte und Fehlbildungen der Wirbelsäule. Die Wirbelsäule in Forschung und Praxis, Bd. 7, Stuttgart, Hippokrates Verlag, 1958.
[3] Theiler K. Vertebral Malformations. Adv Anat Embryol Cell Biol, 1988,112,1–99.
[4] Christ B. Entwicklung der Rumpfwand. Human-Embryologie, Hrsg. Hinrichsen KV, Springer, 1990.
[5] Verbout AJ. A critical review of the „neugliederung“ concept in relation to the development of the vertebral column. Acta Biotheor, 1976,25,219–258.
[6] Verbout AJ. Die Entwicklung der embryonalen Wirbelsäule. Z Orthop, 1981,119,559–564.
[7] Verbout AJ. The development of the vertebral column. Advances in Anatomy, Embryology and Cell biology, Bd. 90, Springer Berlin, Heidelberg, New York, Tokyo, 1985.
[8] Balling R. Molekular- und zellbiologische Untersuchungen zur Entwicklung des Axialskeletts der Maus. Habil.-Schrift, Aachen, 1991.
[9] Burke AC, Nelson CE, Morgan BA, Tabin C. Hox genes and the evolution of vertebrate axial morphology. Development, 1995,121,333–346.
[10] Fleming A, Kishida MG, Kimmel CB, Keynes RJ. Building the backbone: the development and evolution of vertebral patterning. Development 2015,142,1733–1744.
[11] Baur R. Zum Problem der Neugliederung der Wirbelsäule. Acta Anat 1969,72,321–356.
[12] Uhthoff HK. The early development of the spine. In: Embryology of the human locomotor system. Hrsg. Uhthoff HK, Springer Berlin, 1990.
[13] Prader A. Beitrag zur Kenntnis der Entwicklung der Chorda dorsalis beim Menschen. Rev Suisse Zool 1945,52,597–631.
[14] Probst J. Anatomisch-histologische Untersuchungen über röntgenologisch nachweisbare Defekte (Spaltbildungen) fetaler Wirbelkörper im Zusammenhang mit Entwicklungsstörungen der Chorda dorsalis unter besonderer Berücksichtigung der Gewebekorrelationen Gegenbaurs Morphol Jahrb 1952,92,470–499.
[15] Schmorl G, Junghanns H. Die gesunde und die kranke Wirbelsäule in Röntgenbild und Klinik. 5. Aufl., Thieme Stuttgart, 1968.
[16] Koepchen A, Bauer T. Die Schipperkrankheit. Johann Ambrosius Barth Leipzig, 1937.
[17] Schneider PW. Entwicklungsstörungen am Axiswirbel. Arch Orthop Unfallchir 1963,55,13–19.
[18] Wackenheim A. Dens tripartitus. Neuroradiol 1974,8,181.
[19] von Torklus D., Gehle W. Die obere Halswirbelsäule. 3. Auflage, Thieme Stuttgart, 1987.
[20] Prescher A. The craniocervical junction in man, the osseous variations, their significance and differential diagnosis. Ann Anat 1997,179,1–19.

[21] Meckel JF. Über einige Abnormitäten der Knochen. Dtsch Arch Physiol Halle/Berlin, 1815,1,641–644.
[22] von Lüdinghausen M, Prescher A, Kageya I, Yoshimura K. The median atlantooccipital joint in advanced age. Spine 2006,31,E 430–E 436.
[23] Prescher A. Brors D, Adam G. Anatomic and radiologic appearance of several variants of the craniocervical junction. Skull Base Surg 1996,6,83–94.
[24] Prescher A. The differential diagnosis of isolated ossicles in the region of the dens axis. Gegenbaurs Morphol Jahrb, 1990,136,139–154.
[25] Prescher A. Anatomy and Pathology of the aging spine. Eur Radiol 1998,27,181–195.
[26] Geipel P. Zur Kenntnis der Spaltbildungen des Atlas und Epistropheus, Teil IV. Zbl allg Path path Anat 1955,94,19–84.
[27] Geipel P. Zur Kenntnis der Spina bifida des Atlas. Röfo 1930,42,583–589.
[28] Scheuer L, Black S. Developmental juvenile osteology. Academic Press, 2000.

Stefan Wilke, Klaus Nahr

2 Die klinische Untersuchung der Wirbelsäule und Messtechniken

Den Beginn der Untersuchung stellt die ausführliche *Anamnese* dar. Diese sollte die Frage nach direkten oder indirekten Traumata, eine Schmerzanamnese und unabhängig vom Vorhandensein eines Schmerzes die Frage nach Bewegungseinschränkungen, Sensibilitätsstörung und/oder Lähmungs- bzw. Kraftminderungen beinhalten. Des Weiteren sollte die bisherige Diagnostik und Therapie erfragt werden.

Hier eine Übersicht über eine typische Schmerzanamnese (modifiziert nach [2]):

1. Lokalisation des Schmerzes;
2. Schmerzcharakter;
3. Ausstrahlung (dermatombezogen → radikulärer, nicht radikulärer Schmerz, nicht dermatombezogen → pseudoradikulärer Schmerz);
4. Zeitpunkt des Auftretens, v. a. Frage nach Nacht- oder Ruheschmerz;
5. Dauer;
6. Häufigkeit des Auftretens;
7. Auslöser;
8. Begleiterscheinung (Sensibilitätsstörung, Lähmungen, Störungen von Blase oder Mastdarm);
9. Beeinflussbarkeit der Beschwerden (z. B. durch Änderung der Körperhaltung etc.);
10. Husten-, Nies- oder Pressschmerz (Hinweis auf Bandscheibenvorfall);
11. therapeutische Beeinflussbarkeit.

Viele Veränderungen der *Wirbelsäule* erfahren im *Wachstum* eine schnelle Progredienz. Dabei ist es wichtig, den Wachstumsverlauf der Wirbelsäule zu kennen. Von der Geburt bis zum Wachstumsende findet dabei eine Längenzunahme (T1–S1) von 25 cm statt; 10 cm erfolgen in den ersten fünf Lebensjahren, danach reduziert sich das Wachstum auf weitere 5 cm bis zum zehnten Lebensjahr. Ab dem zehnten Lebensjahr steigt es dann wieder auf 10 cm bis zum Wachstumsende an. 40 % des Längenwachstums erfolgen also nach dem zehnten Lebensjahr [28]. Bei Mädchen ist deshalb der *Zeitpunkt der Menarche* von besonderer Bedeutung, da diese meist auf dem Höhepunkt des maximalen Wachstumsschubes eintritt. Vom Zeitpunkt der Menarche an muss noch ca. *zwei Jahre mit einem relativ starken Wachstum* gerechnet werden. Das Wachstum ist danach zwar nicht beendet, ist aber nicht mehr so relevant für eine weitere mögliche Progredienz einer beispielsweise bestehenden Skoliose. Bei Jungen gibt es kein Merkmal im Rahmen der geschlechtlichen Reifung von ähnlicher Aussagekraft [12, 28].

DOI 10.1515/9783110462685-002

Tab. 2.1: Stufenschema der Untersuchung der Wirbelsäule (modifiziert nach [2]).

1. Anamnese		
2. Messung von Körpergröße und ggf. -gewicht		
3. Inspektion	Im Stehen von allen vier Seiten	Von hinten (aufrecht sowie in Rumpfbeuge)
		Von vorn
		Von beiden Seiten
		Von oben (Beurteilung der Schultern und Beckenrotation in der transversalen Ebene)
	In Bauchlage	
4. Palpation	Im Stehen	
	In Bauchlage	
5. Funktionstests/Beweglichkeitstests	Im Stehen	
	Im Liegen	
6. Grobneurologische Untersuchung		
7. Chirodiagnostik		
8. Muskelfunktionstests		
9. Ganganalyse		
10. Technisch-apparative (Zusatz-) Untersuchung		

Andere Autoren betonen aber, dass auch zwei Jahre nach der Menarche mehrere Zentimeter Wirbelsäulenwachstum möglich sind [14].

Da Erkrankungen wie die *Skoliose* gehäuft auftreten, sollte die *Familienanamnese* ebenfalls erfragt werden. Gegenüber der normalen Inzidenz von 1,8 % kann die Inzidenz auf 7–11 % ansteigen, wenn ein Verwandter ersten Grades ebenfalls eine Skoliose aufweist [15].

Die klinische Untersuchung der Wirbelsäule stellt nach der ausführlichen Anamnese den wichtigsten Schritt in einer möglichen Diagnosestellung dar. Sie wird im Weiteren durch apparative Zusatzuntersuchungen ergänzt. Einen allgemeinen Überblick über den Untersuchungsalgorithmus gibt Tab. 2.1.

Nach Messung der Körpergröße und in speziellen Fällen auch des Köpergewichts erfolgt die Inspektion im Stehen von allen vier Seiten.

2.1 Inspektion im Stehen von allen vier Seiten

Die Untersuchung sollte am Patienten, der bis auf die Unterwäsche entkleidet ist, erfolgen. Veränderungen wie Café-au-lait-Flecken, Neurofibrome, atypische Behaarung oder ein Pterygoideum colli sind auszuschließen [16]. Besonderes Augenmerk sollte dabei auf die lumbale Region (Sinus, Naevi etc.) gelegt werden.

Ziel der Inspektion ist es, die Wirbelsäule nach verschiedenen Aspekten zu beurteilen. Es gilt dabei zwischen normaler Haltung, Haltungsschwäche oder Haltungsschäden zu unterscheiden und Deformitäten zu erkennen.

Dazu muss u. a. die Rumpfsymmetrie genau beurteilt werden. So wird in der Ansicht im Stehen von hinten die Frontalebene und in der seitlichen Ansicht das sagittale Profil beurteilt [29].

Die Untersuchung erfolgt dabei im bipedalen Stand. Beurteilt werden dabei

- die Haltung des Kopfs;
- die Höhe der Schulterkulissen und der Schulterblätter in beiden Ebenen (Höhe, Protraktion);
- die Ausbildung der Taillendreiecke;
- etwaige Prominenzen im Rücken- und Thoraxbereich;
- die *Stellung des Beckens* in Bezug auf *Beckenstand, -torsion* und *-shift* (Beckenprominenz)
(modifiziert nach [22]).

Dabei ist auch die Rumpfbalance in Form des Körperlots in beiden Ebenen zu beurteilen. In der Frontalebene wird der Verlauf des Lots vom Hinterhaupt bzw. dem Dornfortsatz des siebten Halswirbelkörpers in Bezug zur Rima ani auf eine mögliche Abweichung hin untersucht [22].

Bei der Untersuchung des *sagittalen Profils* wird der Verlauf bzw. die Abweichung des Lots von der gedachten Linie vom Mastoid durch den Zentren des Schulter-, Hüft-, Knie- und Sprunggelenks beurteilt [28].

Das sagittale Profil wird leider häufig wenig beachtet, obwohl es bereits im Frühstadium wichtige Hinweise für bestimmte Erkrankungen liefern kann. So ist häufig im Frühstadium von thorakalen Skoliosen eine Hypokyphose der Brustwirbelsäule oder bei einer Spondylolyse eine Hyperlordose der Lendenwirbelsäule vorhanden.

Eine Hyperkyphose muss in Bezug auf ihre Flexibilität untersucht werden, um zwischen einer flexiblen Deformität und einer kontrakten, d. h. strukturellen Kyphose zu unterscheiden, was beispielsweise in der weiterführenden Untersuchung in Knie-Ellbogen-Lage erfolgen kann.

Hypolordosen sind eine Prädisposition zur Entwicklung oder sind Folge eines lumbalen Morbus Scheuermann. Bei entsprechendem Verdacht ist die weitere radiologische Abklärung indiziert. Rückenschmerzen im Kindes- und Jugendalter sind häufig mit Anomalien des sagittalen Profils vergesellschaftet

Der Haltungstest nach Matthiass ist wenig spezifisch und sollte daher nicht überbewertet werden [29].

Eine häufige Ursache von akuten Lumbalgien bei Jugendlichen ist das frühe Stadium der Spondylolyse. Vor allem für Patienten mit starken Schmerzen in Bewegung wird daher eine genauere kernspintomografische Abklärung empfohlen [30]. Schreitet das Wirbelgleiten weiter fort und kommt es damit zur Entwicklung einer Spondylolisthesis kann inspektorisch ein sog. Sprungschanzenphänomen im Bereich der Lendenwirbelsäule auftreten [2].

2.2 Palpation

Die Palpation erfolgt im Stehen und Liegen. Untersucht werden Subkutangewebe, Muskulatur und knöcherne Strukturen [2].

Ein häufiger Diskussionspunkt bei der Beurteilung der Wirbelsäulenstatik ist die Interpretation der erhobenen Befunde am *Becken*. Hier muss zwischen einem einseitigen *Hochstand*, einer *Beckentorsion* und einer *Beckenverwringung* unterschieden werden.

Die *Beckenverwringung*, manchmal auch Sakroiliakalverschiebung genannt, ergibt sich aus der Stellungspalpation der Beckenpunkte im Stehen oder Liegen [27].

Äußerlich erkennbar besteht eine Asymmetrie der Beckenpunkte. Der hintere Darmbeinstachel (SIPS) steht auf einer Seite meistens links, tiefer als der andere. Auf dieser hinten tieferen Seite steht der vordere Darmbeinstachel (SIAS) höher als der gegenseitige. Diese Diskrepanz unterscheidet die Beckenverwringung vom Beckenschiefstand, erklärt aber auch die Fehlinterpretationen als Schiefstand, wenn nur von vorn oder nur von hinten untersucht wurde. Der Positionsbefund sieht demnach verwrungen aus, als ob eine Beckenhälfte nach vorn und die andere nach hinten verdreht sei [27].

Diese Beckentorsion täuscht einen Beckenschiefstand vor, da der Beckenkamm des nach ventral rotierten Iliums höher und der nach dorsal rotierte Partner tiefer tritt. Dabei kommt es zur Rotation des Sakrums um eine diagonale Achse. Bei zunehmender Ventralstellung des Iliums kann sich das Muster der Beckenkammhöhe umkehren. Eine Beinlängendifferenz lässt sich daher aus der Bestimmung der Beckenkammhöhe nicht ableiten und darf nicht mit einer Schuhsohlenerhöhung behandelt werden [5].

Die Diagnose „Beinlängendifferenz" und die Verordnung eines Verkürzungsausgleichs ist nur dann indiziert, wenn bei der Untersuchung auf der gleichen Seite *ventral* und *dorsal* die Darmbeinstacheln, der Beckenkamm, der Trochanter und das Iliosakralgelenk (ISG) tiefer stehen. Der Befund muss sich außerdem in Form eines schräg stehenden Sakrums im Röntgenbild bestätigen [20].

Besteht eine Asymmetrie von Spina iliaca anterior superior und posterior, d. h., die anteriore Spina steht hoch und die dorsale tief, so liegt meist ein funktioneller Beckenschiefstand mit Beckenverwringung vor. In diesem Fall muss auch an eine ISG-Blockierung als Ursache gedacht werden. Gerade bei der Skoliose kommt es häufig zu einer Verdrehung des Beckens mit scheinbarem Hochstand eines Darmbeinkamms (Abb. 2.1 und 2.2). Dabei muss sehr genau zwischen einem anatomisch bedingten Beckenschiefstand und einer funktionellen Beckenverwringung unterschieden werden [2].

Hefti [12] betont zudem, dass Beinlängendifferenzen von bis zu 1 cm für die Entstehung einer Skoliose keine Bedeutung haben. Unterschiede von 2 cm und mehr können aber zu einer strukturellen (lumbalen) Skoliose führen. Die Korrelation zwischen Skoliose und Beinlängendifferenz sei aber nicht sehr groß, was auch andere Autoren beschreiben [13]. Zudem betont Hefti die Unverlässlichkeit der klinischen Messung von Beinlängendifferenzen (v. a. im Liegen mit dem Maßband).

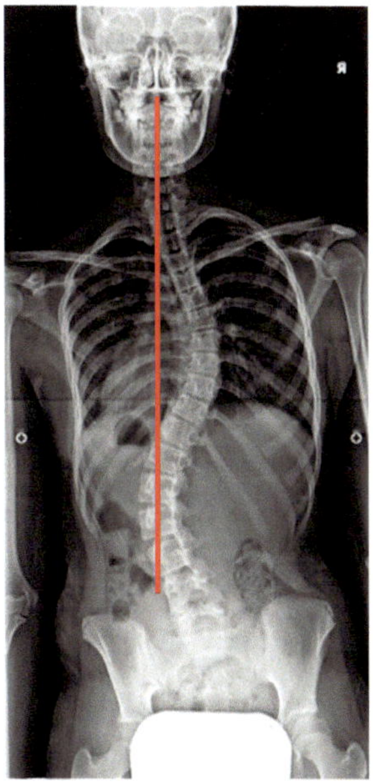

Abb. 2.1: Deutlich sichtbare Asymmetrie der beiden Beckenschaufeln bedingt durch eine Beckentorsion mit Beckenverwringung bei einem Patienten mit einer Skoliose. Die rechte Beckenhälfte erscheint optisch deutlich breiter und steht nach dorsal, die linke, kleiner wirkende Beckenhälfte dreht dabei nach links ventral. Das Körperlot ist nach links geneigt und fällt neben die Rima ani (modifiziert nach [20]).

Nach Meinung der Autoren ist der Beinlängenausgleich daher häufig überflüssig, da mit der Korrektur der Skoliosekrümmung auch die Beckenfunktionsstörung und damit der Beckenschiefstand korrigiert wird.

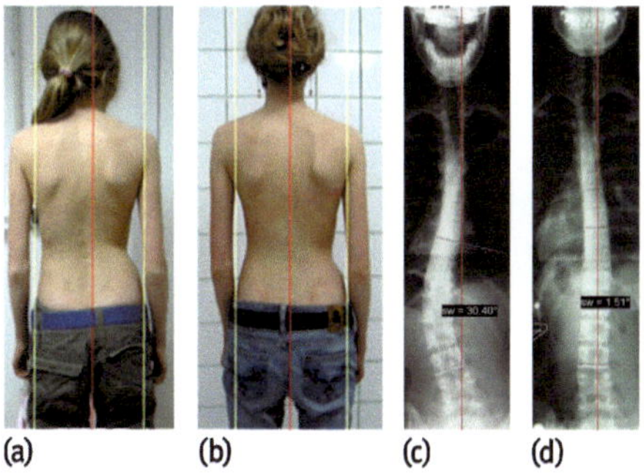

Abb. 2.2: (a–d) Fallbeispiel einer 13-jährigen Patientin. (a) und (c) zu Beginn und (b) und (d) bei Therapieabschluss. Es zeigt sich eine klinische und radiologische Korrektur des Beckenschiefstandes unter der Korsetttherapie ohne Verkürzungsausgleich.

2.3 Beweglichkeitstests (Seitneigung, Schober und Ott)

Die Entfaltung der Brust- und Lendenwirbelsäule wird mit dem *Zeichen nach Ott* bzw. nach *Schober*, das Maß der *Seitneigung und Rotationsfähigkeit des Rumpfes* nach der Neutral-Null-Methode bestimmt sowie der *Fingerbodenabstand* mit dem Metermaß gemessen [16].

2.4 Adamstest

Bei diesem bereits 1865 von Adams beschriebenen Test beugt sich der Patient mit gestreckten Beinen nach vorne. Falls notwendig werden vorhandene Beinlängendifferenzen durch Brettchenunterlage ausgeglichen. Dadurch kann bei einer Skoliose ein thorakaler Rippenbuckel oder eine lumbale Lendenwulst sichtbar werden und mit einem Skoliometer nach Bunnell gemessen werden [4] (Abb. 2.3). Mehrere Studien haben die Genauigkeit und Zuverlässigkeit dieser Messmethode belegt [10, 23].

Um den korrelierenden Krümmungswinkel im Röntgenbild abzuschätzen, muss die beim Adamstest gemessene Krümmung ungefähr mit dem Faktor 2,5–3 multipliziert werden. Ein gemessener Skoliometerwert von 7° lässt somit einen Cobb-Winkel von etwa 20° im Röntgenbild erwarten [4].

Andere Autoren verwiesen auf eine spezifische Unterteilung bei der Messung des Rippenbuckels und des Lendenwulstes. Zur Errechnung des thorakalen Cobb-Winkels muss der gemessene thorakale Skoliometerwert zunächst mit dem Faktor 1,64 multipliziert werden. Anschließend wird das Ergebnis zu dem Wert 6,3 addiert. Im Bereich der Lendenwirbelsäule muss der Skoliometerwert mit dem Faktor 1,58 multipliziert werden. Anschließend wird zum Ergebnis der Wert 7,6 addiert [12, 17]. Der dabei auftretende Messfehler wurde im Mittel mit ±5,5° angegeben, sodass nicht wenige Autoren die alleinige Beurteilung mit dem Skoliometer ablehnen [1].

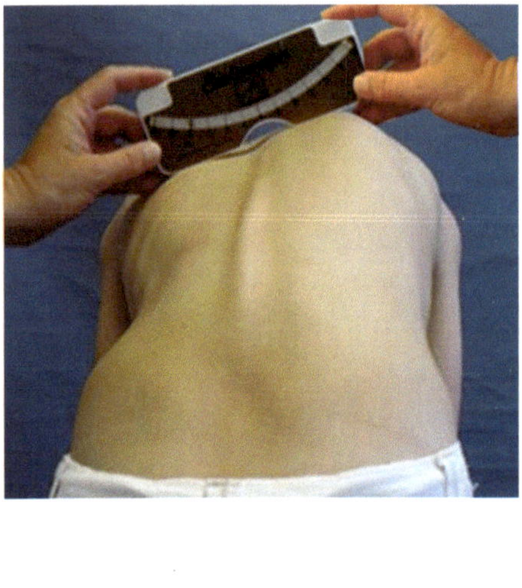

Abb. 2.3: Adamstest.

Das Skoliometer alleine ersetzt daher nicht die begleitende radiologische Diagnostik, sodass bei Werten ab 7° nach Empfehlung der Scoliosis Research Society (SRS) eine ergänzende radiologische Wirbelsäulenganzaufnahme erfolgen soll [32].

2.5 Neurologische Untersuchung

Die neurologische Untersuchung sollte die Prüfung der Sensibilität, der Motorik und den Reflexstatus, den Pedal- und Patellarklonus sowie der Babinski-Zeichen beinhalten. Die Untersuchung der Bauchhautreflexe und des Romberg-Tretversuchs sind bei Verdacht auf eine neurologische Störung indiziert [16].

2.6 Muskelverkürzungen

Wenn der Verdacht auf eine Haltungsstörung besteht, müssen muskuläre Verkürzungen der Beine ausgeschlossen werden und die Untersuchung darf nicht auf die Wirbelsäule beschränkt bleiben. Die Inzidenz von Muskelverkürzung der ischiocruralen und Wadenmuskulatur ist im kindes- und Jugendalter physiologischerweise sehr hoch [29]. Eine Übersicht gibt Tab. 2.2.

Tab. 2.2: Wirbelsäulenfehlstatik bei muskulären Verkürzungen (modifiziert nach [29]).

Verkürzte Muskulatur	Auswirkung
Ischiocrurale Muskulatur	Haltungsstörungen, durch Ventralkippung des Beckens und Ausbildung einer Haltungskyphose
Wadenmuskulatur	Störung des Gangbilds mit unzureichender Dorsalextension des oberen Sprunggelenks, konsekutiv gestörtem Abrollvorgang und kompensatorischer Auswärtsdrehung der Hüften (schaukelndes, unharmonisches Gangbild)
Ischiocrurale und Oberschenkelstreckmuskulatur	Peripatelläre Schmerzsyndrome

2.7 Ganganalyse

Die Untersuchung des Gangbildes stellt den dynamischen Teil der Untersuchung dar. Das besondere Augenmerk sollte dabei auf ein Verkürzungs-, Schmerz- und Lähmungshinken, Defizite der Hüftstabilisierung oder spastische Gangbewegungen (als Hinweis auf zentralnervöse Störungen) gelegt werden [16].

Das Gangbild kann durch Fehlhaltungen der Wirbelsäule und des Beckens verändert sein und dann optisch zu einem vermehrten kneeing in und einem einseitig erhöhten Fußöffnungswinkel nach außen führen. Kranzl und Schenk [18] untersuchten dies bei 14 Patienten mit einer idiopathischen Adoleszenten Skoliose, konnten hier aber eher einen verminderten Öffnungswinkel der rechten Seite bei starker ventraler Beckenkippung und linksseitiger Oberkörperneigung feststellen. Verlässliche Studien mit größeren Patientenkollektiven stehen noch aus, sind aber derzeit in Vorbereitung. Genaue studienbasierte Aussagen über die diagnostische und therapeutische Wertigkeit sind daher noch nicht möglich.

2.8 Bildgebung bei idiopathischer Skoliose

Die Grundlage der radiologischen Diagnostik stellt nach wie vor die *Wirbelsäulenganzaufnahme in zwei Ebenen* im Stehen dar. Sie sollte – wenn möglich – im posterior-anterioren Strahlengang erfolgen, dadurch können drei- bis siebenmal niedrigere Strahlenbelastungen für Schilddrüse und Brustdrüsen erreicht werden [27].

Die skoliotische Seitverbiegung der Wirbelsäule in der anterior-posterioren bzw. posterior-anterioren Projektion wird in der Technik nach Cobb gemessen [16] (Abb. 2.4).

Bei stehfähigen Patienten wird immer im Stehen, bei stehunfähigen Patienten im Sitzen oder Liegen geröntgt. Das volle Krümmungsausmaß ist nur auf der Standaufnahme feststellbar [16].

Die Kyphose der Brustwirbelsäule wird analog im seitlichen Röntgenbild gemessen [32].

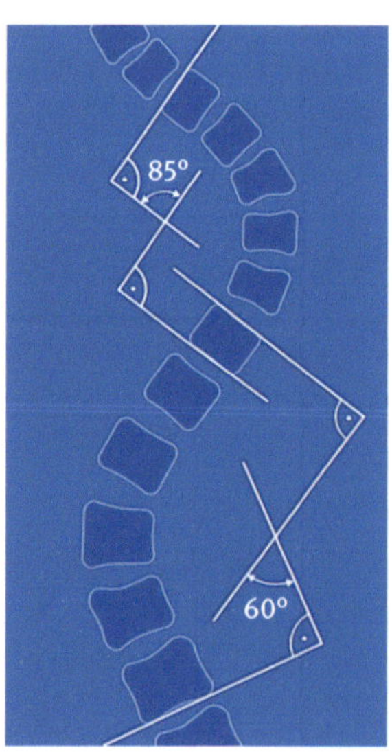

Abb. 2.4: Die skoliotische Seitverbiegung der Wirbelsäule in der anterior-posterioren bzw. posterior-anterioren Projektion wird in der Technik nach Cobb gemessen [16].

Funktionsaufnahmen zur Bestimmung der Flexibilität sind v. a. in der präoperativen Planung notwendig [28], die in verschiedenen Techniken (Bending, push-prone, fulcrum bending) erfolgen können.

Einige Autoren verweisen bei der Untersuchung neuromuskulärer Skoliosen auf eine Methode namens traction under general anesthesia (TRUGA) [25]. Zur Ermittlung des Knochenalters können anterior-posteriore Aufnahmen der Hand oder des Beckenkamms (Risser-Zeichen) erfolgen.

Bei Verdacht auf knöcherne Fehlbildungen, Entzündungen oder zur weiteren Abklärung hinsichtlich intraspinaler Anomalien kommen das *spinale CT* mit dreidimensionaler Rekonstruktion und die *Kernspintomografie* zur Anwendung.

Die Röntgendiagnostik bleibt Standard zur Objektivierung der klinischen Befunde bei Patienten mit Skoliosen und anderen Deformitäten der Wirbelsäule. Allerdings besteht der Nachteil immer noch in einer deutlichen Strahlenbelastung. In einer Studie mit über 5.513 Patienten ergab sich durchschnittlich 23-mal eine Röntgenaufnahme im Rahmen der Skoliosebehandlung [26].

Andere Studien [7] sahen darin die Ursache für ein bis zu 2,7-fach erhöhtes Brustkrebsrisiko, wenn auch die Weiterentwicklung der Röntgentechnik in den letzten Jahren zu einer weiteren deutlichen Reduktion der Strahlenbelastung geführt hat [3]. He und Mitarbeiter [11] wiesen außerdem auf die großen Messtoleranzen der einzelnen Untersucher bei der Messung des Cobb-Winkels mit Schwankungen von bis zu 6,5° hin.

Als Verlaufskontrolle können daher auch lichtoptische Verfahren eingesetzt werden. Sie ersetzen die radiologische Bildgebung aber nicht vollständig, da Fehlbildungen, Frakturen, Tumore oder Spondylolisthesen [32] mit dieser Methode nicht dargestellt werden können. Bei adipösen Patienten ist diese Methode unzuverlässig.

Im Wesentlichen werden bei der *Oberflächenvermessung* zwei verschiedene Konzepte unterschieden, das Linien-Scanning-Verfahren und das multiple Linien-Projektions-Verfahren. Letzteres wie z. B. das formetric system kommen heute vermehrt zum Einsatz. Mit diesem auch als Videorastergrafie bekannten Verfahren ist mit einer Untersuchungszeit von 40 ms/Bild eine 3-D-Rekonstruktion möglich [32], dabei wird im Rahmen der Untersuchung ein dreidimensionales Bild der Wirbelsäule erstellt [8, 9].

In einer Weiterentwicklung sind bereits dynamische Rastergrafieaufnahmen möglich. In Rahmen aktueller Studien werden damit derzeit Verlaufskontrollen skoliotischer Fehlhaltung durchgeführt [3].

Beim älteren Linien-Scanning-Verfahren (z. B. ISIS-System) ist die Untersuchungszeit relativ lang (etwa 750 ms). Die Genauigkeit beträgt ±1 mm [34].

Weitere Verfahren sind das ultraschallgestützte Wirbelsäulenanalyseverfahren (Zebris) zur dynamischen Wirbelsäulen Analyse und das Backmapper System (in Verbindung mit Thermobildkameras).

Dynamische Messung (Ultraschall: Zebris) und auch die Laufbandanalyse spielen derzeit noch eine untergeordnete Rolle.

2.9 Die Fotodokumentation

Eine einfache aber sehr effektive Form der Dokumentation ist das Erstellen von Fotos im Rahmen der Kontrolluntersuchung. Gerade zur Verlaufsdokumentation der dreidimensionalen Veränderungen des Rumpfs bei Patienten kann die Fotodokumentation wertvolle Hinweise geben.

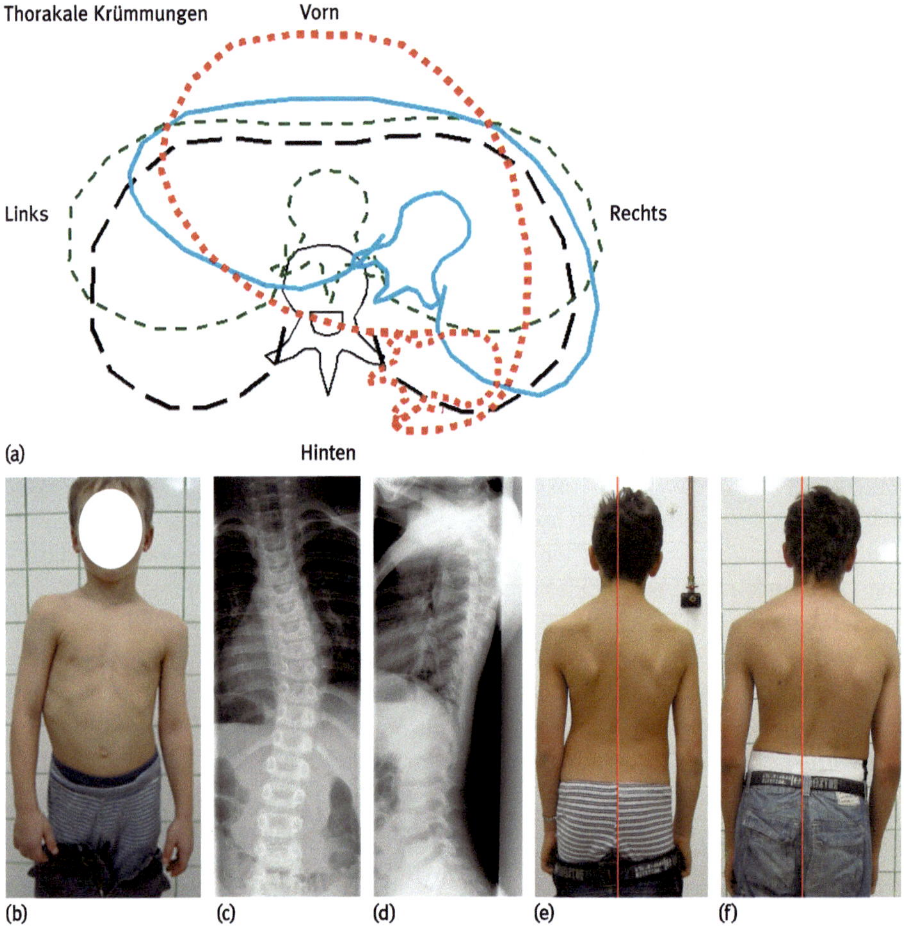

Abb. 2.5: (a) Schematische Darstellung des Verlaufs des thorakalen Scheitelwirbels bei einem Patienten mit juveniler Skoliose. (b–f) Verlaufsdokumentation. (b–d) 6 Jahre, Stadium 2,5; (b, c) Foto und Röntgenbild a. p.: Lateralisierung des thorakalen Scheitelwirbels und (d) im seitlichen Röntgenbild: deutliche BWS-Hypokyphose mit BWS-Lordosierung; (e) 10 Jahre und (f) 14 Jahre, entsprechen dem Stadium 3 mit Rotation und Lateralisation des thorakalen Scheitelwirbels.

Tab. 2.3: Radiologische Bildgebung (modifiziert nach [33]).

Bildgebende Technik	
Wirbelsäulenganzaufnahme posterior-anterior/anterior-posterior	Cobb-Winkel, Krümmungsform (rechts/linkskonvex), Wirbelkörperrotation (Nash & Moe, Pedriolle), Klassifikation
Wirbelsäulenganzaufnahme seitlich	BWS: Kyphose (< 10°, > 40°), LWS: Lordose (< 25°, > 50°), Köperlot, Ausschluss struktureller Veränderungen (Listhese, Block-/Keilwirbelkörper)
Funktionsaufnahmen	Ermittlung der Flexibilität der Krümmung v. a. in der präoperativen Planung
Handröntgen anterior-posterior der nicht dominaten Seite	Ermittlung des Knochenalters und der Wachstumspotenz
Risser-Aufnahme des Beckenkamms	Ermittlung des Knochenalters und der Wachstumspotenz
Röntgenaufnahmen des Ellbogens und der Daumenphalanx	Verschluss der Olekranonepiphysenfuge und Verschluss der Epiphysenfuge der Daumenphalanx als Bestimmungsmöglichkeiten für den Zeitpunkt des maximalen Wachstumsschubs
Computertomografie mit dreidimensionaler Rekonstruktion	Abklärung knöcherner Fehlbildungen im Rahmen der präoperativen Planung
Magnetresonanztomografie	Abklärung des Spinalkanals, strahlungsfreie Abklärungsmöglichkeit bei Fehlbildungen und/oder neurologischer Symptomatik
EOS-System Stehend-MR (Esaote)	Wahrscheinlich kommender Goldstandard zur dreidimensionalen Bildgebung an der Wirbelsäule ggf. in Kombination mit dem Stehend-MR (Esaote)

Bei thorakalen Skoliosen kommt es im Wachstum zur Ausbildung einer Hypokyphose und Lordosierung der Brustwirbelsäule (Abb. 2.5b zeigt Stadium 2) mit anschließend beginnender Rotation und Lateralisation (Abb. 2.5e, f zeigt Stadium 3–4). Dabei kommt es initial zur Ventralisation und je nach Schweregrad und Zunahme der Skoliosekrümmung dann zur Dorsalverlagerung des thorakalen Scheitelwirbels (modifiziert nach [24]).

In der zweidimensionalen Bildgebung der konventionalen Röntgenaufnahmen, die zur Verlaufskontrolle häufig nur anterior-posterior erfolgen, ist diese dreidimensionale Veränderung nur schwer zu erfassen und zu beurteilen.

Den kommenden Goldstandard dürfte das EOS-System darstellen. Es ermöglicht nach aktueller Studienlage eine deutliche Reduktion der Strahlenbelastung im Vergleich zu anderen radiologischen Untersuchungsmethoden wie dem konventionellen Röntgen oder Computertomografie [6]. Laut Herstellerangaben kann die Strahlenbelastung dabei um bis zu 90 % reduziert werden [31].

Diese mit einem Nobelpreis ausgezeichnete Technologie liefert 3-D-Bilder des Skeletts des Patienten in einer bisher nur unter hoher Strahlendosis möglichen Art und Weise. Die Wirbelsäulenstatik und Beckenstatik wir damit deutlich besser zu diagnostizieren sein. Die Aufnahmen können im Stehen oder im Sitzen unter Belastung erstellt werden.

Ein weiteres Verfahren ist das sog. Stand-MRT. Sicherlich ist das MRT besonders in der Weichteildiagnostik dem EOS-Imaging überlegen. Denkbar ist, dass sich beide Verfahren optimal ergänzen [31].

Einen Überblick gibt die radiologische Bildgebung gibt Tab. 2.3.

2.10 Lungenfunktionsmessungen

Gerade für die stationäre Rehabilitation sind vergleichbar anthropometrische Daten und die Daten der Lungenfunktion bedeutsam.

Wichtige Messdaten für die Ermittlung der Lungenfunktion liefert das spirometrische Minimalprogramm [32].

Das spirometrische Minimalprogramm umfasst [32]:
- Vitalkapazität
- forciertes expiratorisches Volumen (FEV)
- Ausatmungszeit
- Atemhub (= direktes Maß für die Rippenmobilität)

2.11 Exemplarischer Untersuchungsgang am Beispiel eines Skoliosepatienten

2.11.1 Anamnese

Seit ... bekannte Skoliose, die bisher (nicht/mit Physiotherapie/mit Physiotherapie und einem Korsett) behandelt wird. Das Korsett wird ... h pro Tag getragen. Physiotherapie erfolgt (nicht/1x oder 2x pro Woche). Die Menarche erfolgte ... /steht noch aus. In der Familie ist eine Skoliose bei (Vater/Mutter/Geschwister/Tante/Onkel/Großeltern) bekannt.

2.11.2 Befund

Tab. 2.4: Exemplarischer Untersuchungsgang (modifiziert nach [19]).

Gangbild	Diagnostik
Schritteinleitung über den Vorfuß? (Ausschluss Spitzfußgang)	Ausschluss Formenkreis der neuromuskulären Erkrankungen
Humpelndes/rundes Gangbild	Ausschluss von Gelenkerkrankungen der unteren Extremitäten
Beckenbewegungen beim Laufen	Blockierungen der LWS und des ISG
Pendelbewegungen und Haltung der Arme (Lage der Hände)	Körperlot, Status der oberen Extremitäten
Kopfhaltung	Visus?
Kneeing in beidseits/einseitig	Ausschluss einer Fehlstatik der Hüfte/Beinachse, Hinweise auf muskuläre Dysbalancen
Zehen- und Fersengang möglich	Ausschluss Formenkreis der neuromuskulären Erkrankungen
Körpergröße	Wachstum/Progredienz Gefahr
Ansicht von dorsal und ventral	
Schulterstand Beckenstand Beckentorsion Beckenprominez (u. a. Asymmetrie der Taillendreiecke) Lotabweichung (Überhang in der Frontal- und Sagittalebene)	Wirbelsäulenstatik
Messung der Skoliometerwerte nach Bunell im Adamstest Thorakale Rotation (Rippenbuckel) Lumbale Rotation (Lendenwulst)	Skoliose Abklärung/Beurteilung
Ansicht von der Seite	
Rückenprofil BWS: Kyphose LWS: Lordose Köperlot (Überhang)	Wirbelsäulenstatik
Fingerbodenabstand	Bewegungsstatus
Erweiterter Status	
Blockierungen der Schlüsselregionen	

Tab. 2.4 (fortgesetzt): Exemplarischer Untersuchungsgang (modifiziert nach [19]).

Gangbild	Diagnostik
Erweiterter Status	
Muskulärer Status	
Hüftbeugemuskulatur Ischiocruale/Wadenmuskulatur Adduktorenmuskulatur Lumbale Rückenstrecker	Schlüsselmuskelgruppen (Prinzip der spinopelvinen Balance nach J. Dubousset)
Gegebenenfalls spezifischer neurologischer Status	
Gegebenenfalls spezielle Untersuchung des Muskeltonus	
Weitere Untersuchungen	
Hypermobilitätstests (Oppositionstest des Daumens gegen die Ulna)	Ausschluss Kollagenosen
Hauteffloreszenzen/Auffälligkeiten	Ausschluss Neurofibromatosen (Café-au-lait-Flecken)
Korsettstatus (bei Korsettversorgung)	Sollte in Kooperation mit einem Orthopädietechniker mit Korsetterfahrung überprüft werden

Literatur

[1] Amendt LE, Kristen L, Ause-Ellias, Lundahl Eybers AEJ, Wadsworth CT, Nielsen DH, Weinstein SL. Validity and reliability testing of the Scoliometer. Phys Ther Volume 1990,70,1330.

[2] Baller K-B. Dtsch Z Sportmed Jahrgang 1999,50(10).

[3] Betsch M, Wild M, Rath B, Tingart M, Schulze A, Quack V. Strahlenfreie Diagnostik bei Skoliosen, Der Orthopäde 2015,11,845.

[4] Bunell WP. An objective criterion for scoliosis screening. J Bone Joint Surg Am 1984,66,1381–1387.

[5] Coenen W. Manuelle Medizin bei Säuglingen und Kindern, Entwicklungsneurologie – Klinik – Therapeutische Konzepte, Springer-Verlag 2010:187.

[6] Dietrich TJ, Pfirrmann CW, Schwab A, Pankalla K, Buck FM. Comparison of radiation dose, workflow, patient comfort and financial break even of standard digital radiography and a novel biplanar lowdose xray system for upright fulllength lower limb and whole spine radiography. Skeletal Radiol 2013,42(7),959–967.

[7] Doody MM, Lonstein JE, Stovall M et al. Breast cancer mortality after diagnostic radiography: findings from the U.S. Scoliosis Cohort Study. Spine 2000,25,2052–2063.

[8] Drerup B, Hierholzer E. Evaluation of frontal radiographs of scoliotic spines–Part I. Measurement of position and orientation of vertebrae and assessment of clinical shape parameters. J Biomech 1992,25,1357–1362.

[9] Drerup B, Hierholzer E. Evaluation of frontal radiographs of scoliotic spines–Part II. Relations between lateral deviation, lateral tilt and axial rotation of vertebrae. J Biomech 1992,25,1443–1450.

[10] Grivas TB, Vasiliadis ES, Polyzois V. Detal Trunk asymmetry and handedness in 8245 school children. Pediatr Rehabil 2006,9,259–266.
[11] He JW, Yan ZH, Liu J et al. Accuracy and repeatability of a new method for measuring scoliosis curvature. Spine (Phila Pa 1976) 2009,34,323–329.
[12] Hefti F. Kinderorthopädie in der Praxis 2. Auflage Springer Verlag:75–76.
[13] Hoikka V, Ylikowski M, Tallroth K. Leg-lenth inequality has poor correlation with lumbar scoliosis. A radiological study of 100 patients with chronic low back pain. Arch Orthop Trama Surg 1989,108,173–175.
[14] Howell FR, Mahood JK, Dickson RA. Growth Beyond Skeletal Maturity. Spine 1992,17,437–440.
[15] Justice C, Miller N, Marosy B, Zhang J, AF W. Familial idiopathic scoliosis. Spine 2003,8,749–756.
[16] Kafchitas K, Vetter T, Kurth A. Das gerade Kind, Pädiatrie up2date 2010, 198.
[17] Korovessis PG, Stamatakis MV. Prediction of scoliotic Cobb angle with the use oft he scolimeter Spine 1996,21,1661–1666.
[18] Kranzl A, Schenk S. Posterpublikation 2016, Orthop. Spital Speising Labor für Bewegungsanalyse, Orthopädisches Spital Speising, Abteilung für Wirbelsäulenchirurgie, Wien, Österreich.
[19] Landauer F, Diagnostik und Screening der Skoliose Orthopädie-Technik 2009,8,514–520.
[20] Lehnert-Schroth C, Orthopädische Praxis, Medizinische Literarische Verlagsgesellschaft mbH, Uelzen, 1991,27(4),255–262.
[21] Liu RW, Teng AL, Armstrong DG. Comparison of supine bending, push-prone, and traction under general anesthesia radiographis in predicting curve flexibility and postoperative correction in adolescent idiopathic scoliosis. Spine 2010,35,416–422.
[22] Myers TW, Anatomy Trains. 2. Auflage Urban&Fischer 2008:290–291.
[23] Multerer C, Döderlein L. Skoliose im Kindes und Jugendalter, Monatsschr Kinderh 2009,3,273–285.
[24] Murrell GA, Coonrad RW, Moorman CT 3rd et al. An assessment of the reliability of the Scoliometer. Spine (Phila Pa 1976) 1993,18,709–712.
[25] Pedriolle RV. Morphology of scoliosis:three dimensional evolution. Othopedics 1987,10,909–915.
[26] Radl R, Maafe M, Ziegler S. Skoliose. Der Orthopäde 2011,40,449–462.
[27] Sachse J, Schildt-Rutloff K. Wirbelsäule Manuelle Untersuchung und Mobilisationsbehandlung Urban&Fischer 2000, 45.
[28] Ronckers CM, Land CE, Miller JS et al. Cancer mortality among women frequently exposed to radiographic examinations for spinal disorders. Radiat Res 2010,174,83–90.
[29] Stücker R. Die idiopathische Skoliose. Orthopädie und Unfallchirurgie up2date 2010,5,39–56.
[30] Stücker R. Haltungsschäden bei Kindern und Jugendlichen, Kinder Jugendarzt 2003,34(12),936–938.
[31] Sugiura S, Aoki Y, Toyooka T, Shiga T, Otsuki K, Aikawa E, Oyama T, Kitoh K, Chikako S, Takata Y, Ishizaki T, Omori Y, Kiguchi Y, Takata A, Kote A, Nakanishi Y, Matsushita Y, Suzuki T, Mori C, Takahashi K, Nishikawa S. Characteristics of low back pain in adolescent patients with early-stage spondylolysis evaluated using a detailed visual analogue scale. Spine 2015,40,29–34.
[32] Tarhan T, Froemel D, Meurer A, Der Orthopäde 2015,44,977–987.
[33] Weiss H-R, Wirbelsäulendeformitäten, Pflaum Verlag 2003.
[34] Wilke S, Nahr K, Hayn T, Mellerowicz H, Die idiopathische Skoliose, MOT 2, 2012, 27–35.
[35] Zubovic A, Davies N, Berryman F et al. New method of Scoliosis Deformity Assessment: ISIS 2 System. Stud Health Technol Inform 2008,140,157–160.

Thekla von Kalle

3 Bildgebende Verfahren – Aufnahmetechniken, Indikationen und Befunderhebungen

Unabhängig von der ursächlichen Erkrankung ist die Bildgebung ein zentraler Bestandteil der Diagnostik und Therapiekontrolle während der Behandlung einer Skoliose. Ideal wäre ein Verfahren, das die ganze Wirbelsäule, den Spinalkanal, das Becken und möglichst auch die unteren Extremitäten ohne den Einsatz von Röntgenstrahlen dreidimensional abbilden könnte. Da ein einzelnes Verfahren mit allen dazu notwendigen Eigenschaften nicht existiert, müssen je nach Indikation, Fragestellung und Verfügbarkeit die verschiedenen bildgebenden Modalitäten gegeneinander abgewogen bzw. miteinander kombiniert werden. Gute interdisziplinäre Kommunikation zwischen pädiatrischer Orthopädie und Radiologie ist daher eine wesentliche Voraussetzung für eine zielführende und umfassende Darstellung der pathologischen Veränderungen.

3.1 Aufnahmetechniken und Strahlenschutz

Zur Darstellung der knöchernen Strukturen kommen v. a. Verfahren zum Einsatz, die auf Röntgenstrahlen basieren. Röntgenuntersuchungen haben den großen Vorteil der sehr guten Verfügbarkeit und kurzen Untersuchungszeit.

Dabei kann es im Therapieverlauf zu einer bedeutsamen kumulativen Strahlenexposition kommen [4], die bei Patienten mit operativer Skoliosebehandlung zusätzlich steigt [5]. Für die meist weiblichen Jugendlichen ergibt sich daraus ein erhöhtes Brustkrebsrisiko. Strahlenhygienische Maßnahmen wie eine strenge Indikationsstellung und eine optimierte Durchführung der Untersuchung spielen daher während des gesamten Therapieverlaufs eine wichtige Rolle.

Mit allen modernen Speicherfolien oder Detektoren kann die Strahlenexposition der Patienten gegenüber den früher verwendeten Film-Folien-Systemen deutlich reduziert werden [6, 7]. Grundsätzlich ist es wichtig zu beachten, dass bei digitalen Detektoren die Bildqualität mit der Dosis steigt, d. h., statt zu einer Überbelichtung kommt es zu einer verbesserten Bildqualität. Erhöhte Dosen sind daher nur durch erhöhtes Bewusstsein des medizinischen Personals zu vermeiden. Ein geplanter, herstellerunabhängiger exposure index zur Kontrolle digitaler Systeme ist bisher nicht etabliert [8]. Die Möglichkeiten der Dosisreduktion wurden zuletzt v. a. für das biplanare Röntgensystem EOS-Imaging publiziert [9, 10]. Die Höhe der möglichen Reduktion hängt jedoch nicht allein vom Gerätetyp, sondern auch von den Aufnahmeparametern und der jeweiligen Ausgangsdosis ab, und liegt daher v. a. in der

DOI 10.1515/9783110462685-003

Verantwortung des Anwenders. Eine Beurteilung der Dosisersparnis des EOS-Röntgenscanners im Vergleich mit anderen digitalen Systemen ist anhand der derzeitigen Datenlage noch nicht abschließend möglich [9]. In unserem eigenen Kollektiv konnten wir mit einem Speicherfoliensystem die Dosis gegenüber dem Film-Folien-System der Klasse 400 auf ein Drittel reduzieren (digitale posterior-anteriore Aufnahme der Wirbelsäule: aus der Eintrittsdosis errechnete effektive Dosis 0,015 mSv bei 20 kg Körpergewicht, Filterung: 1 mm Aluminium und 0,2 mm Kupfer, 2 m Röhrenabstand, Raster).

Die Aufnahmen im Stehen sollten zum Schutz der Brustdrüsen möglichst mit posterior-anteriorem Strahlengang durchgeführt werden. Bleiabdeckungen der Brustdrüsen im anterior-posterioren Strahlengang dürfen die gekrümmte Wirbelsäule keinesfalls überdecken. Ein Gonadenschutz wird von der Bundesärztekammer bei Kindern auch bei Aufnahmen des Beckens oder der Wirbelsäule gefordert (Hodenkapsel, fokusnaher Ovarienschutz; siehe Leitlinien [11]). Zusätzliche Aufnahmen in lateraler Projektion sollten aus strahlenhygienischen Gründen nur dann erfolgen, wenn auch therapeutische Konsequenzen daraus zu erwarten sind.

Abbildungen der Wirbelsäule in mehreren Einzelaufnahmen oder Aufnahmen im Liegen bei Kindern, die stehen oder sitzen können, sind obsolet, da Ausmaß und Typ der Skoliose so nicht angemessen beurteilt werden können.

Von essenzieller Bedeutung ist die altersgerechte Durchführung der Untersuchung, da für eine realistische Abbildung der Körperhaltung eine sehr gute Kooperation des Patienten erforderlich ist. Korrekte Projektionen und vergleichbare Aufnahmequalitäten der Verlaufskontrollen bei möglichst geringer Strahlenexposition erfordern ein erfahrenes und engagiertes Team von medizinisch-technischen Radiologieassistentinnen (MTRA).

Für die Aufnahmen steht der Patient aufrecht mit Blick geradeaus. Er verteilt sein Köpergewicht gleichmäßig auf beide Füße, die schulterbreit auseinanderstehen. Eine Beinlängendifferenz muss ggf. ausgeglichen werden. Die Arme liegen entweder am Körper, mit gebeugten Ellenbogen und den Fäusten supraklavikulär (Wirbelsäule nicht überdeckend), oder die Arme werden locker an Röntgenstativ oder Infusionsständer abgelegt. Letztere Position verschafft nach unserer Erfahrung vielen Kindern einen sichereren Stand, jedoch darf die Armhaltung die Haltung der Wirbelsäule nicht verändern. Diese Voraussetzungen gelten auch für das biplanare 2-D-/3-D-Röntgensystem (EOS-Imaging). Der Vorteil dieses Systems liegt in der gleichzeitigen Aufnahme der posterior-anterioren und lateralen Projektion ohne Änderung der Körperposition und der dadurch möglichen dreidimensionalen Berechnung der Wirbelsäule im Stehen [10].

Funktionsaufnahmen (Bending-Aufnahmen) dienen der Unterscheidung flexibler und fixierter Wirbelsegmente. Sie sind ein wichtiger Teil der Skolioseklassifizierung und der präoperativen Planung. Die Aufnahmen können im Stehen oder im Liegen erfolgen. Wichtig ist auch hier die korrekte Durchführung mit einer genügenden und korrekt positionierten Beugung nach lateral (ggf. über eine Pelotte), um die Elastizität der betreffenden Segmente der Wirbelsäule beurteilen zu können. Dies gelingt am besten bei ausreichender Übung durch entsprechend große Patientenzahlen, laufender Qualitätskontrolle und engem interdisziplinären Austausch zwischen Orthopäden, Radiologen und MTRA. Alternativ zu Bending-Aufnahmen können auch Abbildungen unter Zug (Traktionsaufnahmen) durchgeführt werden.

3.2 Qualitätskontrolle und Befunderhebung

Ziel der Aufnahmen ist die gute Dokumentation und exakte Klassifizierung der Skoliose. Insbesondere bei der ersten Aufnahme müssen zugrunde liegende Fehlbildungen oder Strukturveränderungen des Skeletts erkannt bzw. ausgeschlossen werden. Verlaufskontrollen erfolgen bei Patienten unter Beobachtung oder dienen dem Therapiemonitoring. Eventuell reichen hierzu Aufnahmen mit sehr niedrigerer Dosis und geringer Detailerkennbarkeit aus.

Bei allen Aufnahmeverfahren liegen mögliche Fehlerquellen in nicht orthograden Projektionen, (un-)willkürlichen Patientenbewegungen während des Aufnahmeprozesses im Stehen sowie in Fehlregistrierungen bei der nachträglichen Bildrekonstruktion [10, 12]. Der Klassifikation eines Skoliosetyps auf einem Röntgenbild (z. B. nach Lenke) sollte daher immer die Beurteilung der Körperhaltung des Patienten vorausgehen, da z. B. ein Beckenschiefstand die Gesamtbeurteilung erheblich beeinflussen kann. Fehler in der automatischen Nachverarbeitung müssen erkannt und ggf. manuell korrigiert werden.

Zur Bestimmung des Skoliosewinkels nach Cobb müssen folgende Strukturen gut identifizierbar sein: der Scheitelwirbel oder -diskus sowie der kraniale und kaudale Endwirbel mit jeweils maximaler Neigung in Richtung des Skoliosescheitels (Abb. 3.1). Der siebte Halswirbelkörper (HWK) und die kranialen Sakrumsegmente dienen sowohl in der posterior-anterioren als auch in der lateralen Projektion der Bestimmung der zentralen Sakrallinie und der Balance bzw. des Lots. Die Abgrenzung der Bogenwurzeln ist wichtig für die Bestimmung des Rotationsausmaßes nach Nash und Moe. Bei der infantilen Skoliose sollte neben Wirbelkörperfehlbildungen auch die Lagebeziehung von Rippenköpfchen und Wirbelkörper erkennbar sein (siehe Kapitel 7 und 9).

Anhand von Beckenkammapophyse (Risser-Zeichen) und Y-Fuge wird die Skelettreife beurteilt. Ergänzende Bestimmungen mittels Aufnahmen der linken Hand (nach Greulich und Pyle) bzw. des Ellenbogens (nach Sauvegrain) können erforderlich sein [1].

Die Messungen der Skoliosewinkel sind bedeutsam für therapeutische Entscheidungen, sollten aber in Kenntnis der gegebenen Limitationen beurteilt werden. Diese entstehen durch tageszeitliche physiologische Schwankungen der Skoliose von bis zu 5°, Messfehler von 2–7° durch abweichende Projektionen sowie Abweichungen zwischen verschiedenen Messungen eines oder mehrerer Untersucher von 5–10° [2]. Als

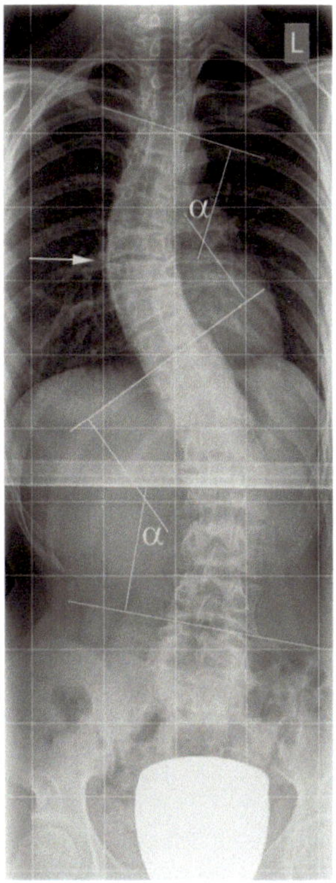

Abb. 3.1: 16-jähriges Mädchen mit rechtskonvexer Thorakalskoliose und thorakolumbaler Gegenkrümmung, posterior-anteriore Röntgenaufnahme im Stehen: Becken gerade stehend. Digitale Bildteile korrekt aneinandergefügt. Skoliosescheitel kranial in Höhe Th7/8 (Pfeil), kaudal in Höhe L1/2. Eingezeichnet sind die Parallelen zu den Deckplatten des jeweiligen kranialen und den Grundplatten des jeweiligen kaudalen Endwirbels. Die Senkrechten auf diesen Linien (oder die Verlängerung der Linien selbst) bilden für jede der beiden Krümmungen einen Winkel α, der dem Skoliosewinkel nach Cobb entspricht.

Änderungen zu Voruntersuchungen werden daher erst Differenzen ab 5° bewertet. Um Fehler möglichst gering zu halten, sollte das Einzeichnen der Messlinien und Winkel im Verlauf immer gleich vorgenommen werden. Insbesondere müssen nicht nur die Messwerte, sondern immer auch die Aufnahmen selbst mit einander verglichen werden.

Der Zeitpunkt der Verlaufskontrolle ist abhängig vom klinischen Befund und dem individuellen Progredienzrisiko. Auch bei dieser Entscheidung sollten Aufnahmen ohne therapeutische Konsequenz vermieden werden, um die kumulative Strahlenexposition des Kindes nicht unnötig zu erhöhen.

3.3 Indikationen zur erweiterten Diagnostik

Insgesamt sind abnorme Befunde des zentralen Nervensystems (ZNS) nur selten Ursache einer idiopathischen Skoliose. Ihre Häufigkeit ist jedoch nicht genau bekannt.

Indikationen für eine Magnetresonanztomografie (MRT) der Wirbelsäule sind neurologische Symptome und schwere Skoliosen vor dem Alter von zehn Jahren [13]. Aber auch schmerzhafte Skoliosen, schnell progrediente Krümmungen oder ein Onset nach Wachstumsabschluss können Hinweise auf eine neurologische Ursache sein. Als

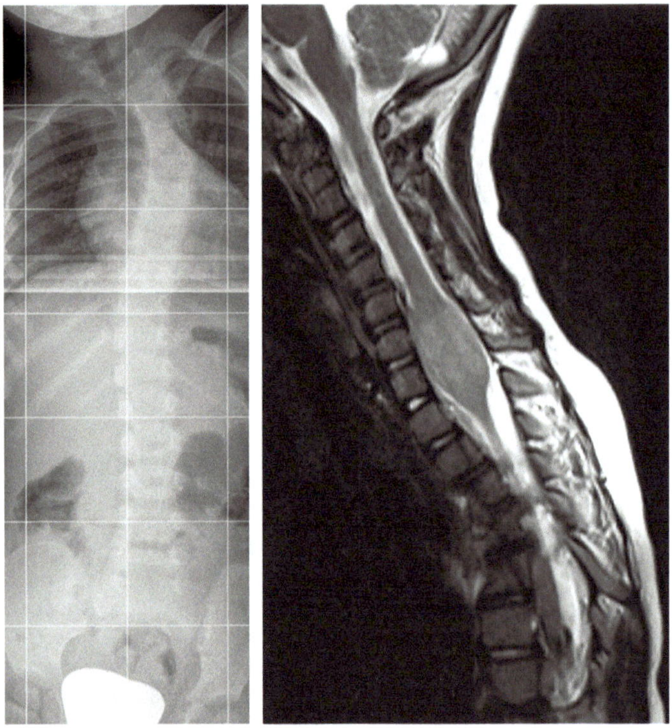

(a) (b)

Abb. 3.2: Dreijähriges Mädchen mit kurzstreckiger, linkskonvexer Skoliose hochthorakal. (a) posterior-anteriore Röntgenaufnahme im Stehen. Relativ starkes Bildrauschen aufgrund niedriger Dosis, Details sind ausreichend erkennbar. (b) MRT T2-sagittal: kolbige Auftreibung des zervikalen Myelons durch ein Astrozytom.

atypische Krümmungsformen mit häufig nicht idiopathischer Ursache gelten linkskonvexe Thorakalskoliosen, aber auch langbogige rechtskonvexe, hochthorakale, zervikothorakale sowie kurzstreckige Skoliosen (Abb. 3.2) [1, 2]. Zusätzlich gilt das Fehlen einer apikalen thorakalen Lordose als wichtiger Hinweis auf eine neurologische Ursache [14].

Hautbefunde dorsal in der Mittellinie, kaudale Regressionssyndrome und Fehlbildungsskoliosen machen den Ausschluss oder Nachweis einer intraspinalen Fehlbildung notwendig. Im Säuglings- und Kleinkindalter ist es zudem wichtig, Hinweise auf zugrunde liegende Stoffwechselstörungen, Skelettfehlbildungen oder Fehlbildungssyndrome zu erkennen und diese zu diagnostizieren. Kinderradiologische Erfahrung und Kenntnisse in der Embryologie und Syndromdiagnostik sind dazu unerlässlich [1].

Aber auch bei Skoliosen im späteren Kindes- oder Jugendalter dürfen morphologische Hinweise wie ein abnorm breiter Spinalkanal, dünne Pedikel, weite Neu-

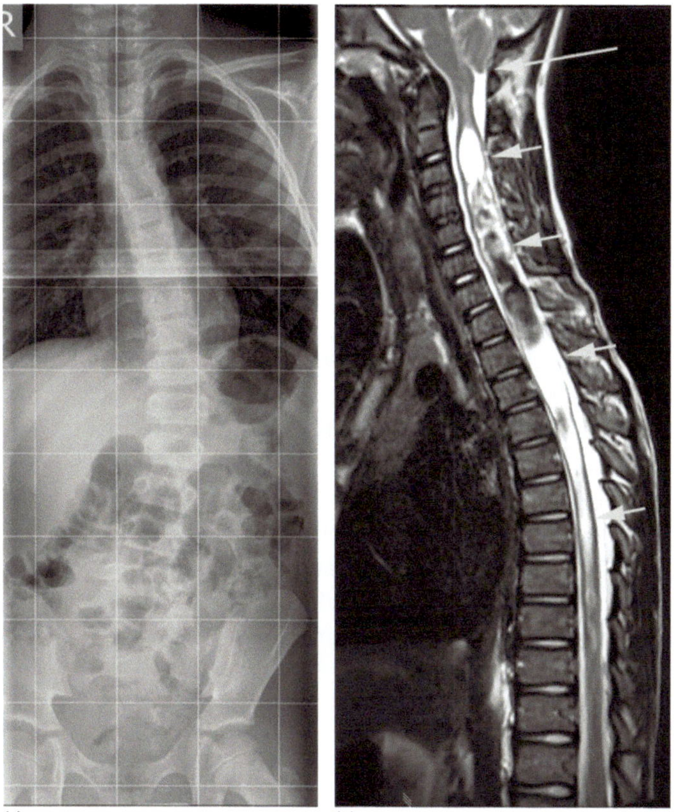

(a) (b)

Abb. 3.3: Neunjähriger Junge mit auffällig großbogiger linkskonvexer Skoliose. (a) posterior-anteriore Röntgenaufnahme im Stehen. (b) MRT T2-sagittal: Chiari-1-Malformation mit Herniation der Kleinhirntonsillen in den kraniozervikalen Übergang (langer Pfeil). Die dadurch verursachte Liquorzirkulationsstörung am Eingang zum Zentralkanal (Obex) hat zu einer langstreckigen und ausgeprägten Syringomyelie geführt (kurze Pfeile).

roforamina, Arrosionen, Osteolysen oder Osteosklerosen nicht übersehen werden. Als Ursachen kommen intraspinale (Astrozytom, Ependymom), vertebrale (Ewing-Sarkom) und paravertebrale Tumoren (Neuroblastom, plexiforme Neurofibrome bei Neurofibromatose Typ 1) infrage. Aber auch Tumoren der Wirbelanhangsgebilde wie aneurysmatische Knochenzyste, Osteoidosteom oder Osteoblastom können Ursache einer Skoliose sein [1]. Eine Vertebra plana galt früher als pathognomonisch für eine Langerhanszell-Histiozytose. Nach neueren Erfahrungen ist aber eine chronisch rekurrierende multifokale Osteomyelitis (CRMO) eine häufige Differenzialdiagnose [15]. Eine Chiari-1-Malformation kann die Ursache einer kraniozervikalen Liquorzirkulationsstörung, einer ausgeprägten Syringomyelie und damit auch einer Skoliose sein (Abb. 3.3) [3].

Die MRT ermöglicht die detaillierte dreidimensionale Abbildung der gesamten Wirbelsäule oder ihrer Abschnitte beim liegenden Patienten. Sie hat neben der fehlenden Strahlenexposition den Vorteil detaillierter Informationen über die paravertebralen Weichteile und die Strukturen im Spinalkanal und kraniozervikalem Übergang. Knochen sind im MRT meist gut zu beurteilen, jedoch aufgrund ihres geringeren Kontrastes im Vergleich zu Verfahren auf der Basis von Röntgenstrahlen weniger gut dreidimensional zu visualisieren. Auch ist die Unterscheidung zwischen Ossifikationen und signalarmem Bindegewebe nicht immer möglich.

Eine Computertomografie (CT) kann daher bei knöchernen Fehlbildungen, sehr dünnen Pedikeln oder extremen Skoliosen notwendig sein, um z. B. die Platzierung der Pedikelschrauben exakt zu planen. Auch Schraubenlockerungen sind mittels CT sicherer zu erkennen. Bei beiden Fragestellungen haben sich Untersuchungen mit niedriger Dosis (sog. Low-Dose-Protokolle) als diagnostisch ausreichend erwiesen [16, 17].

Zur Darstellung postoperativer Komplikationen wie großen Seromen, Hämatomen, Weichteilinfektionen und Abszessen kann bei lokalen Befunden eine Sonografie durch einen erfahrenen Untersucher hilfreich und ausreichend sein. Ausgedehnte Weichteilveränderungen können trotz der Metallartefakte meist gut mittels MRT dargestellt werden, die MR-Tauglichkeit der Implantate vorausgesetzt.

Literatur

[1] Taragin BH, Wootton-Gorges SL. The Spine: Congenital and developmental conditions. In: Stein-Wexler R, Wootton-Gorges SL, Ozonoff MB, eds. Pediatric Orthopedic Imaging 1st edn. Heidelberg, New York, Dordrecht, London, Springer, 2015,43–105. Übersichtsarbeit.

[2] Kim H, Kim HS, Moon ES et al. Scoliosis imaging: What radiologists should know. RadioGraphics USA 2010,30,1823–1842. Übersichtsarbeit.

[3] Khanna G. Role of imaging in scoliosis. Pediatr Radiol 2009,39(Suppl),247–257. Übersichtsarbeit.

[4] Law M, Ma WK, Lau D, Chan e, Yip L, Lam W. Cumulative radiation exposure and associated cancer risk estimates for scoliosis patients: Impact of repetitive full spine radiography. Eur J Radiol 2016,85,625–628.

[5] Presciutti SM, Karakunda T, Lee M. Management decisions for adolescent idiopathic scoliosis affect patient radiation exposure. Spine J 2014,14,1984–1990.

[6] Stringer DA, Cairns RA, Poskitt KJ, Bray H, Milner R, Kennedy B. Comparison of stimulable phosphor technology and conventional screen-film technology in pediatric scoliosis. Pediatr Radiol 1994,24,1–5.

[7] Hansen J, Jurik AG, Fiirgaard B, Egund N. Optimisation of scoliosis examinations in children. Pediatr Radiol 2003,33,752–765.

[8] Seibert JA, Morin RL. The standardized exposure index for digital radiography: an opportunity for optimization of radiation dose to the pediatric population. Pediatr Radiol 2011,41,573–581.

[9] Wade R, Yang H, McKenna C, Faria R, Gummerson N, Woolacott N. A systematic review of the clinical effectiveness of EOS 2D/3D X-ray imaging system. Eur Spine J. 2013,22,296–304.

[10] Blumer SI, Dinan D, Grisson LE. Benefits and unexpected artifacts of biplanar digital slot scanning imaging in children. Pediatr Radiol 2014,44,871–882.

[11] Leitlinie zur Qualitätssicherung in der Röntgendiagnostik: www.bundesaerztekammer.de/aerzte/qualitaetssicherung/richtlinien-leitlinien-empfehlungen-zur-qualitaetssicherung/bildgebende-verfahren/roentgendiagnostik/b-katalog-anforderungen/#wirbelsaeule, letzter Zugriff 10.05.2017.

[12] Supakul N, Newbrough K, Cohen MD, Jennings SG. Diagnostic errors from digital stitching of scoliosis images – the importances of evaluating the source images prior to making the final diagnosis. Pediatr Radiol 2012,42,584–598.

[13] Morcuende JA, Dolan LA, Jirasirakul A, Weinstein SL. A prognostic model for the presence of neurogenic lesions in atypical idiopathic scoliosis. Spine 2004,29,51–58.

[14] Davids JR, Chamberlin E, Blackhurst DW. Indications for magnetic resonance imaging in presumed adolescent idiopathic scoliosis. J Bone Joint Surg Am 2004, 86-A, 2187–2195.

[15] von Kalle T, Heim N, Hospach T, Langendörfer M, Winkler P, Stuber T. Typical Patterns of Bone Involvement in Whole-Body MRI of Patients with Chronic Recurrent Multifocal Osteomyelitis (CRMO). Fortschr Röntgenstr 2013,185,655–661.

[16] Kalra MK, Quick P, Singh S, Sandborg M, Persson A: Whole spine CT for evaluation of scoliosis in children: feasibility of sub-milliSievert scanning protocol. Acta Radiol 2013,54,226–230.

[17] Abul-Kasim K, Ohlin A. Evaluation of implant loosening following segmental pedicle screw fixation in adolescent idiopathic scoliosis: a 2 year follow-up with low-dose CT. Scoliosis 2014,9,13.

Stefan Schenk

4 Das sagittale Profil

Die typische S-förmige Abfolge von sagittalen Krümmungen ist Voraussetzung für den zweibeinigen menschlichen Stand und Gang [1]. Entsprechend findet sich eine Lendenlordose bei keiner anderen Spezies [2].

4.1 Entwicklung

Die intrauterine und frühkindliche Entwicklung spiegelt die Evolution bis zum aufrechten zweibeinigen Gang. In-vivo-MRT-Untersuchungen zeigen, dass eine lumbosakrale Lordose bereits in utero vorhanden ist. Die weitere Entwicklung hängt von genetischen Faktoren ab und wird durch das Erlernen des aufrechten Gangs beeinflusst. Im Laufe der individuellen Reifung (Ontogenese) krümmt sich das Kreuzbein und sinkt wie ein Keil zwischen die Darmbeinschaufeln, der sagittale Abstand zwischen Hüftpfanne und Kreuzbein (pelvic incidence, PI) nimmt zu. Dies trägt zur Verschiebung des Körperschwerpunkts nach dorsal bei. Der Sacral Slope (Maß für die Beckenstellung im Raum) bleibt während dieser Vorgänge weitgehend konstant.

Nach Wachstumsabschluss ist die Form des Beckens weitgehend unveränderlich. Als Fundament der Wirbelsäule („Pelvic Vertebra" – J. Douboussett) bestimmt das Becken, wie ein großes Glied in einer Kette – durch Form und Stellung – die sagittale Profilierung der darüber liegenden Wirbelsäule.

4.2 Bildgebung

Die klinische Bedeutung sagittaler radiologischer Parameter ist hoch. Im Gegensatz zu frontalen Parametern korrelieren sie mit der Lebensqualität, wie zahlreiche Studien belegen konnten [3].

Aktuell ist der goldene Standard die seitliche Röntgendarstellung der gesamten Wirbelsäule inklusive proximales Femur im Stehen, wobei der Patient die Arme vor dem Körper gekreuzt hält und die Hände auf die Schlüsselbeine legt.

Folgende Parameter werden bestimmt:

- Die *Schwerelinie* des Körpers (C7 plumb line) wird durch eine Lotrechte repräsentiert, welche die Mitte von C7 schneidet [4]. Physiologisch fällt sie durch die Deckplatte von S1 oder knapp dahinter.
- *Der spinosakrale Winkel (SSA)* ist ein Maß für die Gesamtkyphose der Wirbelsäule, gebildet durch die Deckplattenparallele S1 und einer Verbindungslinie von der Mitte Deckplatte S1 zur Mitte C7. Er beträgt beim Gesunden 135° (±8°) (Abb. 4.1b).

DOI 10.1515/9783110462685-004

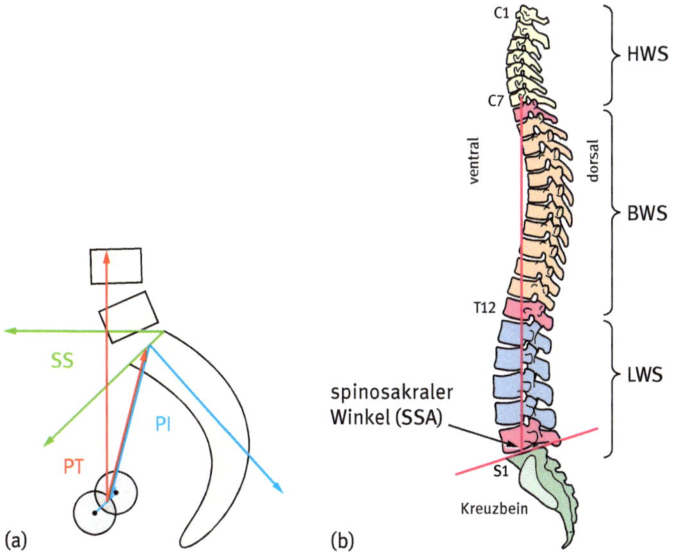

Abb. 4.1: Die wichtigsten radiologischen Parameter sind:
- Sacral Slope (SS) und Pelvic Tilt (PT), beide kompensatorisch, abhängig von der Hüftstellung (a).
- Pelvic Incidence (PI) ist strukturell vorgegeben und Maß für die individuelle sagittale Ausdehnung des Beckens (a).
- Spinosacraler Winkel (SSA), der ein Maß für die Gesamtkyphose der Wirbelsäule ist. Er beträgt beim Gesunden 135° (±8°) (b).

- *Pelvic Incidence (PI)* ist ein Maß für die Form und die sagittale Dimension des Beckens. Sie ist ein individueller, morphologischer Parameter, unveränderlich nach Wachstumsabschluss. Die PI ergibt sich als Winkel zwischen der Verbindungslinie Mitte Deckplatte S1 zum Zentrum der Hüftköpfe und einer rechtwinkeligen Linie auf die Deckplatte S1 (Abb. 4.1a).
- *Pelvic Tilt (PT)* und *Sacral Slope (SS)* beschreiben die Haltung des Beckens. Sie sind funktionelle, veränderliche Parameter. Ihre Summe ergibt PI. PT ist der Winkel zwischen Lotrechter und Verbindungslinie Mitte Deckplatte S1 und Zentrum der Hüftköpfe, SS der Winkel zwischen einer waagerechten Linie und einer Linie parallel zur Deckplatte S1.
- *Femur Obliquity Angle (FOA)* ist Maß für die kompensatorische Flexion/Extension der Kniegelenke. FOA ergibt sich aus einer Lotrechten geschnitten mit der Femurschaftachse.
- *Lendenlordose (LL)* ist der Winkel zwischen Deckplatte S1 und der Deckplatte jenes Wirbels des thorakolumbalen Überganges, der am meisten nach dorsal geneigt ist und den Wendepunkt zwischen Lendenlordose und Brustkyphose darstellt (inflection point). Die LL entspricht der PI +9°.

– *Brustkyphose (TK)* bezeichnet den Winkel zwischen Deckplatte T1 und der Grundplatte des oben genannten Wirbels am Wendepunkt.

Einschränkend wird angemerkt, dass es sich bei einer Röntgenaufnahme um eine weitgehend statische Untersuchung handelt. Die Kombination von Röntgen mit Fußdruckmessplatten, der Einsatz strahlungsarmer Scannersysteme wie EOS®und die 3-D-Ganganalyse lassen hoffen, die dynamische Komponente sagittaler Balance besser zu verstehen.

4.3 Norm

Die Harmonie von lordotischen und kyphotischen Wirbelsäulenabschnitten folgt bestimmten Regeln. *Roussouly* beschreibt in der gesunden Normalbevölkerung vier morphologische Typen [5], die sich hinsichtlich PI, Höhe des lumbalen Krümmungsscheitels (Apex) und Ausprägung ihrer Krümmungen unterscheiden [6] (Abb. 4.2). So verlangt eine hohe PI nach einer stärker ausgeprägten Lendenlordose. Die Bandbreite der PI ist bemerkenswert erheblich: Winkel zwischen 30° und 85° sind normal. Daraus folgt, dass das Ausmaß des Hohlkreuzes individuell ist und hohen Schwankungsbreiten unterliegt.

Die Krümmung der Lendenlordose ist nicht gleichmäßig verteilt, zwei Drittel entstehen in der unteren Lendenwirbelsäule (L4–S1).

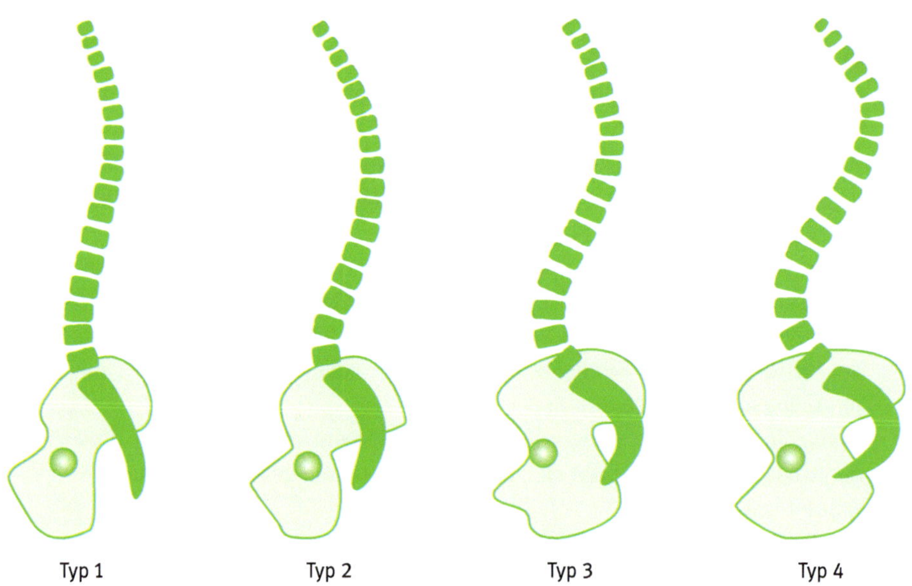

Abb. 4.2: Die vier Typen normaler Variation des sagittalen Alignments nach Roussouly.

Gleichermaßen spiegelt die thorakale Kyphose die pelvine Form wieder. Eine kleine PI (Typ 2) mit flacher LL führt entsprechend zu einer flachen Brustkyphose. Generell nimmt die TK während des Wachstums tendenziell zu. Das Alignment der Halswirbelsäule wird durch die Inklination von C7 und die TK beeinflusst.

4.4 Fehlhaltung

Die Definition einer normalen Haltung bei Kindern ist schwierig, denn die oben genannten anatomisch vorgegebenen Formen sind sehr heterogen. Hinzu kommt, dass in den unterschiedlichen Wachstumsphasen die räumliche Beziehung von Wirbelsäule, Becken und Bein stets neu organisiert wird. Zum individuellen Erscheinungsbild tragen Psyche, Athletik und muskuläre Dysbalancen während des Wachstums bei. Die viel zitierte Fehlhaltung kann demnach als Momentaufnahme und als Ausdruck einer individuellen Organisation der Balance gesehen werden. Um einen nachhaltigen Eindruck zu erlangen, ist Beobachtung und Kontrolle im Verlauf sinnvoll.

Als Ideal erscheint eine harmonische, muskulär gestützte Mittellage in Bewegungsbereitschaft. Entscheidend ist Beweglichkeit, denn sie ermöglicht die Kompensation einer zeitweiligen Dysharmonie. Haltung ist dynamisch, sie stellt die Balance im menschlichen Bewegungsapparat her. Dies geschieht nach ökonomischen Prinzipien: Wenn der Körperschwerpunkt jenen Bereich verlässt, der sich lotrecht über der Unterstützungsfläche befindet, müssen Ausgleichsmechanismen im Bereich der Wirbelsäule, des Beckens oder der unteren Extremitäten aktiviert werden. Wird dabei die kompensatorische Leistungsfähigkeit überfordert, kommt es zu muskulärer Erschöpfung und Schmerz bis hin zu Immobilität [7, 8]. Erhöhtes Drehmoment und unphysiologische Gelenksstellung können zu sekundären strukturellen Schäden führen [9].

Am häufigsten sehen wir posturale Hyperkyphosen der Brustwirbelsäule, v. a. während des pubertären Wachstumsschubes. Diese zeigt zunächst keine strukturellen Veränderungen, d. h., sie lässt sich passiv, z. B. in Bauchlage, in Normalstellung reponieren. Der Brustbuckel ist gleichmäßig verteilt ohne auffällige anguläre Fehlstellung.

Die Ursachen können vielfältig sein:

- Psyche: eine gebeugte Wirbelsäule und vorgezogene Schultern können Zeichen einer depressiven Verstimmung sein.
- Pubertätshaltung: Mädchen versuchen die sekundären Geschlechtsmerkmale zu verbergen, groß gewachsene Jugendliche über ihre Größe hinwegzutäuschen.
- Mangelnde Athletik: Bewegungsmangel, einseitiges Freizeitverhalten und Übergewicht gewinnen zunehmend an Bedeutung. Einschränkend sind vorübergehende muskuläre Insuffizienzen und Dysbalancen während des präpubertären Wachstumsschubs zum Teil physiologisch.

Therapeutisch empfiehlt sich Physiotherapie, Bewegung und Sport.

Gelingt es hinsichtlich Intensität und Qualität die richtigen Reize zu setzen, kann eine erstaunliche Reorganisation der sagittalen Balance gelingen.

Elterliche Appelle, die Haltung zu korrigieren, haben hingegen meist wenig Erfolg.

4.5 Deformitäten

Deformitäten sind durch strukturelle Veränderung charakterisiert.

Bei *struktureller Kyphosierung* finden wir in leichten Fällen als Ausgleich zunächst hyperlordotische Abschnitte der angrenzenden Wirbelsäule. In einem nächsten Schritt wird das Becken nach dorsal gekippt, die Deckplatte von S1 nähert sich der Horizontalen, SS wird geringer und PT entsprechend größer. Ist das Verhältnis von SS zu PI < 0,5, liegt ein Kompensationsmechanimus durch (Über-)Streckung der Hüfte vor. Ist dieser Mechanismus in schweren Fällen ausgereizt, müssen Kniegelenke gebeugt und Sprunggelenke dorsal extendiert werden, um das Gleichgewicht wieder zu erreichen (Abb. 4.3).

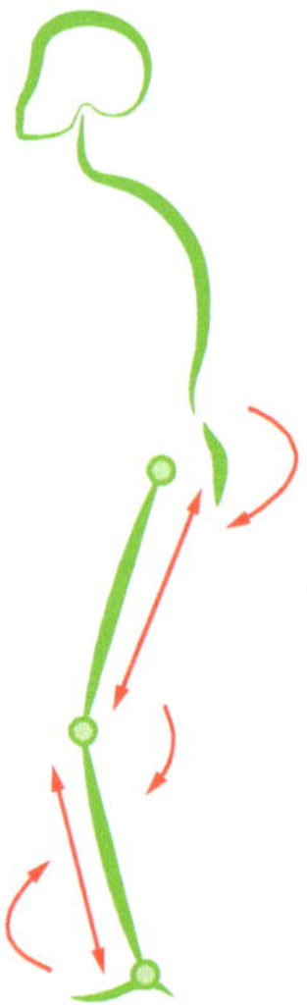

Abb. 4.3: Bei Hyperkyphose der Wirbelsäule werden, als extraspinale Kompensationsmechanismen, Hüftstreckung (Beckenretroversion) und Kniebeugung aktiviert. Sie erfordern unökonomische Mehrarbeit der Hüftstrecker, der ischiokruralen Muskulatur und der OSG-Strecker und führen zu Fehlbelastung der Iliosakralgelenke (ISG) und der Gelenke der unteren Extremitäten.

Bei *struktureller Lordose* finden sich gegenteilige Kompensationsmechanismen (Abb. 4.4).

Generell gilt, dass die Kompensation vermehrte muskuläre Arbeit erfordert. Schmerzhafte Dysbalancen und Verspannungen können die Folge sein.

Gleichzeitig werden aber auch Gelenke, Faszien und Bandscheiben unphysiologisch belastet. Sekundäre strukturelle Veränderungen wie Instabilität oder vorzeitige

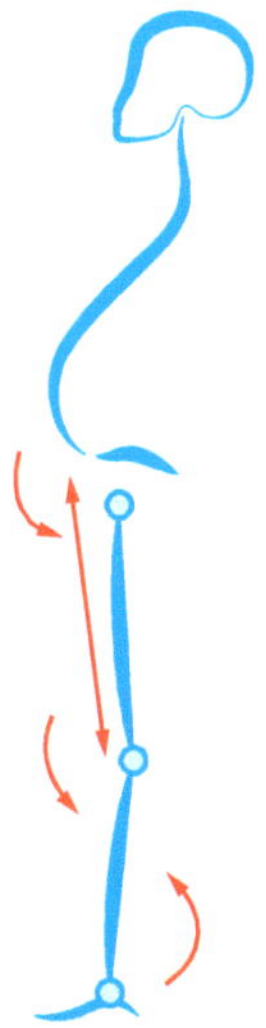

Abb. 4.4: Bei Hyperlordose der Wirbelsäule werden, als extraspinale Kompensationsmechanismen, Hüftbeugung (Beckenanteversion) und Knieüberstreckung aktiviert. Sie erfordern unökonomische Mehrarbeit der Hüftbeuger, der Kniestreckmuskulatur und der OSG-Beuger, auch hier wird – wenn auch in gegenteiliger Weise – die Fehlbelastung der Gelenke deutlich.

Abnützung sind Zeichen des Strebens nach Verlagerung des Schwerpunktes im Sinne der Kompensation.

Folgende exemplarische Krankheitsbilder sind durch eine strukturelle sagittale Störung charakterisiert:

4.5.1 Kongenitale Kyphose – Wirbelkörperfehlbildung

Wir unterscheiden Formationsstörungen (Halbwirbel, Keilwirbel), Segmentationsstörungen (ventrale Spange, dorsale Spange) und kombinierte Störungen, z. B. Klippel-Feil-Syndrom.

Eine magnetresonanztomografische Darstellung wird empfohlen, da sich in 25 % intraspinale Pathologien finden. Zur Erstellung einer Prognose ist die Verteilung und Potenz der Wachstumszonen zu analysieren und zu bewerten.

4.5.2 Idiopathische Skoliose

Als dreidimensionale Deformität (vgl. Rotation) kann eine Skoliose eine Störung des sagittalen Profils bedingen.

4.5.3 Spondylolisthese

Im Rahmen von schweren Olisthesen am lumbosakralen Übergang kann es zu erheblichen Störungen des sagittalen Alignments kommen. Mithilfe der *Klassifikation der Spi-*

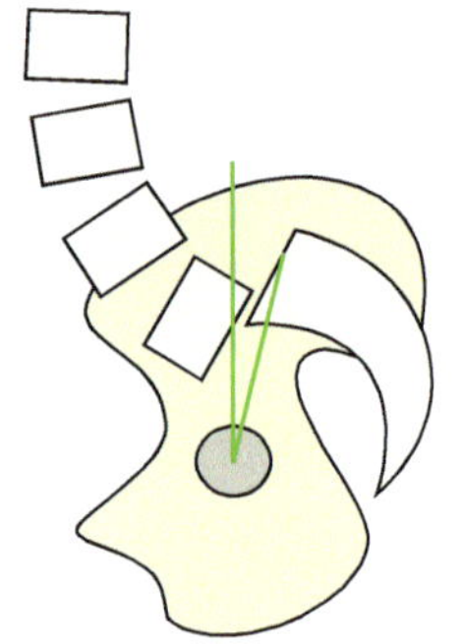

(a) Becken in Balance

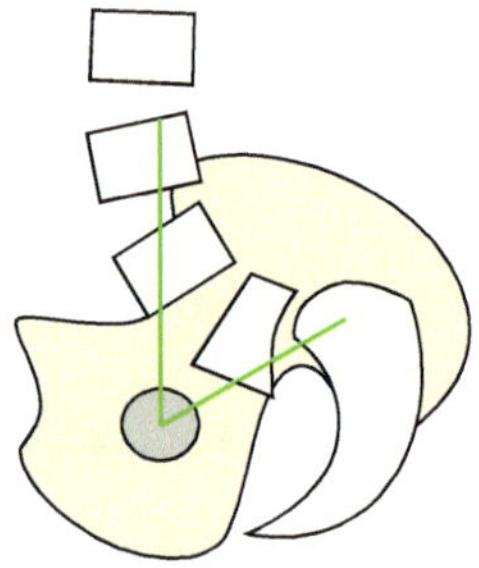

(b) Becken in Retroversion

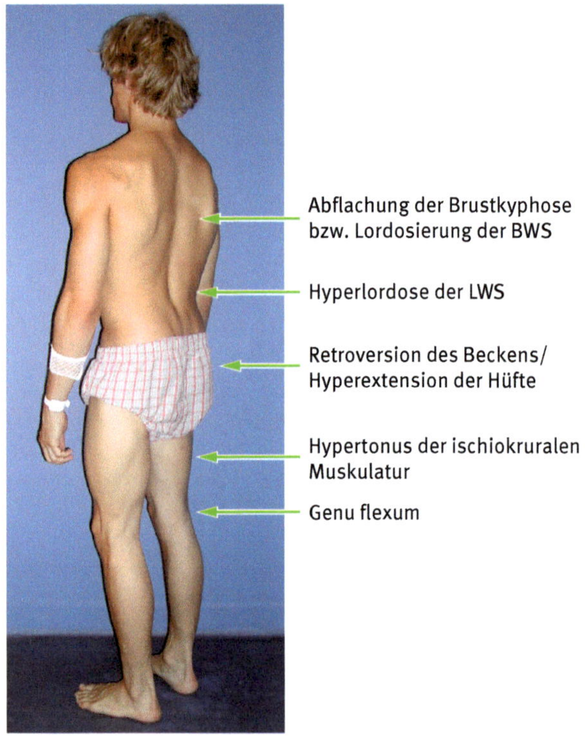

(c)

Abb. 4.5: „Hochgradige Olisthese, aber Becken in Balance“ (Typ 4) (a) unterscheidet sich von „Becken in Retroversion“ (Typ 5) (b)durch ein unauffälliges Verhältnis PT/PI. „Becken in Retroversion“ zeigt eine Überstreckung der Hüften (SS ist niedrig), führt zu einem erhöhten Drehmoment am lumbosakralen Übergang und fördert das Voranschreiten des Wirbelgleitens. Dieser junge Mann mit hochgradiger Olisthese und Kyphosierung L5/S1 zeigt alle Kompensationsmechanismen: Abflachung der Brustkyphose bzw. Lordosierung der BWS, Hyperlordose der LWS, Retroversion des Beckens, Hypertonus der ischiokruralen Muskulatur, Genu flexum (c).

nal Deformity Study Group (SDSG) gelingt es, sowohl Parameter der Lebensqualität als auch biomechanische Überlegungen zu Pathogenese und Progredienz zu erfassen. Aus dieser Analyse ergeben sich Richtlinien zur Behandlung [10]: Die schweren Typen mit einem Abgleiten von > 50 % (entsprechend Meyerding III, IV sowie Spondyloptose) werden hinsichtlich ihrer spinopelvinen Parameter und dem Verlauf der C7-Schwerlinie unterteilt (Abb. 4.5): Bei Typ 4 liegt ein unauffälliges Verhältnis SS/PI vor.

Im Vergleich zeigen Typ 5 und 6 eine Überstreckung der Hüften, was zu einem erhöhten Drehmoment am lumbosakralen Übergang führt und das Voranschreiten des Wirbelgleitens fördert. Bei Typ 6 verstärkt sich dieser Effekt durch eine weitere Dezentrierung der C7-Schwerlinie nach ventral. Folglich ist das Ziel einer operativen Versorgung von Typ 5 und 6 nicht nur die knöcherne Stabilisierung, sondern eine ausreichende Reposition, um die Normalisierung der Beckenparameter zu gewährleisten.

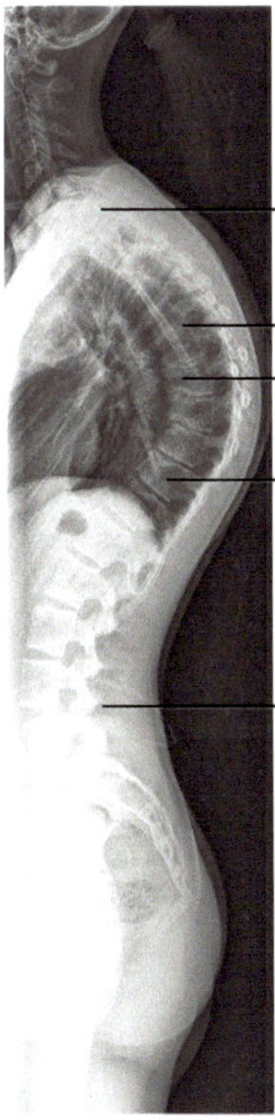

Abb. 4.6: 14-Jähriges Mädchen mit Morbus Scheuermann der BWS mit typischen Bandscheibenverschmälerungen am Apex, Keilwirbel sowie Deck- und Bodenplatteneinbrüchen. Kompensatorisch findet sich eine Hyperlordosierung der HWS und LWS.

4.5.4 Scheuermann-Kyphose

Die Scheuermann-Kyphose gilt als idiopathische Erkrankung, allerdings konnte auch eine genetische Disposition nachgewiesen werden. Neben mechanischen Faktoren, wie Haltung, Körpergröße und Aktivität scheint ursächlich auch die Psyche eine Rolle zu spielen. Jedenfalls handelt es sich um eine Wachstumsstörung der Wirbelsäule, die im Rahmen des präpubertären Wachstumsschubs auffällig wird.

Wir unterscheiden thorakale, thorakolumbale und lumbale Formen:

Während bei thorakalem Scheuermann zunächst die Störung der Ästhetik dominiert, sind bei den zwei anderen Formen Schmerzen das Kardinalsymptom. Einschränkungen der Lungenfunktion oder neurologische Auffälligkeiten werden selten beobachtet.

Radiologisch und im MRT finden sich Bandscheibenverschmälerungen, Randleistenhernien, „Schmorl'sche" Knötchen und Keilwirbel (Abb. 4.6).

Therapeutisch kann eine redressierende Behandlung gut wirksam sein, wenn sie früh (noch in der Wachstumsphase) begonnen und konsequent über mindestens 18 Monate durchgeführt wird. Zur Verfügung stehen lordosierende Drei-Punkte-Korsette oder im Durchhang angefertigte Gipse. Einem interessanten Konzept folgt das lumbal kyphosierende „aktive Reklinationskorsett nach Becker-Gschwend". Nach Anlage droht der Patient durch relative Aufhebung der Lendenlordose vorne über zu fallen und wird so gezwungen, die Brustwirbelsäule aktiv aufzurichten. Durch „Remodelling" in der Wachstumsphase kann so die Struktur verbessert werden.

Betreffend chirurgischer Therapie sind ventrale, dorsale und kombinierte Eingriffe beschrieben. Unser Standardvorgehen ist der dorsale Zugang mit multiplen v-förmigen Osteotomien (Smith-Peterson/Ponte) im Apex mit instrumentierter Korrektur und Spondylodese. In Fällen mit hoch rigiden Kurven kann zuvor ein ventrales Release sinnvoll sein. Die Komplikationsrate ist dreimal so hoch wie in der chirurgischen Versorgung einer idiopathischen Adoleszentenskoliose.

Neben neurologischen Defiziten sind die Pseudarthrose und die proximale junktionale Kyphose – Auftreten eines relevanten kyphotischen Knicks kranial der Fusionsstrecke – als Komplikation häufig.

4.5.5 Posttraumatische Deformitäten

1–3 % aller kindlichen Frakturen betreffen die Wirbelsäule, typischerweise die mittlere Brustwirbelsäule. Wegen der größeren Elastizität der Strukturen finden wir multiple, jedoch nicht so schwere Frakturformen.

Die wachsende Wirbelsäule zeigt erstaunliche Kapazität sich zu „remodellieren". Ein chirurgisches Eingreifen ist selten notwendig, meist ist eine Versorgung mit einer thorakolumbosakralen Orthese (TLSO) ausreichend. Posttraumatische Deformitäten sind daher sehr selten.

4.5.6 Iatrogene Kyphose nach Laminektomie

Eine Laminektomie ohne stabilisierende Fusion in einer kyphotischen oder instabilen Zone (T10–L2) birgt in jedem Alter das Risiko einer Kyphosierung, z. B. können sich schwere Kyphosen im Rahmen der Resektion eines intraspinalen Tumors entwickeln.

4.5.7 Postinfektiöse Kyphose – tuberkulöse Spondylitis – Pott'scher Gibbus

Die unspezifische Spondylitis ist bei Kindern selten. Die Behandlung erfolgt durch aggressive antibiotische Therapie und Korsett-/Gipsversorgung.

Zu der spezifischen Spondylitis kommen die meisten Erfahrungen und wissenschaftliche Arbeiten aus Indien, Hongkong und Südafrika. Patienten zeigen einen typischen, angulären Gibbus. Eine zunehmende Kyphose, neurologische Symptome und paraspinale Abszedierung erfordern chirurgisches Eingreifen.

4.5.8 Tumoren und tumorähnliche Läsionen

Wirbelkörperdestruktionen sind bei Ewing-Sarkom, aneurysmatischer Knochenzyste und Langerhans-Histiozytose möglich, sie sind differenzialdiagnostisch gegenüber Spondylodiszitiden abzuwägen. Die polyostotische Form der fibrösen Dysplasie kann gelegentlich zu schwerer Kyphose führen.

Spinale Neurofibrome im Rahmen einer Neurofibromatose führen nur relativ selten, dann allerdings zu charakteristischen kurzbogigen, stark kyphotischen Skoliosen.

4.5.9 Myelodysplasie (Meningomyelozele, Spina bifida)

Mehr als 10 % dieser Patienten entwickeln eine Kyphose. Drei Typen werden unterschieden:

1. Paralytisch: bei Geburt normales Alignment.
2. „Sharp-angled“: Bei Geburt rigide Kyphose, die ursprünglich wirbelsäulenstreckende Muskulatur ist nach ventral verlagert, sie wirkt bei Kontraktion kyphogen.
3. Kongenital: Es besteht gleichzeitig eine Segmentationsstörung ventral, die Fehlstellung schreitet daher schnell voran.

Auch andere neuromuskuläre Störungen wie Zelebralparese oder Muskeldystrophien können zu schweren sagittalen Fehlstellungen führen. Charakteristisch sind hyperlordotische Skoliosen.

4.5.10 Systemerkrankungen und syndromassoziierte Störungen

Bei mehr als 50 % der Patienten mit *Marfan-Syndrom* findet sich in eine typische Kyphoskoliose.

Bei Kindern mit *Achondroplasie* ist eine Kyphose des thorakolumbalen Überganges häufig. Diese Fehlstellung richtet sich im Rahmen der Entwicklung muskulärer Rumpfstabilität teilweise spontan auf. Allerdings entwickelt sich häufig im Gegenzug eine Hyperlordose der unteren Lendenwirbelsäule. Charakteristisch sind verkürzte Pedikel, die meist in Kombination mit kyphotischen Segmenten zu Spinalkanalstenosen führen.

Mehr als ein Drittel der Patienten mit *diastrophischem Zwergwuchs* leiden an einer schweren Kyphose. Das *Hurler-Syndrom* (Speicherkrankheit) führt schon früh zu dysplastischen Wirbelkörpern, und daraus folgend zu Kyphosen v. a. im thorakolumbalen Übergang (TL). Beim *Larsen-Syndrom* finden sich eigentümliche Kyphosen im TL-Übergang und zervikal. Diese Patienten sollten auf eine zervikale Kyphose gescreent werden. Durch Einklemmung des Myelons im Apex kann es zu schweren neurologischen Komplikationen kommen.

4.6 Therapeutische Richtlinien

Die physiologischen Erscheinungsformen des sagittalen Alignments der Wirbelsäule sind sehr heterogen. Deshalb ist es sinnvoll, die Indikation zur Behandlung vom Auftreten von Mechanismen der Kompensation abhängig zu machen, die eine schwer zu behandelnde sekundäre Strukturstörung verursachen werden. Konsequente Analyse, Beobachtung (klinische Kontrolle) und Bewertung der Progredienz sind notwendig, um über den *idealen Zeitpunkt* einer Intervention zu entscheiden. In Abhängigkeit von Diagnose, Schwere der Störung und Alter des Patienten sind Physiotherapie, Korsetttherapie oder Chirurgie angezeigt.

Besondere Bedeutung hat das Potenzial zum „Remodeling“ der wachsenden Wirbelsäule. Bremsende und stimulierende Effekte können sowohl funktionell als auch chirurgisch eingesetzt werden. In der operativen Versorgung gibt es erste Konzepte, die das Ausmaß einer strukturellen Korrektur anhand der genannten radiologischen Kriterien festlegen [11].

4.7 Zusammenfassung

Zahlreiche Studien haben gezeigt, dass die sagittale Balance die Lebensqualität beeinflusst. Die standardisierte radiologische Analyse hat uns geholfen, die Wechselwirkungen von Struktur und Funktion besser zu verstehen.

Die Heterogenität physiologischer spinopelviner Morphologien legt nahe, dass zur Wiederherstellung der Balance therapeutische Konzepte notwendig sind, die sich sowohl an individuellen anatomischen Gegebenheiten als auch an funktionellen Bedürfnissen orientieren. Die wachsende Wirbelsäule birgt großes Potenzial, sich – spontan oder induziert – zu „remodellieren“. Ziel der Therapie ist es, sekundäre strukturelle Veränderungen zu vermeiden und Lebensqualität zu verbessern.

Literatur

[1] Duval-Beaupere G et al. A Barycentremetric study of the sagittal shape of spine and pelvis: the conditions required for an economic standing position, Ann Biomed Eng 1992,20,451–462.
[2] Berge C. Heterochronic process in human evolution: An ontogenetic analysis of the hominid Pelvis. Am J Phys Anthropol 1998,105(4),441–459.
[3] Schwab F, et al. Sagittal plane considerations and the pelvis in the adult patient. Spine (Phila Pa 1976). 2009,34(17),1828–1833.
[4] Roussouly P, et al. The vertical projection of the sum of the ground reactive forces of a standing patient is not the same as the C7 plumb line: a radiographic study of the sagittal alignment of 153 asymptomatic volunteers. Spine (Phila Pa 1976). 2006,31(11),320–325.
[5] Roussouly P, et al. Classification of the normal variation in the sagittal alignement of the human spine and pelvis in the standing position, Spine 2005,30(3),346–353.
[6] Boulay C, et al. Sagittal alignement of spine and pelvis regulated by pelvic incidence: standard values and prediction of lordosis. Eur Spine J 2006,15(4),415–422.
[7] Evcik D et al. Lumbar lordosis in acute and chronic low back pain (LBP), Rheumatol Int. 2003,23(4),163–165.
[8] Jackson RP et al. Lumbopelvic lordosis and pelvic balance on repeated standing lateral radiographs of adult volunteers and untreated patients with constant low back pain, Spine (Phila Pa 1976) 2000,25(5),575–586.
[9] Barrey C, et al. Sagittal balance of the pelvis-spine complex and lumbar degenerative disease. Eur Spine J 2007,16,1459–1467.
[10] Labelle H, et al. Spino-pelvic sagittal balance of spondylolisthesis: a review and classification. Eur Spine J 2011 Sep,20 Suppl 5,641–646.
[11] Le Huec JC, et al. Thoracolumbar imbalance analysis for osteotomy planification using a new method: FBI technique. Eur Spine J 2011,20(Suppl 5),669–680.

Norbert M. Hien

5 Psychosoziale Aspekte bei Patienten mit Wirbelsäulendeformitäten

5.1 Einleitung

Schwere Deformitäten der Wirbelsäule mit einer Krümmung über 20° haben eine Prävalenz von bis 0,5 % in der deutschen Bevölkerung [1]. Bis Mitte des 20. Jahrhunderts waren Menschen mit solchen Skoliosen geächtet als „bucklige Männlein oder Weiblein“ im Kinderlied oder Märchen, als „Quasimodo“ oder „Glöckner von Nôtre Dâme“. Der Buckel ist in der Literatur lebensbestimmendes Hindernis, so Elias Canetti in „Die Blendung“ [2]. Seit Einführung moderner Operationstechniken hat der „krumme Rücken“ viel von seinem Schrecken verloren, ausgenommen die schweren Syndrome mit neurologischen und zentralnervösen Defiziten [3]. Daher werden heute von den Betroffenen Einschränkungen bezüglich der Berufswahl, der Freizeitgestaltungen, der Lebensqualität und der sportlichen Betätigung kaum mehr akzeptiert.

Schwere Verkrümmungen sind für die Betroffenen stark belastend durch das Gefühl des Anders- bzw. Krankseins, die viele Diagnostik und die diversen Meinungen. Oft ist das Körperselbstverständnis gestört, wie im Märchen der Gebrüder Grimm „Hans mein Igel“ dargestellt, und v. a. durch die zeit- und kostenaufwendige Therapie mit Krankengymnastik, Training und Korsettbehandlung.

Trotz moderner Operationstechniken handelt es sich um irreversible Eingriffe in den eigenen Körper von außen in einer sehr sensiblen Lebensphase, im Spannungsfeld zwischen Eltern und Freunden unter dem Damoklesschwert der möglichen Operationsrisiken und ungewisser Ergebnisse. Dies ist verbunden mit Ängsten, Zeitverlust und Kostenaufwand für Schule, Ausbildung und Beruf und nicht zuletzt einer sozialen Stigmatisierung in Familie und Sozialgruppe. Die Behandlung erfordert eine das Leben prägende Mischung von Fremd- und Eigenentscheidung mit weit reichenden Konsequenzen. Das Körperselbstverständnis verändert sich durch das wachsende chirurgische Angebot, wirtschaftliche, soziale und politische Probleme im Körper des Individuums technisch zu lösen [4].

5.2 Psychosoziale Aspekte

Konkrete psychosoziale Auswirkungen sind gegeben durch Veränderung des Körpergefühls und -verständnisses, durch die Entwicklung der Persönlichkeit, des Verständnisses für Medizin und der Rolle in Familie, Gruppe, Beruf und Freizeit.

DOI 10.1515/9783110462685-005

Die vorliegenden Studien über die Lebensqualität bei Skoliosen beschäftigen sich mit konkreten Krankengymnastik-, Reha-, und Korsettverfahren oder prä-/postoperativem Vergleich, oft mit komplexen, aber uneinheitlichen Scores [5, 6]. Konkrete Aussagen zu den komplexen psychosozialen Aspekten, die individuell sehr verschieden sind, aber doch ähnliche Reaktionsformen aufweisen, finden sich nicht.

Konsens besteht, dass erhebliche psychosoziale Auswirkungen gegeben sind [7], über den Behandlungsalgorithmus und die Notwendigkeit rechtzeitiger Korsett- und Operationsmaßnahmen zur Verbesserung der Lebensqualität [3] und bezüglich der für die Praxis wenig relevanten ICF-Klassifizierung. Die Versorgungsmedizinverordnung sieht für Skoliosen von über 70° einen GdS (Grad der Schädigung) von 50–70 % vor.

Unser Fragebogen für Skoliosepatienten wird nur zögerlich ausgefüllt. Es fällt schwer, sich über die persönliche Betroffenheit konkret zu äußern. Die Skoliose wird lieber als angeboren, genetisch oder schicksalhaft empfunden, Eigenverantwortung und Einflussmöglichkeit oft mit Schuldverständnis verwechselt. Mit der Pubertät steigt die Bedeutung der Wirbelsäulenveränderung im Zusammenhang mit dem Selbstbewusstsein und im Vergleich mit den Altersgenossen. Unattraktives Aussehen frustriert, man will sich nicht unterkriegen lassen, muss im Zeitgeist aktiv sein und will „Spaß haben“. Bei kindlichen Skoliosen erscheint der Kampf um den sozialen Status von der ersten bis achten Klasse größer als ab der neunten Klasse, bei idiopathischen Skoliosen steht die siebte bis zehnte Klasse im Vordergrund der körperlichen und sozialen Selbstfindung. Gute Freunde sind besonders wichtig. Die Bewertung der Krankengymnastik hängt sehr vom jeweiligen Therapeuten ab, Operationen möglichst nur bei Erfolgsgarantie. Körpergerechter Sport und sportlich richtige Krankengymnastik sowie zuträgliches Training werden im Rückblick für besonders wichtig erachtet. Der Einfluss von Medien, Moden und Zeitgeist wird dagegen von den Betroffenen ignoriert, die Frage danach stößt auf Unverständnis. Bei günstigem Ergebnis wird das Verhältnis zum Körper vor und nach der Therapie als gut bzw. besser beschrieben, bei ungünstigem Verlauf wird nicht oder neutral geantwortet.

5.3 Idiopathische Skoliosen

Leichte und mittelgradige idiopathische Skoliosen sind unter fünf Jahren extrem selten, nehmen von sechs bis 25 Jahren von 2 auf 8 % deutlich zu und erreichen mit 60–90 Jahren zuletzt 68 % der Bevölkerung in Schweden bzw. in den USA. Ergebnisse der J1 Jugenduntersuchungen 2011 in Deutschland zeigten bei Elfjährigen eine Skoliosehäufigkeit von 5 %, bei 16-jährigen Teilnehmern der Untersuchung eine Häufigkeit von 14,3 % und bei Nichtteilnehmern eine Häufigkeit von 10,5 % [8].

Nach Angaben des statistischen Bundesamtes verteilten sich die Skolioseoperationen 2011 zu knapp ein Drittel auf die unter 20-Jährigen und zu knapp zwei Drittel auf die über 55-Jährigen (Abb. 5.1). Im Alter von 20–50 Jahren werden nur wenige Fälle operiert [9]. Die „idiopathischen“ Skoliosen nehmen also mit dem Alter auch nach

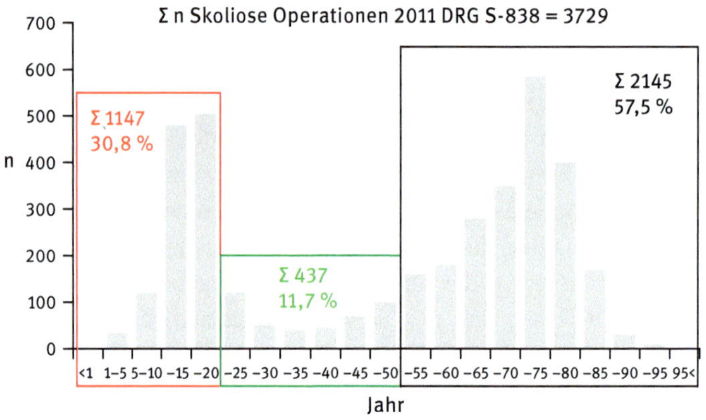

Abb. 5.1: Altersverteilung der Skoliose Operationen in Deutschland 2011 [9]. Anzahl der Patienten = n, Alter der Patienten in Jahren = J.

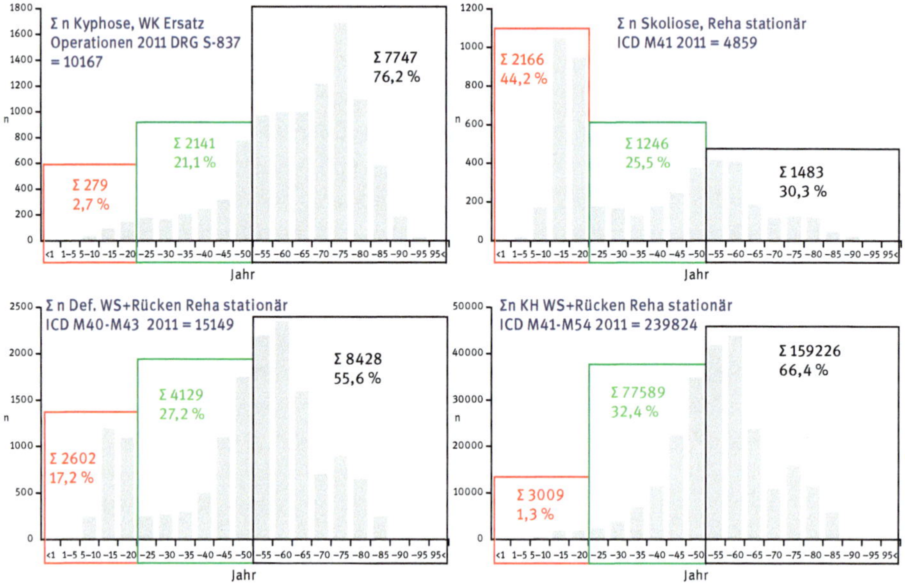

Abb. 5.2: Altersverteilung: (a) Kyphose- und Wirbelkörperersatzpoperationen, (b) stationäre Reha-Behandlungen bei Skoliosen, (c) stationäre Reha-Behandlungen bei Wirbelsäulen- und Rückenbeschwerden (ICD M40-M43), (d) alle stationären Reha-Maßnahmen bei Wirbelsäulen- und Rückenbeschwerden (ICD M41-M54) in Deutschland 2011 [9]. Anzahl der Patienten = n, Alter der Patienten in Jahren = J.

Wachstumsabschluss deutlich zu, die Kausalität wird noch kontrovers diskutiert, sie ist mit Sicherheit multifaktoriell.

Spielen psychosoziale Aspekte eine Rolle und wenn ja, welche?

2011 wurden nur 2,7 % alle Kyphose- und Wirbelkörperersatzoperationen vor dem 20. Lebensjahr durchgeführt. Dagegen fanden 44,2 % (Abb. 5.2) aller stationären Reha-Behandlungen bei Skoliose vor dem 20. Lebensjahr statt, aber nur 17,2 % aller stationären Rehabilitationsbehandlungen für Deformierungen der Wirbelsäule und des Rückens und lediglich 1,3 % aller Krankenhausbehandlungen für Wirbelsäulen- und Rückenbeschwerden [9] (Abb. 5.2). Die Zahlen für 2014 unterscheiden sich nur gering.

Mögliche Schlussfolgerungen aus diesen Erhebungen sind:

1. Zunahme der Wirbelsäulendeformierungen und Skoliosen auch nach Wachstumsabschluss, besonders nach dem 50. Lebensjahr.
2. Deutlich weniger Operationen und stationäre Reha-Behandlungen bei Kindern und Jugendlichen als bei Erwachsenen über 50 Lebensjahren.
3. Das mittlere Alter von 20–50 ist relativ stabil, wenige Operationen und Rehas werden durchgeführt.
4. Skoliose, Kyphose und Wirbelsäulendeformierungen machen nur deutlich weniger als 15 % der Wirbelsäulen- und Rückenerkrankungen aus (sind aber wohl ein bedeutender Kofaktor für andere Erkrankungen)!
5. Die Häufung von Progredienz, Leidensdruck und Therapiebedarf im Zeitraum der Pubertät/Adoleszenz sowie um die Menopause und den erwarteten Ruhestand. Wirken sich psychosoziale Belastungen zu diesen Zeiten besonders auf Motorik, Verhalten und Inanspruchnahme aus?

5.4 Funktionalität von Wachstum und Entwicklung

Die Theorien für die Entwicklung von Lebendigem und Krankheit sind nicht neu, der jeweilige Ausdruck ist zeit- und kulturabhängig. Aus dem traditionellen Körper-Geist-Seele-Modell wurde das bio-psycho-soziale Krankheitsmodell; seit Louis Sullivan[1] ist das Prinzip des „form-follows-function" Inhalt und Anliegen der genuinen Orthopädie mit der Bewegung im Zentrum der Betrachtung und als Motor der Entwicklung. Das Kind wird also was es tut – auf der Basis seines Wesens bzw. seiner ihm gegebenen Voraussetzungen. Bereits Andry hat der statisch idealen Mittigkeit die Spielbein-Standbein-Asymmetrie gegenübergestellt, wie dies ab 450 v. Chr. in Griechenland Mode wurde und seither blieb [10] (Abb. 5.3 und 5.4).

Durch einfaches „Anbinden" ans Gerade und Vorgabe einer idealen, geraden Haltung, versuchte man zunächst vom krummen, bequemen Verhalten zum Geraden zu erziehen, mit versteckt gewagtem Hinweis auf das Kulturzwangsmittel Schuh. Über medikomechanische Techniken sollten schon früh die krummen Kinder von außen gerade gezogen bzw. modern gerade gebogen oder geschraubt werden (Orthotomie) (Abb. 5.5). Vielen Ärzten und Therapeuten ist auch heute noch das Paradoxon der re-

1 US-amerikanischer Architekt 1856–1924.

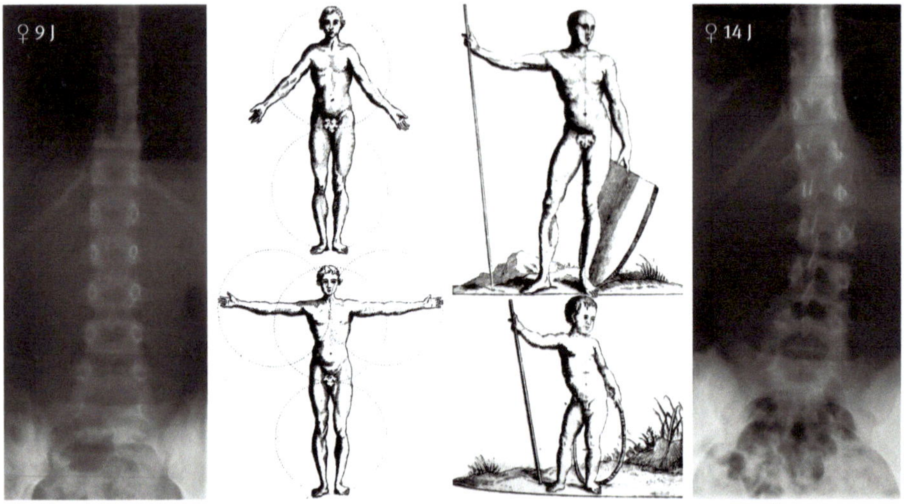

Abb. 5.3: Idiopathische Adoleszentenskoliose (IAS) eines Mädchens, spontane Entwicklung von neun (a) bis vierzehn Jahren (c). Dazwischen (b) die ideale, gerade Statik und das Spielbein-Standbein-Verhalten nach Andry [10].

flektorischen Reaktion der Kinder nicht klar: Das lebendige Kind reagiert grundsätzlich entgegengesetzt zu der von außen einwirkenden Kraft, so lange es Widerstand leisten kann.

5.5 Strukturbildung aus der Bewegung

Bewegung ist Urkörpersprache, Bedeutungscode, Rollenspiel, Ausdruckform. Der ägyptische Pharao war Symbol des kulturellen, gesellschaftlichen und statischen Ideals der zentrierten, aufrechten Mittigkeit. Ab 450 v. Chr. wurde er abgelöst vom Doryphoros mit Aufnahme der Bewegung in das Standbild. Als Gegenpol die laszive Asymmetrie z. B. einer Venus oder Faun-Skulptur mit hinfälliger Fehlstatik. Selbst minimalistische Giacometti-Figuren leben von dieser Gegensätzlichkeit. In Religion, Heilkunde, Ritual und Theater wird das fest gegründete, aufrechte, mit dem Hinterkopf nach oben strebende Verhalten für den Menschen als richtiges und heilsames Verhalten propagiert, im Gegensatz zur krummen, asymmetrischen, exzentrischen, aber „attraktiven" Haltung. Kinder und Jugendliche stehen zwischen diesen Bewegungsangeboten und übernehmen mit Empathie [11], kopierend über Spiegelneurone, meist unbewusst das gefälligste und oft bequemste.

Zentrierte, rhythmische Bewegung ist von der Zelle bis zum Organismus eine *conditio sine qua non*, zu beobachten von der Amöbe bis zur Zellmigration. Von der Bakterie bis zur Ameise entwickelt sich die wesensgerechte Motorik von ungestört bis

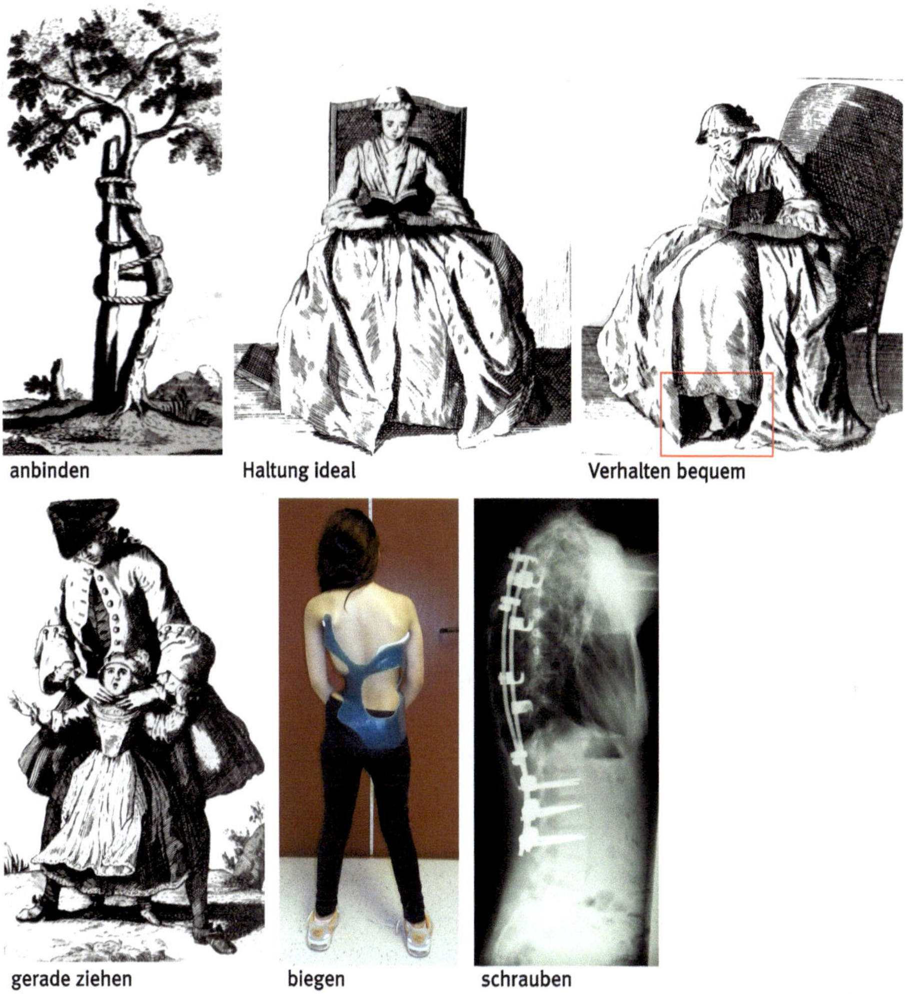

Abb. 5.4: Orthopädietechnische Therapie nach Andry: Anbinden, ein Hinweis auf Kleidung und Schuh als (versteckte) Mittel für Formzwang und gerade ziehen [10]. Zwei modernere Beispiele für biegen und schrauben, „technological fix".

zunehmend modifiziert durch zentralnervöse Prozesse. Auch einfache Vertebraten können sich exzentrische Bewegungsmuster nicht auf Dauer leisten. Bei einseitiger Verkrümmung könnten sie nicht Kurs halten und würden das Gleichgewicht verlieren, besonders bei Aufrichtung. Mit der komplexen Hirnentwicklung beim Primaten wird die regionale sensomotorische Reflexbewegung zunehmend von zentral modifiziert und gesteuert, wobei die moderne Hirnforschung aufgrund von Elektrodenstimulation und PET-Studien die Bedeutung der Stammhirnganglien, besonders der subthalamischen Kerne, für Steuerung und Koordination der Motorik belegt [12].

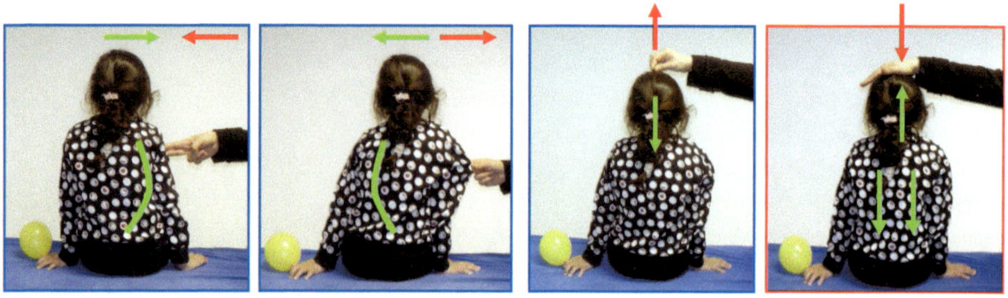

Abb. 5.5: Beispiel für die spontane Reaktion eines gesunden Kindes auf Zug und Druck von außen: Rot erzeugt grünen Gegendruck, roter Zug grünen Gegenzug; grün ist hier auch die jeweils aktivierte Muskelgruppe markiert. Gewohnheitsmäßige Abweichungen des Kopfes und der Wirbelsäule vom Lot belasten einzelne Bewegungssegmente der Wirbelsäule einseitig und führen zu exzentrischen strukturellen Anpassungen. Nur die rechtzeitige, regelmäßige, rhythmische aktive Aufrichtung ins Lot gegen die Schwerkraft (rechtes Bild im roten Rahmen, grünen Pfeile „Ziehharmonika") kann der Fehlentwicklung grundsätzlich entgegenwirken.

Adaptive, psychosoziale und edukative Einflüsse haben hier zunächst ein funktionelles und langfristig wohl auch ein strukturelles Korrelat. Beim Menschen steht die psychosoziale Prägung und Modifikation der Bewegungsmuster im Vordergrund. Je komplexer die Hirnentwicklung, desto mehr wird die primäre Spontanmotorik zentral modifiziert, unbewusst, kulturell und sozial durch Psychomotorik und Gewohnheit.

Von den drei Säulen der klassischen Orthopädie – Hüftluxation, Klumpfuß und Skoliose – wurden zwei in den letzten 30 Jahren durch Frühestdiagnostik und zentrierende funktionelle dynamische Therapiemaßnahmen im Wesentlichen konservativ ausgeheilt, bevor sich schwere strukturelle Veränderungen entwickelten [13] [14]. Bei der idiopathischen Skoliose steht dieser Erfolg noch aus; es sind nicht nur viel mehr Gelenke und muskuloskelettale Funktionseinheiten beteiligt, statische und psychosoziale Faktoren spielen hier eine noch größere Rolle über einen längeren Zeitraum.

Die Entwicklung der Wirbelsäule ist eine permanente Anpassung an Schwingung und Belastung segmentaler Funktionseinheiten. Bereits intrauterin muss sich der Embryo rhythmisch gegen die zentripetal wirkenden Uteruskräfte behaupten und übt damit seine Nacken- und Rückenstrecker. Das frühzeitige, zunehmende Sitzen der Kinder und Jugendlichen ohne wesentliche Bewegung und Reize für Aufrichtung und Krafteinsatz gegen die Schwerkraft führt spätestens ab Einschulung unbemerkt über eine gewohnheitsmäßige Fehlhaltung zu segmentalen Fehlbelastungen und Wachstumsveränderungen oder Aufbaustörungen [15]. Die Notwendigkeit der ständigen rhythmischen Aufrichtung wird vielfach noch ignoriert oder schlichtweg vergessen (Abb. 5.5). Wahrgenommen wird die Fehlhaltung oder Verkrümmung meist erst, wenn bereits Strukturveränderungen eingetreten sind, die dann oft durch direkte Maßnahmen angegangen werden (Krankengymnastik, Schonung, Reha), wodurch paradoxerweise oft das Gegenteil erreicht wird. Ein Kreisel darf und soll gelegentlich zwar in Schwung versetzt werden, muss jedoch dauerhaft alleine zentriert drehen. Jede direkte Einflussnahme von außen stört das genuine Schwingungsverhalten.

5.6 Einflüsse auf die Bewegungsgewohnheiten im Wachstumsalter

Spätestens mit der Aufrichtung ab dem zweiten Lebensjahr steht die Entwicklung der Wirbelsäule unter veränderten physikalischen und psychosozialen Einflüssen und mit Einschulung unter Sach- und Formzwängen, geprägt von guten und schlechten Vorbildern. Wenige Fußballer laufen aufrecht wie der „Kaiser", die meisten buckeln – kräftig oder lahm – immerhin sind sie in Bewegung. Nach einem hoffnungsvollen Start verlieren nicht wenige bei Frust die Haltung. Es fällt schwer, sich nicht nur gelegentlich wieder vorbildlich aufzurichten und dem verführerischen Werbedruck einer „Barbie"-Puppe zu widerstehen. So wie Emotionen Gesicht und Ausdruck über Jahre prägen, so ist auch das Achsenorgan ein lebenslanger, dreidimensionaler Fahrtenschreiber dieser Bewegungen. Natürlich kommt es nach zentriertem Start als Embryo spätestens seit der Geburt auf die prägenden Einflüsse und Vorbilder an. Im Wachstumsalter schlägt die „Schlange K", der Bildschirm, zeitrelevant entscheidend zu, neben Smartphone und pausenloser Animation zu „schrägem" Verhalten [16]. Werbung trifft! Maschine statt natürlicher Bewegung wird kostenpflichtig als heilsam propagiert, die Bewegung verliert durch Uniformität ihre individuelle Bedeutung. Es gilt Kraft und Leistung anstelle von Geschicklichkeit und Verstehen. Snowboard-Schräglage ist für die meisten „geiler" und bequemer, als sich symmetrisch den Rücken übend im Freien den Berg hoch zu schwitzen.

Skoliosen sind bei Kindern mit Migrationshintergrund seltener [17]. Zur Häufigkeit von Skoliosen bei sog. ADHS-Kindern finden sich keine Angaben.

5.7 Zusammenfassung

1. Rechtzeitige konservative und operative Therapie mindert die psychosozialen Nachteile schwerer Wirbelsäulen Deformitäten *(relativ selten).*
2. „Idiopathische" Skoliosen und Deformitäten sind multikausal mit großer psychosozialer Komponente *(relativ häufig).*
3. Frühestmöglich Ursachen wahrnehmen: Funktionelle, psychosoziale und zielführende *Reiz*maßnahmen einleiten, *bevor* irreversible Krümmungen auftreten.
4. Ziel ist ein optimales Körperverständnis und – verhalten in individueller Eigenverantwortung („Ich *bin* mein Körper").
5. Regelmäßige Verlaufskontrollen auch nach Wachstumsabschluss, da nach dem 40. Lebensjahr progredient mit Folgen und Operationen zu rechnen ist.

Literatur

[1] Konieczny MR, Senyurt H, Krauspe R. Epidemiology of adolescent idiopathic scoliosis. J Child Orthop 2013,7,3–9.

[2] Canetti E. Die Blendung. München, Hanser Verlag, 1992.

[3] Hefti F, Hasler C. Wirbelsäule, Rumpf. In: Hefti F (Hrsg) Kinderorthopädie in der Praxis. 3. Auflage, Berlin Heidelberg, Springer Verlag, 2015, Kap. 4, 75–196.

[4] Schlich T. The Technological Fix and the Modern Body: Surgery as a Paradigmatic Case. In: Kalof L, Bynum W, ed. The Cultural History of the Human Body. Vol. 6 „1920-present“. Crozier I, ed. The Age of Change. London, Berg Publishers, 2010, 71–92.

[5] Freidel K. Psychosoziale Belastung bei idiopathischer Skoliose. Berlin, Dissertation.de (Winter-Industries GmbH), 2000.

[6] Danielsson A, Wiklund I, Pehrsson K, Nachemson A. Health-related quality of life in patients with adolescent idiopathic scoliosis: a matched follow-up at least 20 years after treatment with brace or surgery. Eur Spine J 2001,10,278–288.

[7] Payne WK, Ogilvie JW, Resnick MD, KaneRL, Transfeldt EE, Blum RW. Does scoliosis have a psychological impact and does gender make a difference? Spine 1997,22,1380–1384.

[8] Hagen B, Strauch S. Jugendgesundheitsuntersuchung J1. Deutsches Ärzteblatt 2011,108(11),180–186.

[9] Fallpauschalen bezogene Krankenhausstatistik (DRG-Statistik) Operationen und Prozeduren der vollstationären Patientinnen und Patienten in Krankenhäusern 2011/2014. Wiesbaden, Statistisches Bundesamt, 2012/2015.

[10] Andry de Boisregard N. L'Orthopédie ou l'art de prévenir et de corriger dans les enfants les difformitées du corps. Le tout par des moyens a la portée des pères & des mères, & des personnes qui ont des enfants à éléver. Paris, Alix, 1741.

[11] Rousseau JJ. Über den Ursprung der Ungleichheit unter den Menschen (1755). Kurt Weigand (Hrsg) Philosophische Bibliothek Bd 243, Hamburg, Felix Meiner Verlag 1995.

[12] Agid Y. Subconscious man: the basal ganglia as a target for intervention in emotional disorders. Ann Neurol 2013,74(6),920–922.

[13] Graf R. Sonographie der Säuglingshüfte u. therapeut. Konsequenzen, Kompendium, Stuttgart, Thieme Verlag, 2009.

[14] Ponseti IV. Congenital clubfoot. Fundamentals for treatment. Oxford: Oxford University Press, 1996.

[15] Amberger H (Hrsg). Bewegte Schule. Schorndorf Deutschland, Hofmann GmbH & Co. KG, 2000.

[16] Hansraj K. Assessment of stresses in the cervical spine caused by posture and position of the head. Surg Technol Int 2014,25,277–279.

[17] Schenk L, Neuhauser H, Ellert U, Poethko-Müller C, Kleiser C, Mensink G. Kinder- und Jugendgesundheitssurvey (KiGGS) 2003–2006: Kinder und Jugendliche mit Migrationshintergrund in Deutschland. Berlin, Robert-Koch-Institut, 2008.

Ralf Stücker

6 Rückenschmerzen im Kindes- und Jugendalter

Epidemiologische Studien zeigen, dass Rückenschmerzen auch im Kindesalter nicht selten sind und dass sie insbesondere während und nach der Pubertät sogar relativ häufig sind. Rückenschmerzen im Kindesalter treten etwa in 3 % der Drei- bis Sechsjährigen, 7 % der Sieben- bis Zehnjährigen, 18 % aller Elf- bis Dreizehnjährigen und 44 % der Vierzehn- bis Siebzehnjährigen auf; Mädchen geben häufiger als Jungen an, betroffen zu sein [3].

Kosten von etwa 15 Milliarden Euro werden dadurch in Deutschland pro Jahr verursacht (Daten des Statistischen Bundesamtes).

Auf die unterschiedlichen Ursachen des Rückenschmerzes soll im Folgenden eingegangen werden.

Es bietet sich an, Rückenschmerzen bei Kindern unterhalb und oberhalb vom zehnten Lebensjahr separat zu betrachten, da ihre Ursachen in der Regel unterschiedlich sind (Tab. 6.1).

Tab. 6.1: Ursachen von Rückenschmerzen im Kindes- und Jugendalter.

Unter zehn Jahren	Über zehn Jahren
Diszitis	Spondylolyse
Rheuma	Muskuläre Überlastung
Tumore	Bandscheibenvorfall
Nephritis	Morbus Scheuermann
	Rheuma
	Bertolotti-Syndrom
	Psychosomatisch induziert

Rückenschmerzen bei Kindern in den ersten Lebensjahren können auf eine Diszitis hinweisen. Auch Symptome wie Beinschmerzen oder Gehverweigerung werden in solchen Fällen beobachtet. Fieber oder hohe Entzündungsparameter im Blut sind nicht obligat. In einigen Fällen liegt nur eine Erhöhung der Blutsenkungsgeschwindigkeit und nur eine geringe oder keine Erhöhung des C-reaktiven Proteins (CRP) vor. Eine antibiotische Therapie ist regelhaft erforderlich. In einigen Fällen kann eine perkutane oder transpedikuläre Punktion auch zur mikrobiologischen Diagnostik sinnvoll sein. Operationsindikationen sind eine foudroyanter Verlauf, Psoasabszesse oder ein epiduraler Abszess. Auch eine TBC-Spondylitis, die häufig mit einer raschen Destruktion der Wirbelkörper einhergeht, muss in die Differenzialdiagnose einbezogen werden. Chronische Rückenschmerzen in Kombination mit einer entzündlichen Ver-

DOI 10.1515/9783110462685-006

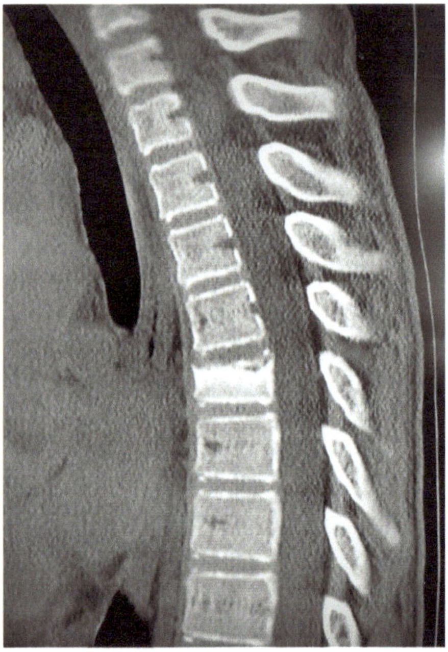

Abb. 6.1: Destruktion der Wirbelkörperdeckplatte ohne wesentliche perivertebrale Weichteilreaktion bei CRMO.

änderung an den Wirbelkörpern ohne ausgedehnte perivertebrale Entzündungszeichen müssen an eine chronisch rekurrierende multifokale Osteomyelitis (CRMO) denken lassen (Abb. 6.1). Insbesondere Schmerzen im Bereich anderer Skelettabschnitte oder Manifestationen an weiteren Wirbelkörpern bestätigen die Verdachtsdiagnose.

An eine Ausstrahlung aus dem Nierenlager in den Rücken bei Vorliegen einer Nephritis oder auch an eine tumoröse oder rheumatologische Genese muss in diesem Lebensalter ebenfalls gedacht werden.

Oberhalb des zehnten Lebensjahres sind Rückenschmerzen deutlich häufiger. Belastungsabhängige Beschwerden in Kombination mit einem lokalisierten Druckschmerz über L5 sowie einem Reklinationsschmerz müssen an eine Spondylolyse oder Spondylolisthesis denken lassen. Eine Röntgenuntersuchung ist nicht in jedem Fall ausreichend aussagekräftig, sodass vielfach ein MRT, gelegentlich auch einmal ein CT erforderlich werden kann. In einer kürzlich erschienenen Arbeit [4] hatten immerhin 40 % aller Jugendlichen, die sportlich aktiv waren und länger als 14 Tage Rückenschmerzen hatten, eine Spondylolyse.

Bei durch Spondylolyse oder Spondylolisthesis hervorgerufenen Schmerzen kann zunächst konservativ durch Sportbefreiung, Krankengymnastik oder ggf. auch eine medikamentöse Therapie Symptomfreiheit erzielt werden. Liegt eine beginnende Spondylolyse vor, ist das Röntgenbild unauffällig, das MRT zeigt jedoch ein Ödem in der Bogenwurzel. In solchen Fällen kann durch eine Korsettbehandlung für drei Monate eine manifeste Spondylolyse verhindert werden [2]. In bereits etablierten Fällen einer Spondylolyse führt ein entlordosierendes Korsett für die Dauer von drei Mona-

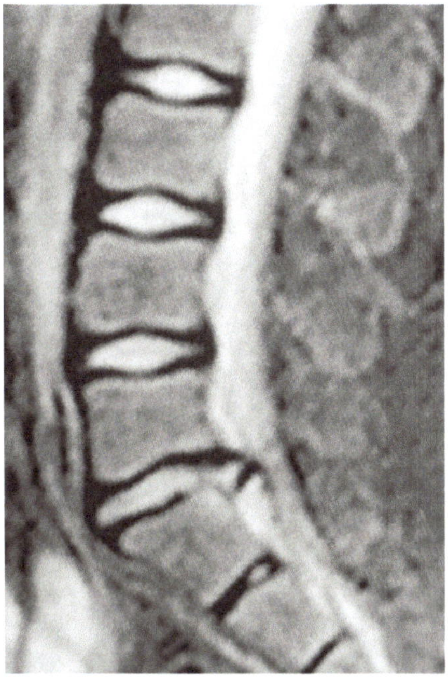

Abb. 6.2: Apophysenabriss der hinteren Deckplatte des SWK1 mit erheblicher Raumforderung innerhalb des Spinalkanals.

ten meistens zur Beseitigung der Symptome. Ist auch dadurch eine Schmerzbefreiung nicht zu erzielen, kann eine Operation im Sinne eines Spondylolyse-Repairs oder eine monosegmentale Spondylodese erforderlich werden.

Auch Bandscheibenvorfälle kommen im Jugendalter vor. Neurologische Komplikationen sind jedoch selten, da der Spinalkanal relativ weit und noch nicht eingeengt ist wie bei einem Erwachsenen. Schmerzsymptome sind jedoch vorhanden, und auch eine Hüft-Lenden-Strecksteife mit erheblicher Bewegungseinschränkung wird beobachtet. Differenzialdiagnostisch muss ein traumatischer Apophysenabriss in Erwägung gezogen werden. Die klinischen Symptome sind die gleichen wie bei einem Bandscheibenvorfall. Es sind häufig Jungen betroffen. Risikosportarten sind z. B. Gymnastik, Gewichtheben oder Ringen, also Sportarten, bei denen erhebliche Torsionskräfte auf die Bewegungssegmente der unteren Lendenwirbelsäule einwirken. Die Prognose ist dabei anders als beim Bandscheibenvorfall, weil sich das knöchern-knorpelige Fragment nicht resorbiert und häufig eine Spinalkanalstenose bewirkt. Die Apophyse ist gewöhnlich zwischen dem 13. und 17. Lebensjahr sichtbar. Der Abriss ist im Röntgenbild jedoch kaum sichtbar. Ein MRT oder eine CT ergibt jedoch eindeutig die Diagnose (Abb. 6.2). Bei persistierenden Beschwerden im Sinne einer Spinalkanalstenose muss eine operative Dekompression erfolgen.

Rückenschmerzen können auch durch einen Morbus Scheuermann ausgelöst werden. Der Morbus Scheuermann resultiert aus einer Wachstumsstörung der Ringapophysen im Bereich der vorderen Säule. Die Manifestation im Bereich der Brustwir-

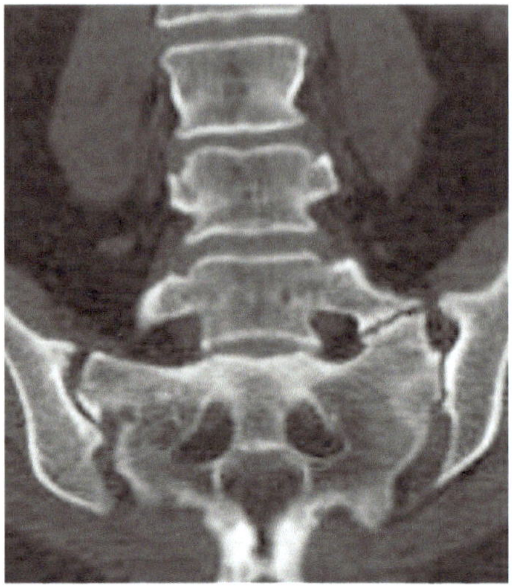

Abb. 6.3: Bertolotti-Syndrom mit Pseudarthrose zwischen Dornfortsatz L5 und Sakrum.

belsäule geht regelhaft mit einer ausgeprägten Kyphose einher. Klinische Hinweiszeichen für eine Erkrankung im Bereich der Lendenwirbelsäule sind eine Entlordosierung und eine Schmerzverstärkung durch Inklination. Die radiologische Diagnose ist meistens nicht schwierig. Therapeutisch kann im Bereich der BWS neben einer krankengymnastischen Behandlung auch eine Korsettbehandlung vorgenommen werden, wenn noch ein genügendes Restwachstum von mindestens zwei Jahren zu erwarten ist. Eine Drei-Punkte-Abstützung soll dabei die vordere Säule der Brustwirbelsäule entlasten und eine weitere Kyphosierung verhindern. An der Lendenwirbelsäule kann die Ausheilung durch ein lordosierendes Korsett unterstützt und auch die Schmerzsymptomatik nachhaltig günstig beeinflusst werden.

Wenig bekannt ist das sog. Bertolotti-Syndrom. Dabei handelt es sich um eine Assimilationsstörung zwischen dem fünften Lendenwirbel und dem Kreuzbein (Abb. 6.3). Einseitig liegt eine komplette oder inkomplette Fusion des Querfortsatzes mit dem Os sacrum vor. Radiologisch lässt sich diese Störung gut darstellen. Im MRT können eine Pseudarthrose und die Umgebungsreaktionen sehr gut dargestellt werden. Therapeutisch ist eine lokale Injektion mit einem Kortikoid häufig sehr erfolgreich, und Resektionen der Pseudarthrose oder Fusionsoperationen sind im Kindes- und Jugendalter selten erforderlich.

Das Gewicht von Schulranzen scheint in allen Altersgruppen die Inzidenz von Rückenschmerzen nicht zu beeinflussen [1], während das Körpergewicht bzw. ein erhöhter Body-Mass-Index (BMI) mit einer höheren Inzidenz von Rückenschmerzen im Kindes- und Jugendalter korreliert [5].

Psychosomatische Ursachen für Rückenschmerzen müssen jedoch insbesondere bei Teenagern auch bedacht werden. In nahezu 50 % gibt es dabei eine familiäre Anamnese.

Zusammenfassend sollten Rückenschmerzen bei Kindern unterhalb des zehnten Lebensjahres in jedem Fall ernst genommen werden, und eine intensive Abklärung der Beschwerden sollte vorgenommen werden. Bei kleinen Kindern sollte an eine Diszitis gedacht werden, auch wenn die Allgemeinsymptome nicht sehr ausgeprägt sind. Bei Jugendlichen mit Schmerzen im Bereich des lumbosakralen Übergangss muss neben einer Spondylolyse, einer Spondylolisthesis und einem Bandscheibenvorfall auch an ein Bertolotti-Syndrom gedacht werden.

Literatur

[1] Aprile I, Di Stasio E, Vincenzi MT, Arezzo MF, De Santis F, Mosca R, Briani C, Di Sipio E, Germanotta M, Padua L. The relationship between back pain and schoolbag use: a cross-sectional study of 5,318 Italian students. Spine J 2016,16(6),748–755.

[2] Cohen E, Stuecker RD. Magnetic resonance imaging in diagnosis and follow-up of impending spondylolysis in children and adolescents: early treatment may prevent pars defects. J Pediatr Orthop B 2005,14(2),63–67.

[3] Du Y, Knopf H, Zhuang W, Ellert U. Pain perceived in a national community sample of German children and adolescents. Eur J Pain 2011,15(6),649–657.

[4] Nitta A, Sakai T, Goda Y, Takata Y, Higashino K, Sakamaki T, Sairyo K. Prevalence of Symptomatic Lumbar Spondylolysis in Pediatric Patients. Orthopedics 2016,39(3),434–437.

[5] Sano A, Hirano T, Watanabe K, Endo N, Ito T, Tanabe N. Body mass index is associated with low back pain in childhood and adolescence: a birth cohort study with a 6-year follow-up in Niigata City, Japan. Eur Spine J 2015,24(3),474–481.

Kiril Mladenov

7 Early-Onset-Skoliose – Begriffsdefinition, Ätiologie, Differenzialdiagnose, Prognose

7.1 Begriffsdefinition

Mit dem Begriff „early onset“ bezeichnet man jede strukturelle Skoliose erstmanifestiert bei Kindern jünger als zehn Jahre [1]. Die Definition wurde auf internationaler Ebene akzeptiert und im Jahre 2015 im „Consens Statement“ der Arbeitsgruppe der Scoliosis Research Society (SRS) veröffentlicht [2]. Grund für die Aufteilung nach Early-Onset- und Late-Onset-Skoliosen und die Festsetzung der Altersgrenze von zehn Jahren sind die aktuellen Erkenntnisse über die Zusammenhänge zwischen Wirbelsäulendeformität, Thoraxwachstum und Lungenentwicklung und die vorliegende Evidenz, dass frühkindliche Skoliosen mit einer relevanten Thoraxdeformierung und Einschränkung des Thorax- und Lungenwachstums einhergehen. Als Folge entsteht eine extrapulmonale Restriktion, es entwickeln sich irreversible substanzielle Veränderungen des Lungengewebes in Form einer pulmonalen Hypoplasie [3]. Diese klinische Entität ist als Thorax-Insuffizienz-Syndrom bezeichnet und entspricht der Unfähigkeit des Brustkorbs eine regelrechte Atemfunktion und/oder Lungenentwicklung zu gewährleisten [4]. Die klinische Bedeutung unbehandelter Early-Onset-Skoliosen (EOS) wurde in Langzeitstudien erkannt. In diesem Patientenkollektiv wurde ein deutlich erhöhtes Risiko für restriktive Ateminsuffizienz, eine signifikant eingeschränkte Lebenserwartung jenseits des 50. Lebensjahrs und eine dreifach höhere Mortalität verglichen mit der Normalbevölkerung beobachtet [5].

Die Wahl einer Altersgrenze von zehn Jahren ist auch aus der Perspektive der operativen Strategie sinnvoll. Die Behandlungsmethoden in der Altersgruppe unter zehn Jahren basieren überwiegend auf wachstumserhaltenden Techniken und die Verwendung von Growth-friendly-Implantaten [6]. In der englischsprachigen Literatur ist nicht präzise definiert ob die Aufteilung nach Early-Onset- und Late-Onset-Skoliosen auf dem chronologischen oder biologischen Alter basiert. Da das chronologische Alter insbesondere im Alterssegment um das zehnte Lebensjahr relativ stark vom biologischen Alter abweichen kann, soll das Knochenalter als Referenz genommen werden. Zur Bestimmung des Skelettalters eignet sich am besten die Tanner-Whitehouse 3-RUS-Methode [7].

DOI 10.1515/9783110462685-007

7.2 Ätiologie

Ursächlich unterscheidet man folgende Gruppen von EOS:
- *Idiopathisch* – die Ursache ist unklar.
- *Kongenital* – die Skoliose ist anlagebedingt und entsteht durch eine strukturelle Wirbelfehlbildung aufgrund intrauterinen Formations- oder Segmentationsstörung der Wirbelsomiten. Eine besondere Form ist die Assoziation mit Rippenanomalien im Sinne von Rippensynostosen oder Rippenaplasien, die eine zusätzliche Thoraxdeformierung und pulmonale Restriktion hervorrufen (volume depletion deformity).
- *Thorakogen* – der Begriff bezeichnet Skoliosen verursacht durch isolierte angeborene Rippensynostosen ohne Wirbelfehlbildung oder iatrogen entstandene als Folge ossärer oder fibröser Verwachsungen des Intercostalraums nach Thorakotomien.
- *Neuromuskulär* – die Ursache ist eine primäre Dysfunktion des Nervensystems (neuropathisch) oder der Muskulatur (myopathisch).
- *Syndromal* – syndromale Erkrankungen häufig assoziiert mit EOS sind Neurofibromatose Typ 1 (NF I), Marfan-Syndrom, Prader-Willi-Syndrom und ein Großteil der Skelettdysplasien.

7.3 Differenzialdiagnose

Grundliegend für die Diagnose einer EOS ist die klinische Untersuchung am komplett ausgekleideten Kind. Außer Krümmungslokalisation, Ausprägung und Flexibilität sollen auch Parameter wie Thoraxform und Atembeweglichkeit sowie Lotabweichung des Rumpfes in der Koronarebene, sagittales Profil, Beckenorientierung, Kopfkontrolle und Gleichgewichtswahrnehmung untersucht werden. Die Haut soll nach Café-au-lait-Flecken und nach kutanen Stigmata für eine okkulte Dysraphie inspiziert werden. Die Diagnose idiopathische EOS ist eine Ausschlussdiagnose, eine ausführliche neurologische Untersuchung ist unabdingbar. Selbst geringe Auffälligkeiten oder Reflexasymmetrien erfordern eine weiterführende Diagnostik. Die bildgebende Diagnostik beinhaltet Nativröntgenaufnahmen der Gesamtwirbelsäule in zwei Ebenen im Stand bei frei gehfähigen Patienten und im Sitzen bei nicht gehfähigen. Gestückelte oder Teilaufnahmen sowie Aufnahmen im Liegen sind ohne Aussagekraft und daher nicht brauchbar.

Unter den weiterführenden bildgebenden Verfahren steht das MRT an erster Stelle zum Ausschluss begleitender oder ursächlicher intraspinaler Anomalien.

Verglichen mit Adoleszentenskoliosen sind EOS viel häufiger nicht idiopathischer Genese. Selbst bei unauffälligem neurologischen Befund wurden in ca. 20 % der Fälle mit EOS intraspinale Anomalien beobachtet [8, 9]. Eine MRT-Evaluierung der Gesamtneuroachse vom Hirnstamm bis zur Sakrumspitze ist für Krümmungen > 20° bei nachgewiesener Progredienz oder neurologischen Auffälligkeiten obligat [10].

7.4 Skolioseformen und Prognose

7.4.1 Idiopathische Early-Onset-Skoliose

Bei der idiopathischen EOS sind Jungen häufiger betroffen als Mädchen. Die Krümmung ist in ca. 90 % der Fälle linkskonvex, der Apex ist typischerweise im thorakolumbalen Übergang lokalisiert. In den meisten Fällen befinden sich begleitende Skelettanomalien. Die häufigsten davon sind Plagiozephalie und Hüftgelenksdysplasie [11]. Diese Beobachtungen untermauern die mechanische Hypothese für die Entstehung der idiopathischen EOS.

Je nach Spontanverlauf unterscheiden sich zwei Formen der idiopathischen EOS:
- Typ I – nicht progrediente, benigne Form – die Krümmung bildet sich spontan zurück.
- Typ II – progrediente Form – die Skoliose nimmt stetig zu, in ca. 50 % der Fälle ist eine operative Versorgung in der ersten Lebensdekade erforderlich.

Kinder mit der benignen Form sind typischerweise jünger zum Zeitpunkt der Erstdiagnose und haben eine einzige milde Krümmung. Dagegen sind Kinder mit der progredienten Form älter bei der Erstdiagnose (ED) und weisen eine stärker ausgeprägte Doppelkrümmung auf. Zwei wichtige radiologische Parameter mit prognostischer Aussagekraft sind der „rib vertebral angle difference" (RVAD) und die „rib phase" (Rippenüberlappungszeichen) [12].

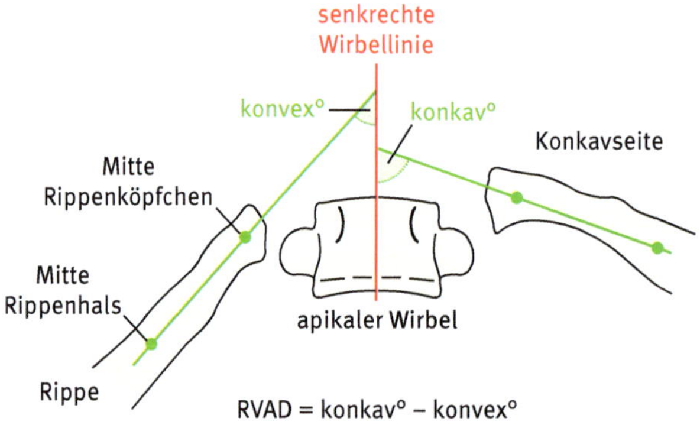

Abb. 7.1: Rib vertebral angle difference (RVAD). Der RVA wird auf Höhe des apikalen Wirbels zwischen der senkrechten Wirbellinie und der Rippenlängsachse (Mitte Rippenkopf/Mitte Rippenhals) gemessen. Die Differenz zwischen Konkav- und Konvexseite bezeichnet der RVAD.

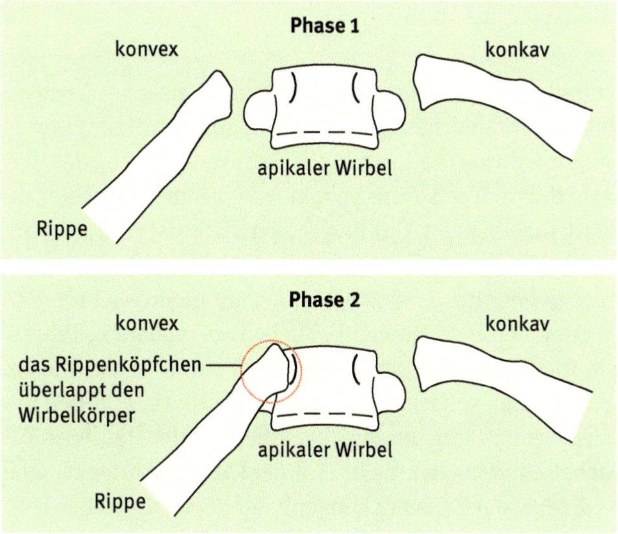

Abb. 7.2: Der Rippenüberlappungsindex wird konvexseitig auf Höhe des apikalen Wirbels bestimmt. In Phase 1 liegt das Rippenköpfchen seitlich der lateralen Wirbelkörperwand. Rippenköpfchen und Wirbelkörper projizieren sich übereinander (überlappen) in der anterior-posterioren Aufnahme in Phase 2.

Tab. 7.1: Charakteristische Merkmale der idiopathischen Early-Onset-Skoliosen.

Verlauf	Typ I, benigne Rückbildung	Typ II, progredient Zunahme 5–10° pro Jahr
Pubertäres Rebound	Nein	Rasche Progredienz
Alter ED (Monate)	< 6	> 12
Krümmungsart	Single	Double
Cobb° (ED)	< 40	> 40
RVAD < 20°	91 %	18 %
Rib phase	1	2

Krümmungen mit RVAD von weniger als 20° und negativen Rippenüberlappungszeichen (Phase 1) haben eine 90%ige Wahrscheinlichkeit für eine spontane Rückbildung. Dagegen sind Krümmungen mit RVAD von mehr als 21° und einem positiven Rippenüberlappungszeichen (Phase 2) in etwa 85 % der Fälle progredient.

Die RVAD-Messung und das Rippenüberlappungszeichen sind in Abb. 7.1 und 7.2 beschrieben. Die charakteristischen Merkmale beider EOS-Formen und die Parameter mit prognostischer Bedeutung sind in Tab. 7.1 zusammengefasst.

7.4.2 Kongenitale Early-Onset-Skoliose

Die Krümmungen sind strukturell und entstehen aufgrund Formations- oder Segmentationsstörungen. Die Fehlbildungen sind häufig kombiniert und sehr komplex. Es besteht nicht nur eine Fehlstellung durch die strukturelle Formveränderung der Wirbel, sondern auch eine anlagebedingte Wachstumsasymmetrie, die im Verlauf eine rasche Krümmungszunahme verursachen kann. Das Progredienzrisiko ist vom morphologischen Aspekt der Anomalie abhängig und variiert zwischen 1° und 10° pro Jahr. Nicht segmentierte und semisegmentierte Halbwirbel haben ein niedriges Progredienzrisiko von 1–2° pro Jahr, vollsegmentierte Halbwirbel haben ein moderates Progredienzrisiko von 3–5° pro Jahr. Die höchste Progredienzneigung von 6–10° wurde bei Krümmungen – verursacht durch einen vollsegmentierten Halbwirbel kombiniert mit kontralateraler Segmentationsstörung (knöcherner Bar) – beobachtet [13]. Eine Zunahme der Krümmung in Wachstumszeiten wurde in 75 % der Fälle beschrieben, eine operative Behandlung ist in ca. 50 % der Fälle mit kongenitaler EOS erforderlich [14].

7.4.3 Thorakogene Early-Onset-Skoliose

Isolierte Rippensynostosen ohne Wirbelanomalien sind eine sehr seltene Entität [15]. Nur sehr ausgeprägte Formen mit multiplen Rippensynostosen haben das Potenzial, eine relevante Verminderung des Thoraxvolumens zu verursachen. Eine Expansionsthorakoplastik ist nur bei drohendem Thorax-Insuffizienz-Syndroms indiziert. Eine iatrogene, thorakogene Skoliose nach stattgehabter posterolateraler Thorakotomie im Säuglingsalter wurde mit einer Häufung von 22–55 % beschrieben. Die kritische Zeit für eine Skolioseentwicklung sind die ersten drei Lebensjahre. Die Krümmungen sind milde ausgeprägt (< 20°) und selten therapiebedürftig [16, 17].

7.4.4 Neuromuskuläre Early-Onset-Skoliose

Neuromuskuläre EOS sind in der Regel progredient. Für das Progredienzrisiko spielt neben der Grunderkrankung auch die Ausprägung der Skoliose bei der Erstdiagnose eine entscheidende Rolle. Die Faustregel hier ist, umso schwerer die Behinderung und ausgeprägter der Ausgangs-Cobb-Winkel, desto größer das Progredienzrisiko. Das Risiko für die Entwicklung einer relevanten, korrekturbedürftigen Skoliose liegt bei Patienten mit Muskeldystrophie des Typs Duchenne, Spinale Muskelatrophie (SMA) Typ 2 und Spina Bifida mit hochthorakalen Lähmungsniveau bei nahezu 100 % [18–21]. Die

Skolioseinzidenz je nach zugrunde liegender neuromuskulärer Krankheit ist in Tab.7.2 dargestellt. Nichtoperative Maßnahmen (wie z. B. Korsett) bei neuromuskulären EOS haben sich als nicht effizient erwiesen und führen zu einer zusätzlichen Beeinträchtigung der Atemfunktion. Goldstandard der Therapie ist die operative Korrektur mittels eines mitwachsenden Systems.

7.4.5 Syndromale Early-Onset-Skoliose

Die Gruppe der syndromalen EOS ist sehr heterogen. Meistens sind mehrere Organsysteme betroffen und es liegen multiple Komorbiditäten vor. Diese sollen im Vorfeld der Operation ausführlich abgeklärt werden, um perioperative Risiken zu minimieren. Die Therapiestrategie soll individuell nach den Bedürfnissen des Patienten erarbeitet werden. Die Korrektur der Wirbelsäulendeformität muss in das komplexe Gesamtbehandlungskonzept integriert werden. Eine enge interdisziplinäre Zusammenarbeit und entsprechende hochspezialisierte Infrastruktur sind unabdingbar. Syndromale Patienten haben eine signifikant höhere perioperative Morbidität. Typische Probleme sind kardiopulmonale Komplikationen, Blutungsneigung und postoperative Wundinfekte. Die ossären Strukturen sind dysplastisch, die Deformitäten ausgeprägt und nicht selten „exotisch", deshalb werden in diesem Patientenkollektiv Pseudarthrosen und Osteosyntheseversagen viel häufiger beobachtet. Die Operationsindikation sollte erst nach sehr kritischer Abwägung des Nutzen-Risiko-Verhältnisses gestellt werden.

Syndrome, die häufig mit Skoliose assoziiert sind, und ihre Besonderheiten bzw. Skolioseprävalenz sind in Tab. 7.3 aufgelistet.

Tab. 7.2: Inzidenz der Skoliose je nach zugrunde liegender Krankheit und Subgruppe.

Diagnose	Subgruppe	Inzidenz Skoliose in %
Zerebralparese (CP)	GMFCS I, II, III	< 25
	GMFCS IV, V	> 50
Spinale Muskelatrophie	Typ 2	100
	Typ 3	30
Friedreich Ataxie		80
Muskeldystrophie des Typs Duchenne		90
MMC	Hoch thorakal	100
	Thorakolumbal	50
	Sakral	20

Tab. 7.3: Syndromassoziierte Skoliosen, Besonderheiten und Skolioseprävalenz.

Sydrom	Besonderheiten	% Skoliose
Jarcho-Levin	Thoraxhypoplasie, Thorax-Insuffizienz-Syndrom	
Rett	Skolioseentwicklung ab dem fünften Lebensjahr	65
Marfan [23]	Kardiologische Probleme, Blutungsneigung, höheres Infektrisiko	50
NF I [24]	Dysplastische knöcherne Strukturen, rigide Krümmungen	62
Prader-Willi-Syndrom [25]		75
Conradi-Hühnermann	Hohes Pseudarthroserisiko	75

Literatur

[1] El-Hawary R, Akbarnia B. Early onset scoliosis-time for consensus. Spine Deform 2015,2,105–106.

[2] Skaggs DL, Guillaume T, El-Hawary R, Emans J, Mendelow M, Smith J, and the Members of the SRS Growing Spine Committee. Consensus Statement. Spine Deform 2015,2,107.

[3] Karol LA, Johnston C, Mladenov K, Schochet P, Walters P, Browne RH. Pulmonary function following early thoracic fusion in non-neuromuscular scoliosis. J Bone Joint Surg Am 2008,90(6),1272–1281.

[4] Campbell RM Jr, Smith MD, Mayes TC, Mangos JA, Willey-Courand DB, Kose N, Pinero RF, Alder ME, Duong HL, Surber JL.The characteristics of thoracic insufficiency syndrome associated with fused ribs and congenital scoliosis. J Bone Joint Surg Am 2003,85-A(3),399–408.

[5] Pehrsson K, Larsson S, Oden A, Nachemson A. Long-term follow-up of patients with untreated scoliosis. A study of mortality, causes of death, and symptoms. Spine (Phila Pa 1976) 1992,17(9),1091–1096.

[6] Skaggs DL, Akbarnia BA, Flynn JM et al. Classification of growth friendly spine implants. J Pediatr Orthop 2014,34,260–274.

[7] Tanner J1, Oshman D, Bahhage F, Healy M. Tanner-Whitehouse bone age reference values for North American children. J Pediatr 1997,131,34–40.

[8] Pahys JM, Samdani AF, Betz RR. Intraspinal anomalies in infantile idiopathic scoliosis: prevalence and role of magnetic resonance imaging. Spine (Phila Pa 1976) 2009,34(12),E434–E438.

[9] Dobbs MB, Lenke LG, Szymanski DA, Morcuende JA, Weinstein SL, Bridwell KH, Sponseller PD. Prevalence of neural axis abnormalities in patients with infantile idiopathic scoliosis. J Bone Joint Surg Am 2002,84-A(12),2230–2234.

[10] Gupta P, Lenke LG, Bridwell KH. Incidence of neural axis abnormalities in infantile and juvenile patients with spinal deformity. Is a magnetic resonance image screening necessary? Spine (Phila Pa 1976) 1998,23(2),206–210.

[11] Wynne-Davies R. Familial (idiopathic) scoliosis. A family survey. J Bone Joint Surg Br 1968,50(1),24–30.

[12] Mehta MH. The rib-vertebra angle in the early diagnosis between resolving and progressive infantile scoliosis. J Bone Joint Surg Br 1972,54(2),230–243.

[13] McMaster MJ, Ohtsuka K. The natural history of congenital scoliosis. A study of two hundred and fifty-one patients. J Bone Joint Surg Am 1982,64(8),1128–1147.

[14] Marks DS, Qaimkhani SA. The natural history of congenital scoliosis and kyphosis. Spine (Phila Pa 1976) 2009,34(17),1751–1755.

[15] Merks JH, Smets AM, Van Rijn RR, Kobes J, Caron HN, Maas M, Hennekam RC. Prevalence of rib anomalies in normal Caucasian children and childhood cancer patients. Eur J Med Genet 2005,48(2),113–129.
[16] Roclawski M, Sabiniewicz R, Potaz P, Smoczynski A, Pankowski R, Mazurek T, Daibo B. Scoliosis in patients with aortic coarctation and patent ductus arteriosus: does standard posterolateral thoracotomy play a role in the development of the lateral curve of the spine? Pediatr Cardiol 2009,30(7),941–945.
[17] Van Biezen FC, Bakx PA, De Villeneuve VH, Hop WC. Scoliosis in children after thoracotomy for aortic coarctation. J Bone Joint Surg Am 1993,75(4),514–518.
[18] Persson-Bunke M, Hägglund G, Lauge-Pedersen H, Wagner P, Westbrom L. Scoliosis in a total population of children with cerebral palsy. Spine 2012,20,37(12), E, 708–713.
[19] Saito N, Ebara S, Ohotsuka K, Kumeta H, Takaoka K. Natural history of scoliosis in spastic cerebral palsy. Lancet 1998,351(9117),1687–1692.
[20] Müller EB, Nordwall A. (Prevalence of Scoliosis in children with myelomeningocele in western Sweden. Spine 1992,17(9),1097–1102.
[21] Trivedi, Thomson JD, Slakey JB, Banta JV, Jones PW. Clinical and radiographic pedictors of scoliosis in patients with myelomeningocelle. JBJS 2002,84-A(8),1389–1394.
[22] Levy BJ, Schulz JF, Fornari ED, Wollowick AL. Complications associated with surgical repair of syndromic scoliosis. Scoliosis 2015,10,14.
[23] Sponseller PD, Hobbs W, Riley LH 3rd, Pyeritz RE The thoracolumbar spine in Marfan syndrome. J Bone Joint Surg Am 1995,77,867–876.
[24] Tsirikos AI, Saifuddin A, Noordeen H. Spinal deformity in neurofibromatosis type-1: diagnosis and treatment. Eur Spine J 2005,14,427–439.
[25] Odent T, Accadbled F, Koureas G, Cournot M, Moine A, Diene G, et al. Scoliosis in patients with Prader-Willi Syndrome. Pediatrics 2008,122(2),499–503.

Markus R. Konieczny, Rüdiger Krauspe

8 Fehlbildungen der Wirbelsäule

8.1 Einleitung

Fehlbildungen der Wirbelsäule sind insgesamt seltene Erkrankungen, welche jedoch schon bei Menschen nachgewiesen wurden, die bereits vor Tausenden von Jahren lebten. Gerszten [1] untersuchte 703 mehr als 8.000 Jahre alte Mumien aus Nordchile und Südperu und fand in einigen Kulturgebieten in 70 % der Mumien eine Spina bifida. Interessanterweise fand die Arbeitsgruppe bei Mumien, bei denen in Gräbern Grabbeigaben gefunden wurden, die sie eindeutig zu Lebzeiten als Schamanen kennzeichneten, einen großen Anteil an Skeletten mit Spina bifida (92 %). Es wird beschrieben, dass auffällige Haarbüschel am unteren Rücken, ein Befund, der sich typischerweise bei Spina bifida zeigt, als Berufung zum Schamanen gesehen wurde.

Er fand in diesem Kollektiv nur einen Fall von einer kongenitalen Skoliose bei der Leiche eines etwa sechsjährigen Kindes.

Weber [2] fand in Gräbern aus dem sechsten bis achten Jahrhundert n. Chr. bei fünf von 185 untersuchten Lendenwirbelsäulen (2,1 %) eine Spina bifida auf Höhe des fünften Lendenwirbels. Von den 54 untersuchten Kreuzbeinen fand sich bei zehn (18,5 %) eine Spina bifida. An kongenitalen Fehlbildungen fand sich in dieser Untersuchung [2] nur bei einer von 185 Lendenwirbelsäulen ein Schmetterlingswirbel.

Eine Spina bifida ist in modernen Gesellschaften deutlich seltener, u. a. aufgrund des durchschlagenden Erfolges der Folsäuresubstitution bei Schwangeren: Williams [3] wies in den USA vor Beginn der Anreicherung von Getreide mit Folsäure einen Folsäuremangel bei 30 % der Bevölkerung nach. Nach Reduktion dieser Rate auf unter 1 % durch systematischen Zusatz von Folsäure zu Getreide konnte in seiner Untersuchung die Rate von Anenzephalie und Spina bifida um 35 % gesenkt werden.

Kongenitale Fehlbildungen finden sich hingegen in der heutigen Zeit häufiger als in der Vorzeit. Es wird postuliert [1], dass kindliche Leichname aufgrund der noch nicht abgeschlossenen Ossifikation nicht so gut erhalten blieben wie Skelette von Erwachsenen. Deshalb wird eine hohe Sterblichkeit, meist schon im frühen Kindesalter, bei Menschen mit Fehlbildungen des Achsorgans in der Vorzeit angenommen, da keine Erwachsenenskelette mit solchen Fehlbildungen entdeckt wurden. Diese hohe Sterblichkeitsrate ist insofern plausibel, als heute bekannt ist, dass Menschen mit angeborenen Fehlbildungen der Wirbelsäule auch eine hohe Rate an intraspinalen Anomalien und weitere Fehlbildungen an anderen Organsystemen (u. a. kardial) haben [4–8].

DOI 10.1515/9783110462685-008

Wir können heute die Inzidenz von Fehlbildungen durch Vorsorge senken, speziell durch Ausgleich eines Folsäuremangels bei Schwangeren [3]. Bei Kindern mit Fehlbildungen wird heute durch die Behandlung sowohl die Lebenszeit als auch die Lebensqualität entscheidend positiv beeinflusst.

Voraussetzung dafür ist die Kenntnis der verschiedenen Fehlbildungen, ihrer Besonderheiten und des natürlichen Verlaufes. Wir werden in diesem Kapitel einen Überblick über das komplexe und heterogene Themengebiet präsentieren, der eben diese Kenntnisse näherbringen soll.

8.2 Formation und Segmentation

Die inkomplette Entwicklung eines Wirbelköpers entsteht durch einen Fehler in der Formation, beispielsweise mit Entwicklung eines Halb- oder Schmetterlingswirbels. Ein Fehler in der Segmentation führt zu einer pathologischen „Trennung" der Wirbelkörper in der Entwicklung der Wirbelsäule. Blockwirbel ohne Bandscheibenmaterial zwischen den Wirbelköpern sind die Folge. Es gibt des Weiteren noch Mixformen, also paralleles Vorliegen von Segmentations- und Formationsfehlern [9].

Als ursächlich für diese Störungen wurden genetische Faktoren identifiziert [10], aber auch durch toxische Umwelteinflüsse können diese Fehlbildungen induziert werden [11]. Paired-box-Gene (Pax-Gene) sind Transkriptionsfaktoren mit jeweils gewebespezifischen Untertypen. Punktmutationen auf dem Pax 1-Gen wirken sich v. a. mit Fehlbildungen in der unteren BWS und der LWS aus. Es finden sich unterschiedliche Graduierungen von fehlenden Bandscheiben und resultierenden Segmentationsstörungen, Wirbelkörperfehlbildungen (Formationsstörungen) und fehlenden oder verkürzten Rippen und Querfortsätzen. Die dorsalen Strukturen sind nicht von diesen Fehlbildungen betroffen [12]. Eine Mutation des Pax 3-Gens führt zur Spina bifida und Exenzephalie [13]. Wingless int-1 (Wnt) sind Signalmoleküle, durch welche vor allem in der Entwicklungsphase die Kommunikation von Zelle zu Zelle erfolgt. Wnt-exprimierende Zellen im dorsalen Neuralrohr beeinflussen die Expression von Pax 1 und Pax 3 [14].

Im Laufe der Embryonalentwicklung wies Wallin [12] Pax 1-RNA 8,5 Tage nach Konzeption (post conceptionem) erstmals im Zusammenhang mit der Entwicklung der Sklerotome aus den Somiten nach . Nachdem Pax 1 zunächst gleichmäßig in allen Sklerotomzellen nachgewiesen werden kann, konzentriert es sich etwa ab 12,5 Tagen post conceptionem in den Anlagen der Bandscheiben. In Gewebe, welches im Verlauf zu Bindegewebe um die Spinalnerven differenziert, ist bis zu 14,5 Tagen post conceptionem Pax 1 stark nachweisbar. Bei neugeborenen Mäusen ist nur im ventralen Anteil des Anulus fibrosus noch Restaktivität von Pax 1 nachweisbar.

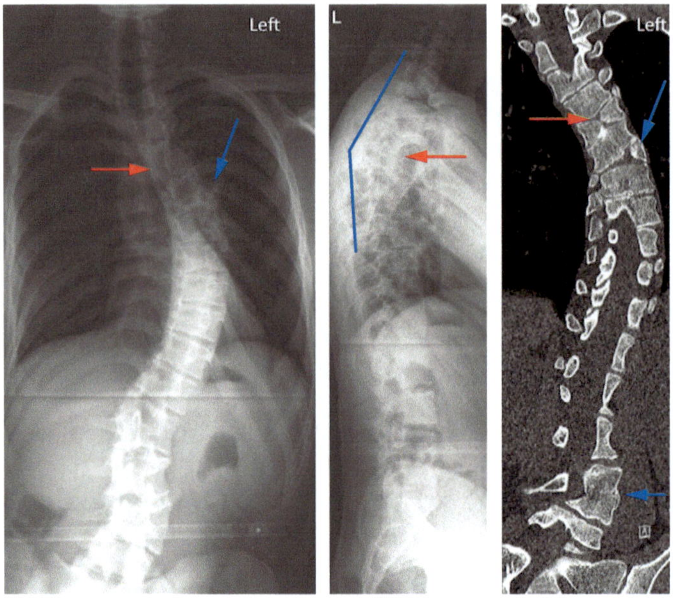

(a) (b) (c)

Abb. 8.1: Multiple Formationsstörungen. 17-Jähriger Jugendlicher mit linkskonvexer Fehlbildungsskoliose. (a) Wirbelsäulenganzaufnahme im posterior-anteriorem Strahlengang, natives Röntgenbild. (b) Wirbelsäulenganzaufnahme im seitlichen Strahlengang, natives Röntgenbild. (c) CT-Scan, koronare Rekonstruktion. Roter Pfeil: symmetrischer Schmetterlingswirbel. Blaue Linien in B zeigen einen kyphotischen Knick auf Höhe des symmetrischen Schmetterlingswirbels an. Blaue Pfeile: Halbwirbel, jeweils mit Segmentationsstörung.

Nach der Klassifikation von Winter [15] teilt man kongenitale Fehlbildungen (in seiner Arbeit bezogen auf kongenitale Kyphosen) in drei Typen ein:

- *I*: kongenitaler Formationsfehler des Wirbelkörpers;
- *II*: kongenitaler Fehler in der Segmentation;
- *III*: gemischte Typen (gleichzeitiges Vorliegen von Formations- und Segmentationsfehlern) [15].

Dieses Klassifikationssystem wurde anhand von Nativröntgenbildern erstellt. Mit modernen Schnittbildverfahren und dreidimensionalen CT-Rekonstruktionen stieg auch das Verständnis für die Architektur der Fehlbildungen und deren einzelne Komponenten (Abb. 8.1).

Nakajima [16] konnte den klinischen Nutzen einer auf CT basierten dreidimensionalen Darstellung von Wirbelsäulenfehlbildungen zeigen und entwarf darauf basierend ein eigenes Klassifikationssystem. Insbesondere konnte diese Arbeitsgruppe

Fehlbildungen des Wirbelbogens beschreiben und der Klassifikation hinzufügen: Unterschieden werden können Wirbelbögen mit zwei Pedikeln und zwei Laminae, einer Lamina und einem Pedikel und einem Pedikel mit zwei inkompletten Laminae. Diese drei Gruppen können dann jeweils voll oder nur teilweise segmentiert sein.

Basierend auf 3-D-CT-Analysen beschrieb Nakajima die verschiedenen Fehlbildungen:

Halbwirbel sind definiert als keilförmige Wirbelkörper in der koronaren Ebene mit einem Pedikel auf einer Seite. Diese können voll-, semi- oder unsegmentiert sein. Ein Halbwirbel kann kombiniert sein mit einer voll- oder semisegmentierten Hemilamina oder mit einer Spina bifida. Diese einzelnen Laminatypen bedingen jeweils eine unterschiedliche Progression der durch den Halbwirbel verursachten Skoliose und/oder Kyphose.

Keilwirbel sind definiert als keilförmig deformierte Wirbel in der sagittalen Ebene mit zwei Pedikeln (je einer pro Seite). Kongenitale Keilwirbel müssen von Deformierungen abgegrenzt werden, die z. B. im Laufe einer Skoliose v. a. die Wirbel am Scheitelpunkt der Skoliose kontinuierlich im Rahmen der Progression der Skoliose erfahren. Wenn die niedrigere Seite (Keilspitze) < 50 % der hohen Seite (Keilbasis) ausmacht oder wenn die Keilspitze > 50 % der Keilbasis misst und beide angrenzenden Wirbelkörper (kranial und kaudal) normal geformt sind, dann handelt es sich um eine kongenitale Fehlbildung des Wirbelkörpers.

Schmetterlingswirbel sind definiert durch das Vorhandensein von zwei Pedikeln, zwei Laminae und einem partiellen Defekt im Corpus vertebrae. Wenn dieser Defekt im Corpus asymmetrisch ist, entwickelt sich eine Skoliose, wenn er symmetrisch ist, kann sich eine Kyphose entwickeln. Mischformen können auch vorkommen.

Segmentationsfehler können *zirkumferentiell* (Blockwirbel) oder *unilateral* sein (unilateral unsegmented bar). Unilaterale Segmentationsstörungen können anterior, anterolateral, posterolateral oder dorsal sein [15].

Die höchste Progressionsrate von durchschnittlich 7–14° pro Jahr wurde für unilaterale Segmentationsstörungen mit einem Halbwirbel auf der Gegenseite beschrieben [6, 7] (Abb. 8.2).

Um die Klassifikation von Nakajima [13] anzuwenden, benötigt man u. a. die Zahl der Fehlbildungen (einzelne Fehlbildung oder mehrere) und überprüft auf Formationsstörungen oder Segmentationsstörungen. Des Weiteren wird der Typ der anterioren Fehlbildung (Halb-, Schmetterlings-, Keilwirbel) und der posterioren Fehlbildung (Laminatyp) definiert und die Orientierung der einzelnen Fehlbildungen (anterior, unilateral, posterior, zirkumferentiell) analysiert.

Daraus ergeben sich dann vier Typen von Fehlbildungen:

- *Typ 1: simple*, eine Fehlbildung (z. B. ein Schmetterlingswirbel);
- *Typ 2: multiple simple*, mehr als eine einfache Fehlbildung (z. B. mehrere Halbwirbel);

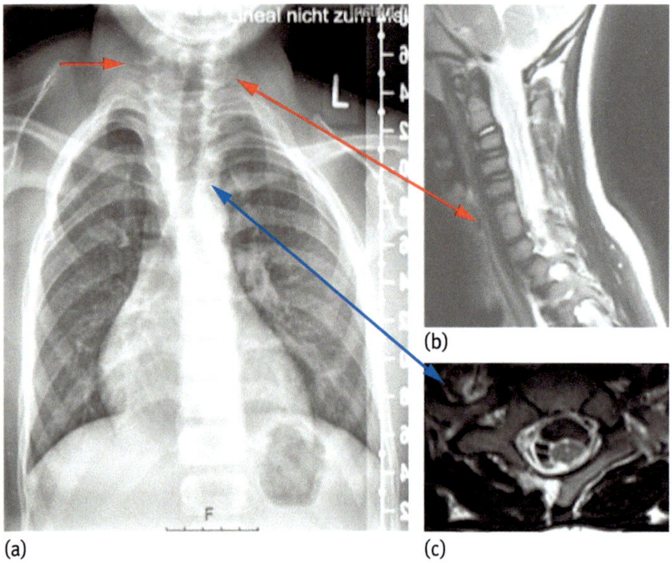

Abb. 8.2: Unilaterale Segmentationsstörung mit kontralateralem Halbwirbel, zwölf Jahre altes Mädchen. (a) Wirbelsäulenaufnahme im posterior-anteriorem Strahlengang, natives Röntgenbild. Der rote Pfeil zeigt auf eine unilaterale Segmentationsstörung. Das rechte Ende des Pfeils (endet in b) zeigt auf die Darstellung der Fehlbildung im MRT. Der kleine rote Pfeil zeigt auf einen (zur unilateralen Segmentationsstörung) kontralateralen Halbwirbel. Gesamt: „unilateral bar und kontralateraler Halbwirbel “. Der blaue Pfeil zeigt auf eine Spina bifida occulta des vierten BWK. Das rechte Ende des Pfeils (endet in c) zeigt auf den axialen Schnitt des Wirbelkörpers in der MRT. (b) Sagittale Rekonstruktion der MRTs der HWS, T2 gewichtet. (c) Axiale Schicht einer MRT (T2-gewichtet) auf Höhe von BWK 4. Der kleine blaue Pfeil deutet auf die Bogenschlussstörung (Spina bifida occulta).

- *Typ 3: Komplex* (discordant), Mischtypen aus Segmentations- und Formationsstörung;
- *Typ 4: reine Segmentationsfehler*, keine Formationsfehler (z. B. alleiniger Blockwirbel).

Marks [17] beschrieb in seiner Untersuchung die unterschiedlichen Progressionsraten der einzelnen Fehlbildungen. Blockwirbel (zirkumferentieller Segmentationsfehler) zeigten eine Progression von 1° pro Jahr, Keilwirbel 1–2° pro Jahr, einfache Halbwirbel (inkarzeriert oder unsegmentiert) zeigten ein geringes Wachstumspotenzial mit minimaler Progression. Patienten mit einfachen Halbwirbeln erreichten in seiner Untersuchung selten mehr als 30° Fehlstellung (gemessen nach Cobb). Mehrfache einfache Halbwirbel bei einem Patienten (teil- oder vollsegmentiert) zeigten eine Progression von 1–5° pro Jahr.

Eine unilaterale reine Segmentationsstörung (unilateral unsegmented bar) ohne weitere Fehlbildungen zeigte eine Progression von 2–9° pro Jahr.

Mischtypen, v. a. eine unilaterale Segmentationsstörung kombiniert mit einem kontralateralen Halbwirbel (unilateral unsegmented bar and contralateral hemivertebra) zeigten die größte Progression mit bis zu 14° pro Jahr.

Winter [15] zeigte, dass durch Fehlbildungen bedingte Kyphosen am häufigsten thorakolumbal vorkommen. Am seltensten zeigten sich lumbale Fehlbildungen als Ursache für eine Kyphose. Er stellte im Gesamtkollektiv eine Progressionsrate von 7° pro Jahr fest.

8.3 Begleitende Fehlbildungen

8.3.1 Intraspinale Anomalien

Shen [8] untersuchte 226 kongenitale Skoliosen mit spinaler MRT der gesamten Wirbelsäule. Bei 99 von 226 Patienten (43 %) fanden sich intraspinale Anomalien. Am Häufigsten fand sich eine Diastematomyelie (68 von 99), bei 41 von 99 Patienten fand sich eine Syringomyelie, ein tethered cord fand sich bei 26 von 99 Patienten und ein tiefstehender Konus bei 26 von 99 Patienten. Es fanden sich signifikant häufiger intraspinale Fehlbildungen bei Frauen als bei Männern (66 Frauen, 33 Männer). Patienten mit Fehlbildungen in Form von Segmentationsfehlern und Mischtypen (Typ 3 [15, 16]) zeigten signifikant häufiger intraspinale Anomalien als andere Formen von Fehlbildungen. Patienten mit thorakalem Halbwirbel zeigten signifikant häufiger intraspinale Anomalien als Patienten mit lumbalen Halbwirbeln (60,4 % vs. 35,3 %). Patienten mit einer unilateralen Segmentationsstörung und einem kontralateralem Halbwirbel wiesen in etwa 16 % der Fälle eine okkulte intraspinale Anomalie auf [7].

McMaster [6] fand in seinem Kollektiv von 251 Patienten mit einer kongenitalen Skoliose als häufigste intraspinale Fehlbildung eine Diastematomyelie (41Patienten). Die höchste Inzidenz an intraspinalen Fehlbildungen fand er bei Patienten mit einem unilateralem Segmentationsfehler und begleitendem Halbwirbel in der unteren Brustwirbelsäule und im thorakolumbalen Übergang. Basu [4] fand bei Patienten mit zervikalem oder thorakalem Halbwirbel signifikant häufiger intraspinale Anomalien als bei lumbalen.

8.3.2 Extraspinale Anomalien

Shen [8] fand extraspinale Anomalien in 91 von 226 Patienten (40 %) mit kongenitaler Skoliose. Er führte bei allen 226 Patienten eine Echokardiografie und eine Sonografie der Nieren durch. Der Unterschied in der Rate der Organdefekte zwischen der Gruppe der Patienten mit und ohne intraspinale Anomalien war nicht signifikant. Er fand als häufigste Fehlbildungen bei 41 von 91 Patienten (45 %) kardiale, bei 26 von 91 (29 %)

Patienten urogenitale und bei zwölf von 91 Patienten (13 %) gastrointestinale Fehlbildungen.

Basu [4] fand bei 64 von 126 Patienten (55 %) Anomalien in anderen Organsystemen. Auch in seiner Untersuchung (Echokardiografie und retrograde Pyelografie) fand er als häufigste Fehlbildungen kardiale (26 %) und urogenitale (21 %) Anomalien. Guerrero [5] fand bei neun von zwölf Patienten mit kongenitaler Skoliose und urogenitaler Anomalie zusätzlich weitere Fehlbildungen im zentralen Nervensystem, kardiovaskuär oder gastrointestinal.

Aus diesem Grund wird dringend empfohlen, dass bei allen Patienten mit einer kongenitalen Fehlbildung der Wirbelsäule eine Echokardiografie und eine Untersuchung des Urogenitalsystems durchgeführt wird. Finden sich in diesen Untersuchungen Auffälligkeiten, sind weiterführende Untersuchungen (u. a. Sonografie des Abdomens und Bildgebung des zentralen Nervensystems) notwendig. Vor Operationen an der Wirbelsäule bei Patienten mit kongenitalen Fehlbildungen sollte stets ein MRT der gesamten Wirbelsäule durchgeführt werden.

8.4 Fehlbildungen des Neuralrohrs, Spina bifida

Der Begriff Spina bifida umfasst Neuralrohrfehlbildungen unterschiedlicher Art. In etwa 75 % der Fälle ist der Lumbosakralbereich bei diesen Fehlbildungen betroffen. Verursacht wird diese Fehlbildung durch genetische und Umweltfaktoren wie Folsäuremangel, Alkoholkonsum oder Medikation mit Antiepileptika bei der Mutter des Kindes. Sind auch die Hirnhäute von dem Defekt betroffen, handelt es sich um eine Meningozele.

Saluja [18] zeigte in seiner Untersuchung zur Spina bifida occulta, also von Neuralrohrstörungen ohne Herniation von Spinalmark oder Meningen (Abb. 8.2), dass am häufigsten LWK 5 und/oder SWK 1 und/oder SWK 2 betroffen sind. Dazu wertete er Röntgenbilder der LWS von 140 Patienten aus, welche aus „nicht orthopädischen Gründen“ durchgeführt wurden (z. B. Pyelografie, Abdomenaufnahmen). 22 von 140 Patienten (15,7 %) wiesen eine Spina bifida occulta auf. Bei 14 von 22 Patienten war SWK 1, bei vier von 22 Patienten SWK 1 und SWK 2, bei drei von 22 Patienten das gesamte Sakrum und bei einem von 22 Patienten LWK 5 betroffen.

Eine Spina bifida aperta besteht in etwa 6 % aus einer Meningozele, einer Ausstülpung von Dura mater und Arachnoidea und in etwa 94 % aus einer Myelomeningozele (MMC) mit zusätzlichen zystischen Ausstülpungen und Dysplasien der Neuralstrukturen. Bei 72 % dieser Patienten findet sich ein Hydrozephalus, unbehandelt haben die Patienten ein sehr hohes Risiko eine Meningitis zu erwerben. 20–50 % der Patienten mit einer MMC haben ein Tethered-Cord-Syndrom.

Vorgeburtliche fetoskopische Verfahren des Defektverschlusses gewinnen zunehmend an Bedeutung für die Therapie der Spina bifida aperta, während die Spina bifida

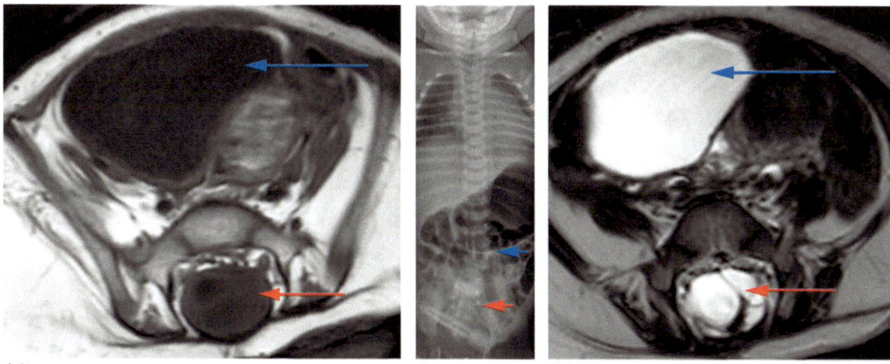

Abb. 8.3: Spina bifida. Dreijähriges Kind mit Spina bifida aperta. (a) Axiale Schicht eines T1-gewichteten MRT. Der rote Pfeil zeigt eine Meningozele an. Dorsal findet sich keine knöcherne Begrenzung bei offenem Wirbelbogen. Der blaue Pfeil zeigt die gefüllte Blase an: Eine spontane Entleerung ist aufgrund der Erkrankung nicht möglich, das Kind wird einmalkatheterisiert. (b) Wirbelsäulenganzaufnahme in posterior-anteriorem Strahlengang, natives Röntgenbild. Der kleine blaue Pfeil zeigt Halbwirbel an. Der kleine rote Pfeil zeigt Spina bifida an. (c) Axiale Schicht eines T2-gewichteten MRT. Der rote Pfeil zeigt eine Meningozele an, in der T2-Wichtung erkennt man die zystische Struktur. Der blaue Pfeil zeigt die gefüllte Blase an.

occulta meist keiner Therapie bedarf [18]. Zu beachten ist die hohe Rate an Latexallergien im Laufe des Lebens bei Patienten mit Spina bifida aperta, welche durch den sehr häufigen Kontakt mit Latex im Rahmen von medizinischen Maßnahmen (z. B. Einmalkatheterisierung der Blase) hervorgerufen wird (Abb. 8.3). Chua [19] fand bei 16 von 35 (46 %) Patienten mit Spina bifida eine Latexallergie. Abhängig vom Lähmungsniveau entwickeln sich Kontrakturen und sekundäre Deformitäten wie Skoliosen, Kyphosen, Hüftluxationen, Klumpfüße und Plattfüße. Eine Steh- und Gehfähigkeit der Patienten ist möglich, wenn das Lähmungsniveau sakral oder tief lumbal ist, bei hochlumbaler Spina bifida aperta (etwa ab LWK 3) ist eine freie Gehfähigkeit in der Regel nicht mehr möglich. Mithilfe von Orthesen kann jedoch die Steh- und Gehfähigkeit in vielen Fällen erhalten werden.

Die bedeutende Rolle der Folsäure in der Schwangerschaft zur Prävention der Spina bifida des Kindes wurde bereits in der Einleitung angesprochen:

Grosse [20] zeigte, dass die Prävalenz der Spina bifida in den USA vor der Einführung der Anreicherung des Getreides mit Folsäure bei 6,5 von 10.000 Lebendgeburten lag und danach bei 4,0 von 10.000 Lebendgeburten. Es wurde durch diese Reduktion der Inzidenz von Spina bifida eine Kostenersparnis von etwa 603 Millionen US Dollar (die Kosten für die Anreicherung des Getreides mit Folsäure sind in dieser Summe bereits abgezogen) pro Jahrgang nachgewiesen.

8.5 Kaudales Regressionssyndrom

Das kaudale Regressionssyndrom ist durch ein partielles oder komplettes Fehlen des Sakrums gekennzeichnet, die kaudale Lendenwirbelsäule kann ebenfalls mitbetroffen sein (Abb. 8.4). Je nach Höhe des Defektes kommt es zu neurologischen Störungen bis hin zur kompletten Lähmung der unteren Extremitäten und Blasen-Mastdarm-Störungen. Neben den neurologischen Ausfällen treten häufig ausgeprägte Deformitäten und Kontrakturen der unteren Extremitäten auf [21]. Die Inzidenz liegt bei etwa 0,01–0,05 pro 1.000 Lebendgeburten [19].

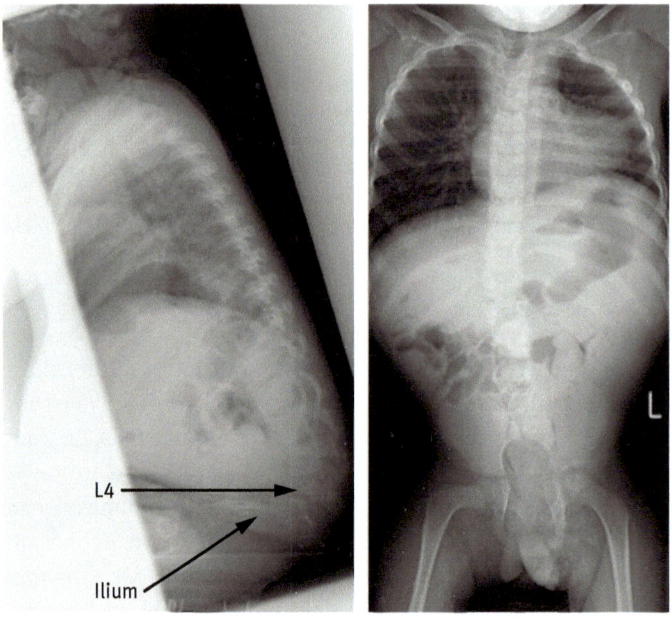

(a) (b)

Abb. 8.4: Kaudales Regressionssyndrom. Nativröntgen in lateralem (a) und posterior-anteriorem (b) Strahlengang der gesamten Wirbelsäule eines sechsjährigen Jungen. Kein Sakrum vorhanden, L5 fehlt, L4 weist eine Formationsstörung auf. In der seitlichen Aufnahme fällt auf, dass der Junge auf seinem Ilium sitzt.

8.6 Klippel-Feil-Syndrom

1912 beschrieben Klippel und Feil [23] erstmals dieses Syndrom. Die typische Trias der klinischen Symptome mit kurzem Nacken, tiefem dorsalen Haaransatz und Bewegungseinschränkung der Halswirbelsäule (HWS) findet sich in weniger als 50 %

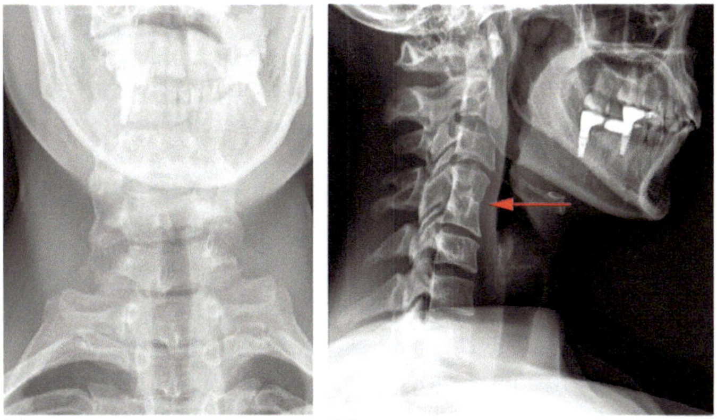

(a) (b)

Abb. 8.5: 27-Jährige Frau mit Klippel-Feil-Syndrom. Patientin stellte sich mit diffusem „Verspannungsgefühl" im Nacken und pseudoradikulären Schmerzen in beiden Schultern vor. Klinische und neurologische Untersuchung ansonsten unauffällig. (a) Natives Röntgenbild der Halswirbelsäule im anterior-posteriorem Strahlengang. (b) Natives Röntgenbild der Halswirbelsäule im seitlichen Strahlengang. Der rote Pfeil zeigt auf eine zirkumferentielle Segmentationsstörung von HWK4 und 5: Klippel-Feil-Typ 1 [25].

der Fälle [24]. Das wichtigste und häufigste klinische Symptom beim Klippel-Feil-Syndrom ist die Bewegungseinschränkung der HWS. Als weitere klinische Symptome sind Faltennacken (webbing of the neck), Gesichtsasymmetrie oder Torticollis beschrieben [23]. Nur bei etwa einem Drittel der Patienten mit radiologisch gesichertem Klippel-Feil-Syndrom wurde dieses zuvor klinisch vermutet [26].

In einer Untersuchung an Patienten über einen Zeitraum von 35 Jahren hatten 15 von 22 Patienten im Laufe des Untersuchungszeitraums mindestens ein Symptom, welches auf das Klippel-Feil-Syndrom zurückgeführt werden konnte [27].

Die klinischen Beschwerden der Patienten werden insgesamt als gering beschrieben (Abb. 8.5). Insbesondere wenn weniger als drei Wirbel fusioniert sind oder wenn die Erkrankung ausschließlich die untere HWS betrifft, finden sich nur selten Beeinträchtigungen der Beweglichkeit der Halswirbelsäule [24].

Eine Langzeituntersuchung mit einem Follow-up von 8,5 Jahren zeigte, dass nur zehn von 28 Patienten symptomatisch wurden, davon sieben (70 % der symptomatischen) erst ab dem 16. Lebensjahr [28].

Morrison [25] beschreibt des Weiteren, dass bei 21 von 50 Patienten seiner Patientengruppe mit einem Klippel-Feil-Syndrom eine Sprengel-Deformität vorlag (18 unilateral, drei bilateral), 30 von 50 Patienten hatten eine Skoliose.

Zur Häufigkeit eines Klippel-Feil-Syndroms bei 516 Patienten mit einer kongenitalen Skoliose fanden Xue et al [29], dass 28 (5,4 %) ein Klippel-Feil-Syndrom hatten.

Das Klippel-Feil-Syndrom wird in drei Typen unterteilt:
1. ein kongenital fusioniertes Segment;
2. mehrere nicht zusammenhängende fusionierte Segmente;
3. multiple zusammenhängende kongenital fusionierte Segmente [27, 28].

Die Erkrankung tritt v. a. in der mittleren und unteren HWS auf.

An begleitenden Anomalien fanden sich bei Xue [29] bei elf von 28 (32,1 %) Patienten intraspinale Anomalien und bei sechs von 28 (21,4 %) Patienten extraskelettale Anomalien. Rippenanomalien fanden sich bei 13 von 28 Patienten (46,4 %), Halbwirbel bei 13 von 28 Patienten (50 %). Für die Häufigkeit von Rippenanomalien und Halbwirbeln in anderen Wirbelsäulenabschnitten zeigte sich kein signifikanter Unterschied zu den Patienten mit kongenitaler Skoliose ohne Klippel-Feil-Syndrom. An weiteren begleitenden Diagnosen fanden sich bei Morrison [25] bei 16 von 45 Patienten eine renale Anomalie, bei sieben von 50 Patienten eine kardiale Anomalie, bei 15 von 41 Patienten eine Schwerhörigkeit (sechs unilateral, neun bilateral) und bei neun von 50 Patienten eine Synkinesie.

8.7 Spinale vaskuläre Fehlbildungen

3–4 % aller intraduralen spinalen Fehlbildungen sind vaskulär. Das mittlere Alter, in welchem diese Fehlbildungen symptomatisch werden, ist etwa 42 Jahre, die thorakale Wirbelsäule ist mit etwa 61 % am häufigsten betroffen. Die häufigsten Symptome sind Paresen, Parästhesien, Schmerzen, Blasen-Mastdarm-Störungen und Myelopathien. Therapeutisch wird gelegentlich eine Embolisation und die anschließende Resektion der Gefäßfehlbildung durchgeführt [30].

8.8 Rippenfehlbildungen

Etwa 14 % der kaukasischen Bevölkerung weisen eine Rippenfehlbildung auf; 6–8 % weisen eine Halsrippe auf [31]. Halsrippen können in seltenen Fällen über ein Thoracic-outlet-Syndrom hinaus zu einem Schlaganfall führen. Aplasien der zwölften Rippe (unterzählige Rippen) finden sich bei etwa 7 %, lumbale Rippen (überzählige Rippen) bei etwa 0,9 %, Bifurkationen von Rippen bei etwa 0,7 %, Synostosen- und Brückenbildungen bei 0,3 % der Patienten (Abb. 8.6). Besondere Beachtung ist bei Tumorpatienten geboten, da diese im Vergleich zu einer Kontrollgruppe signifikant häufiger Halsrippen haben. Besonders die akute lymphatische Leukämien (ALL), Astrozytome und Keimzelltumoren sind mit einer höheren Prävalenz von Halsrippen assoziiert [31].

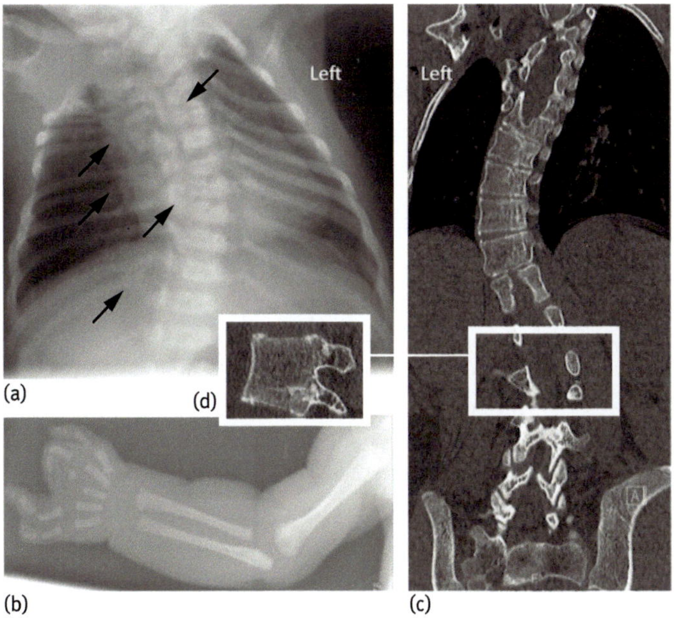

Abb. 8.6: Multiple Fehlbildungen. Mädchen mit Rippensynostosen (kleine Pfeile in a), Formationsstörungen von Wirbelbögen (dicke Pfeile in a) und Spalthand (b). (a) Postpartale native Röntgenaufnahme (ein Tag nach der Geburt) im posterior-anteriorem Strahlengang. (b) Postpartale Aufnahme des rechten Armes. (c) CT-Scan der Wirbelsäule im Alter von 15 Jahren (nach Abschluss einer Behandlung mit VEPTR), Rekonstruktion in der Koronarebene. (d) Sagittale Rekonstruktion des im Kasten markierten Ausschnittes (CT-Scan im Alter von 15 Jahren). (c) und (d) Formationsstörung im Sinne eines Halbwirbels L2 rechts (im Kasten in c sieht man auf der rechten Seite zwei Pedikel) mit kranialer Segmentationsstörung (d zeigt fehlende Segmentation vom Halbwirbel L2 zu L1).

8.9 Zusammenfassung

Fehlbildungen der Wirbelsäule können erhebliche Auswirkungen auf Statik und Balance der Wirbelsäule haben. Die Klassifikation der Fehlbildung mit einem 3-D-CT und die Suche nach weiteren spinalen, intraspinalen oder extraspinalen Anomalien ist essenziell für die weitere Behandlung oder auch nur für die Beobachtung des Spontanverlaufs

Sorgfältige Diagnostik, die Behandlung in Zentren und eine konsequente Umsetzung der Maßnahmen sind die Eckpfeiler der Therapie von Fehlbildungen. In der Regel ist bei kongenitalen Fehlbildungen der Wirbelsäule von einer starken Progression der resultierenden Skoliose und/oder Kyphose auszugehen, und die meist operative Behandlung bereits im frühen Kindesalter indiziert (Abb. 8.7).

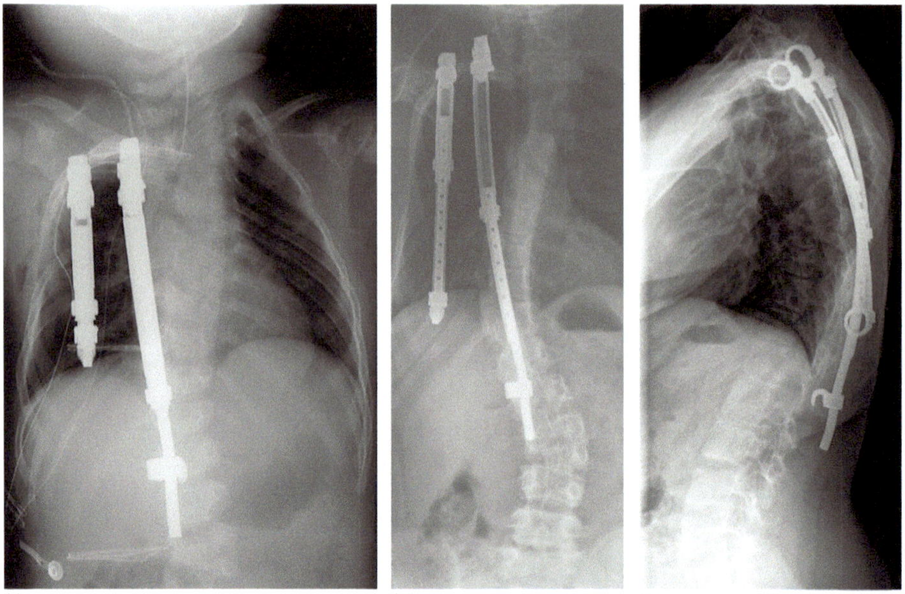

(a) (b) (c)

Abb. 8.7: Therapie der kongenitalen Skoliose. Das Mädchen aus Abb. 8.6: Präoperative Abklärung mit MRT, Sonografie des Abdomens und Echokardiografie. Extraspinale Anomalie: einseitige Nierenagenesie. (a) Wirbelsäulennativaufnahme im posterior-anteriorem Strahlengang. Nach Gipsredression erfolgt im Alter von drei Jahren die Implantation von zwei vertical expandable prosthetic titanium ribs (VEPTR, ©Synthes) und Osteotomie sowie Spreizung der Rippensynostosen. (b) Wirbelsäulennativaufnahme im posterior-anteriorem Strahlengang im Alter von acht Jahren nach Verlängerungsoperationen (alle sechs Monate). (c) Wirbelsäulennativaufnahme im lateralen Strahlengang

Literatur

[1] Gerszten PC, Gerszten E, Allison MJ. Diseases of the spine in South American mummies. Neurosurgery. 2001,48(1),208–213.

[2] Weber J, Czarnetzki A. Paleopathology of the lumbar spine in the early medieval period. Z Orthop Grenzgeb 2002,140(6),637–643.

[3] Williams J, Mai CT, Mulinare J, Isenburg J, Flood TJ, Ethen M, Frohnert B, Kirby RS. Centers for Disease Control and Prevention. Updated estimates of neural tube defects prevented by mandatory folic Acid fortification – United States, 1995–2011. MMWR Morb Mortal Wkly Rep 2015,64(1),1–5.

[4] Basu PS, Elsebaie H, Noordeen MH. Congenital spinal deformity: a comprehensive assessment at presentation. Spine (Phila Pa 1976) 2002,27(20),2255–2259.

[5] Guerrero G, Saieh C, Dockendorf I, Díaz V. Genitourinary anomalies in children with congenital scoliosis. Rev Chil Pediatr 1989,60(5),281–283.

[6] McMaster MJ. Occult intraspinal anomalies and congenital scoliosis. J Bone Joint Surg Am 1984,66(4),588–601.

[7] McMaster MJ(1), McMaster ME. Prognosis for congenital scoliosis due to a unilateral failure of vertebral segmentation. J Bone Joint Surg Am 2013,95(11),972–979. doi: 10.2106/JBJS.L.01096.
[8] Shen J, Wang Z, Liu J, Xue X, Qiu G. Abnormalities associated with congenital scoliosis: a retrospective study of 226 Chinese surgical cases. Spine (Phila Pa 1976) 2013,38(10),814–818. doi: 10.1097/BRS.0b013e31827ed125.
[9] Kawakami N, Tsuji T, Imagama S, Lenke LG, Puno RM, Kuklo TR; Spinal Deformity Study Group. Classification of congenital scoliosis and kyphosis: a new approach to the three-dimensional classification for progressive vertebral anomalies requiring operative treatment. Spine (Phila Pa 1976) 2009,34(17),1756–1765. doi: 10.1097/BRS.0b013e3181ac0045.
[10] Bulman MP, Kusumi K, Frayling TM et al. Mutations in the human delta homologue, DLL3, cause axial skeletal defects in spondylocostal dysostosis. Nat Genet 2000,24,438–441.
[11] Loder RT, Hernandez MJ, Lerner AL et al. The induction of congenital spinal deformities in mice by maternal carbon monoxide exposure. J Pediatr Orthop 2000,20,662–666.
[12] Wallin J, Wilting J, Koseki H, Fritsch R, Christ B, Balling R. The role of Pax-1 in axial skeleton development. Development. 1994,120(5),1109–1121.
[13] Auerbach R. Analysis of the developmental effects of a lethalmutation in the house mouse. J Exp Zool 1954; 127(2).
[14] Wagner J, Schmidt C, Nikowits W Jr, Christ B. Compartmentalization of the somite and myogenesis in chick embryos are influenced by wnt expression. Dev Biol 2000,228(1),86–94.
[15] Winter RB, Moe JH, Wang JF. Congenital kyphosis. Its natural history and treatment as observed in a study of one hundred and thirty patients. J Bone Joint Surg Am 1973,55(2),223–256.
[16] Nakajima A, Kawakami A, Imagama S, et al. Three-Dimensional analysis of formation failure in congenital scoliosis. Spine 2007,32,562–567.
[17] Marks DS, Qaimkhani SA. The natural history of congenital scoliosis and kyphosis. Spine (Phila Pa 1976) 2009,34(17),1751–1755. doi: 10.1097/BRS.0b013e3181af1caf.
[18] Saluja PG. The incidence of spina bifida occulta in a historic and a modern London population. J Anat 1988,158,91–93.
[19] Chua X, Mohamed J, van Bever HP. Prevalence of latex allergy in spina bifida patients in Singapore. Asia Pac Allergy 2013,3(2),96–99. doi: 10.5415/apallergy.2013.3.2.96. Epub 2013 Apr 26.
[20] Grosse SD, Berry RJ, Mick Tilford J, Kucik JE, Waitzman NJ. Retrospective Assessment of Cost Savings From Prevention: Folic Acid Fortification and Spina Bifida in the U.S. Am J Prev Med. 2016,50(5,Suppl 1):S74–80. doi: 10.1016/j.amepre.2015.10.012. Epub 2016 Jan 11.
[21] Balioğlu MB, Akman YE, Ucpunar H, Albayrak A, Kargın D, Atıcı Y, Büyük AF. Sacral agenesis: evaluation of accompanying pathologies in 38 cases, with analysis of long-term outcomes. Childs Nerv Syst 2016. [Epub ahead of print]
[22] Andrish J, Kalamchi A, MacEwen GD. Sacral agenesis: a clinical evaluation of its management, heredity, and associated anomalies. Clin Orthop Relat Res 1979,(139),52–57.
[23] Klippel M, Feil A: Un cas d'absence des vertèbres cervicales. Avec cage thoracique remontant jusqu'à la base du crâne (cage thoracique cervicale). Nouv Iconog Salpêtrière, 1912,25,223–250.
[24] Gray SW, Romaine CB, Skandalakis JE. Congenital fusion of the cervical vertebrae. Surg Gynecol Obstet 1964,118,373–385.
[25] Morrison SG, Perry LW, Scott LP 3rd. Congenital brevicollis (Klippel-Feil syndreom) and cardiovascular anomalies. Am J Dis Child 1968,115(5),614–620.
[26] Ulmer JL, Elster AD, Ginsberg LE, Williams DW 3rd. Klippel-Feil syndrome: CT and MR of acquired and congenital abnormalities of cervical spine and cord. J Comput Assist Tomogr 1993,17(2),215–224.

[27] Guille JT, Miller A, Bowen JR, Forlin E, Caro PA. The natural history of Klippel-Feil syndrome: clinical, roentgenographic, and magnetic resonance imaging findings at adulthood. J Pediatr Orthop 1995,15(5),617–626.
[28] Samartzis DD, Herman J, Lubicky JP, Shen FH. Classification of congenitally fused cervical patterns in Klippel-Feil patients: epidemiology and role in the development of cervical spine-related symptoms. Spine (Phila Pa 1976) 2006,31(21),E798–804.
[29] Xue X, Shen J, Zhang J, Tian Y, Zhao H, Wang Y, Liang J, Li Z, Qiu G. Klippel-Feil syndrome in congenital scoliosis. Spine (Phila Pa 1976) 2014,39(23),E1353–1358. doi: 10.1097/BRS.0000000000000587.
[30] Rangel-Castilla L, Russin JJ, Zaidi HA, Martinez-Del-Campo E, Park MS, Albuquerque FC, McDougall CG, Nakaji P, Spetzler RF. Contemporary management of spinal AVFs and AVMs: lessons learned from 110 cases Neurosurg Focus 2014,37(3),E14. doi: 10.3171/2014.7.FOCUS14236.
[31] Merks JH(1), Smets AM, Van Rijn RR, Kobes J, Caron HN, Maas M, Hennekam RC. Prevalence of rib anomalies in normal Caucasian children and childhood cancer patients. Eur J Med Genet 2005,48(2),113–129. Epub 2005 Feb 12.

Fritz Hefti

9 Säuglingsasymmetrie und Säuglingsskoliose

9.1 Physiologische Entwicklung nach der Geburt

Unter den Organsystemen ist das Nervensystem jenes, welches sich am spätesten erst vollständig entwickelt. Die meisten Neuronen sind zwar bei der Geburt vorhanden, die Myelinisierung (unter dem Einfluss der Schilddrüsenhormone) der Axone und die Verschaltung der Neurone ist noch keineswegs abgeschlossen. Das Gehirn nimmt in den ersten zwei Lebensjahren um 75 % an Größe zu. Während dieser Zeit entwickelt das Nervensystem in Rückkoppelung mit der Umwelt langsam seine Fähigkeiten.

In den ersten Lebenswochen steuern im Hirnstamm und Rückenmark lokalisierte Lokomotionsprogramme die meisten Bewegungen. Man beobachtet dann die sog. „Primitivreflexe". Dies sind zum Großteil Überlebensreflexe. Ein solcher ist der Moro-Reflex. Man hält das Neugeborene auf einem Unterarm liegend und senkt plötzlich diesen Arm. Darauf streckt das Baby die Arme und Finger seitlich aus. Darauf folgen Faustschluss und Öffnen des Mundes („Klammern und Luft holen"). Etwa im vierten Monat verschwindet dieser Reflex wieder. Ein weiterer wichtiger Primitivreflex ist der asymmetrisch-tonische Nackenreflex. Dreht man beim Säugling den Kopf, so nimmt es die sog. „Fechterstellung" ein. Der Arm auf der Gegenseite des Gesichtes ist gestreckt, während jener auf der Seite des Hinterkopfes gebeugt ist. Auch dieser Reflex verschwindet mit dem vierten Lebensmonat. Andere primitive Reflexe sind Greifreflexe wie der Babinski-Reflex. Mit der Entwicklung werden diese Reflexe durch neue Reflexe abgelöst, z. B. durch den Kopfstellreflex (sog. Landau-Reflex).

Unter dem Einfluss des Nervensystems entwickelt sich die Motorik. Nach sechs bis acht Wochen beginnt das Kind den Kopf anzuheben, nach fünf Monaten hält es den Kopf beim unterstützten Sitzen gerade, nach acht Monaten gerades Sitzen, nach zehn Monaten mit Hilfe Stehen und nach zwölf bis fünfzehn Monaten Gehen.

9.2 Plagiozephalie

Unter dem Einfluss des asymmetrischen tonischen Nackenreflexes kann es zur Entwicklung einer Asymmetrie kommen. Üblicherweise entwickelt sich eine solche Asymmetrie zwischen der zweiten und vierten Lebenswoche. Begleitend besteht fast immer ein Plagiozephalus (griech. schiefer Kopf). Dieser ist nur in seltenen Fällen schon bei der Geburt vorhanden, meist in Zusammenhang mit einem muskulären Schiefhals. Die Verformung des Kopfes erfolgt durch die einseitige Lagerung auf einer zu harten Matratze in Rückenlage. Die Prävalenz des Plagiozephalus ist im vierten Le-

DOI 10.1515/9783110462685-009

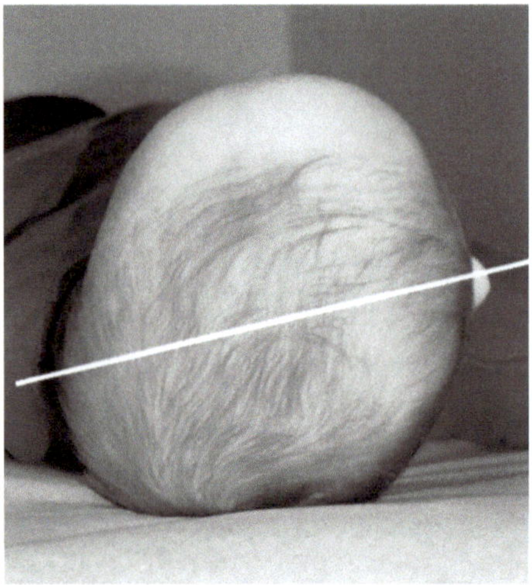

Abb. 9.1: Fotografie des Kopfes von oben bei einem vier Monate alten Säugling. Es besteht eine rechtseitige, nicht synostotische okzipitale Plagiozephalie Kopfform mit rechtseitiger Kopfabflachung und rechtseitiger prominenter Stirn. Asymmetrische Ohrachse.

bensmonat am größten (sie kann hier bis zu 20 % betragen) und nimmt dann bis zum Alter von zwei Jahren wieder deutlich ab [1–4]. Eine gewisse Rolle bei der Entstehung spielt die Lage in der Gebärmutter in den letzten Schwangerschaftswochen. Fruchtwassermangel, Gebärmutterfehlbildungen und ein hohes Geburtsgewicht können auslösende Faktoren sein [1, 2]. Die Plagiozephalie ist auch ein prognostisch ungünstiger Faktor bezüglich späterer Entwicklungsverzögerung, wie eine prospektive Studie an 460 Säuglingen zeigte [1]. Bei der Plagiozephalie ist das Hinterhaupt abgeflacht und die gleichseitige Stirn vorgewölbt, auch die Ohrachse ist asymmetrisch (Abb. 9.1).

Sobald das Hinterhaupt abgeflacht ist, geraten die Kinder in der Rückenlage immer wieder in die gleiche Stellung, wodurch sich die Kopfdeformierung verstärkt. In der weiteren Entwicklung kann eine ausgeprägte Asymmetrie des Säuglings entstehen. Wie schon erwähnt, ist die Kopfkontrolle zu diesem Zeitpunkt noch ungenügend, sodass das Kind seinen Kopf nicht aktiv drehen kann. Die Ausprägung des asymmetrischen tonischen Nackenreflexes (ATNR) nimmt zu. Dieser Reflex führt zu einem zunehmenden Strecktonus auf der Seite des Gesichts und zu einem Beugetonus auf der Gegenseite, also zu einer erheblichen Tonusasymmetrie. Dadurch kann es auch zu Verkürzungen der Muskulatur in der Nackenregion kommen. Das Kind lässt dann Drehungen des Kopfes nur ungern zu [5]. Die Asymmetrie kann auch die Wirbelsäulenmuskulatur betreffen, was eine c-förmige Verbiegung der Wirbelsäule bewirken kann. Der Zusammenhang mit der Entwicklung einer Säuglingsskoliose respektive einer progredienten infantilen Skoliose ist zu wenig geklärt. Während die Prävalenz der Plagiozephalie in den letzten vier Jahrzehnten stabil geblieben ist [3], scheint die Prävalenz der progressiven infantilen Skoliose wie auch der Säuglingsskoliose seit Mitte des vergangenen Jahrhunderts deutlich zurückgegangen zu sein [6]. Als Ursache für den Rückgang wurde die Einführung der Bauchlage vermutet, welche bis nach dem Zweiten Weltkrieg für die Pflege der Kinder unüblich war. Im Jahre 1992 gab allerdings die American Academy of Pediatrics die Empfehlung heraus, die Kinder wegen der Gefahr des plötzlichen Kindstodes nicht mehr auf dem Bauch zu lagern. Trotzdem ist die Säuglingsskoliose eine extreme Seltenheit geblieben, da zumindest tagsüber die Säuglinge heutzutage regelmäßig in Bauchlage gelagert werden.

Zu den Risikofaktoren für die Entstehung respektive Persistenz eines Plagiozephalus gehören die einseitige Haltung beim Schlafen und Säugen, erstgeborenes Kind und die ungünstige Stellung des Kinderbetts, welches die einseitige Haltung begünstigt. Jungen sind etwas häufiger betroffen als Mädchen. Der Plagiozephalus ist auch gehäuft mit verzögerter motorischer Entwicklung assoziiert. Säuglinge, die nicht mindestens dreimal am Tag in Bauchlage gelagert werden, sind ebenfalls gefährdet. Besonders ausgeprägte Plagiozephalien findet man im Zusammenhang mit Kraniosynostosen. Nach einer solchen muss man im Verdachtsfall gezielt suchen.

9.3 Torticollis und andere organische Ursachen der Asymmetrie

Der muskuläre Schiefhals ist der häufigste Grund für eine Asymmetrie des Kopfes schon bei der Geburt. Hierbei handelt es sich um eine Verkürzung des Musculus sternocleidomastoideus. Früher nahm man an, dass dessen Ursache geburtstraumatisch ist und v. a. bei Steißlage vorkommt. Diese Ursache wird heute infrage gestellt, da man den muskulären Schiefhals häufig auch nach Kaiserschnitten beobachtet. Zudem ist es auch nicht logisch, dass sich eine Muskelzerrung traumatischer Ursache nicht spontan wieder erholt. Eine mögliche Erklärung ist, dass es sich um ein perinatales Compartment-Syndrom handelt [7]. Möglicherweise spielen auch genetische Faktoren eine Rolle [8].

Weitere mögliche Ursachen der Asymmetrie sind Fehlbildungen der Wirbelkörper (im Sinne einer kongenitalen Skoliose oder eines Klippel-Feil-Syndroms). Auch ein Sprengel-Syndrom kann zu einer erheblichen Asymmetrie führen. Auch an eine Plexusparese muss man denken, ebenso an ein Klavikulafrakturen (die früher bei Geburt in Steißlage häufig waren). Auch Assimilationsstörungen zwischen Atlas und Okziput können Anlass für ausgeprägte Asymmetrien sein. Diese sind im Säuglingsalter schwierig zu finden, da sie sich auf dem Röntgenbild in diesem Alter meist noch nicht darstellen lassen. Gegebenenfalls braucht es eine MRT-Untersuchung in Narkose.

9.4 Säuglingsskoliose

Diese ist durch einen langgestreckten, häufiger links- als rechtskonvexen, thorakolumbalen, c-förmigen Bogen mit wenig Rotation charakterisiert. Sie tritt im Alter von wenigen Monaten auf und ist oft mit einer Plagiozephalie vergesellschaftet. Wie schon erwähnt, ist sie durch die häufige Anwendung der Bauchlage bei uns relativ selten geworden. Früher pflegte man Kinder noch ausschließlich auf dem Rücken und eng um-

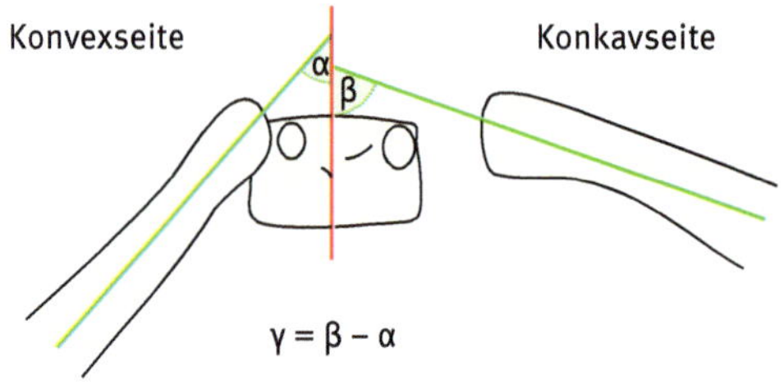

Abb. 9.2: Rib vertebral angle difference (RVAD) nach Mehta [9]. Der Winkel wird zwischen der Senkrechten (durch den Wirbelkörper gezogen) und der Achse der Rippe sowohl auf der Konvex- als auch auf der Konkavseite gemessen. Die Wahrscheinlichkeit, dass es sich um eine progrediente Form handelt, ist v. a. groß bei einem Unterschied (γ) zwischen den beiden Winkeln von 20° und mehr.

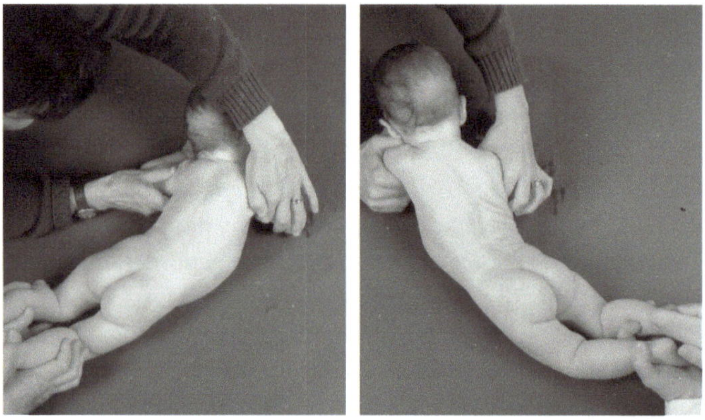

Abb. 9.3: Prüfung der Verbiegung der Wirbelsäule in Bauchlage. Bei dieser rechtskonvexen Säuglingsskoliose verbiegt sich die Wirbelsäule nach rechts weniger harmonisch als nach links.

wickelt. Die Säuglingsskoliose war bis in die 60er-Jahre des vergangenen Jahrhunderts eine häufige Problematik. Zwecks Differenzierung zur progredienten infantilen Skoliose beachte man den Rippenabgangswinkel (rib vertebral angle difference, RVAD) nach Mehta [9] (Abb. 9.2). Die Prognose ist gut, eine Spontanheilung kann in über 95 % erwartet werden. Einzelne Fälle können in eine infantile idiopathische Skoliose übergehen.

Die Diagnose kann klinisch gestellt werden, indem man das Kind in Bauchlage an den Füßen gehalten nach rechts und nach links verbiegt. Bei der Verbiegung in der Gegenrichtung der Skoliose verkrümmt sich die Wirbelsäule weniger harmonisch als in jener in Richtung der Konvexität der Skoliose (Abb. 9.3).

Der früher übliche Begriff „infantile Skoliose“ ist v. a. in der angelsächsischen Literatur in den letzten Jahren von Early-Onset-Skoliose abgelöst worden. Die Definition unterscheidet sich in der Altersgrenze, die anfänglich mit fünf Jahren (statt drei Jahren), neuerdings mit zehn Jahren festgelegt wurde, da die charakteristischen Probleme, v. a. auch die Einschränkung der Lungenfunktion, bis zu diesem Alter vorherrschen [10]. Dieser (im Vergleich zu den Adoleszentenskoliosen) seltene Typus ist in 82 % der Fälle thorakal lokalisiert, Jungen sind mit 55 % etwas häufiger betroffen als Mädchen, in 75 % der Fälle ist die Skoliose linkskonvex und oft mit einer Kyphose assoziiert [11]. Beim Säugling gibt eine Asymmetrie des Rippenabgangswinkels nach Mehta von mehr als 20° [9] einen Hinweis darauf, dass es sich nicht um eine benigne Säuglingsskoliose, sondern um einen progredienten Typus handelt.

Eine mögliche Assoziation besteht zwischen der Säuglingsskoliose und einem engen Thorax. Eine radiologische Studie zeigte, dass v. a. bei den progressiven Formen die obere Hälfte des Thorax oft schmaler ist als üblich [12].

Eine Langzeitstudie bei 42 Patienten mit Säuglingsskoliosen, von denen je die Hälfte mit Physiotherapie oder mit Gipskorsett behandelt wurde, zeigte nach mehr als 25 Jahren, dass einerseits keiner dieser Patienten in der Pubertät eine Adoleszentenskoliose entwickelte und anderseits, dass das Gipskorsett gegenüber der Physiotherapie keine Vorteile aufwies. Alle Patienten hatten eine normale Wirbelsäule [13]. Ob eine osteopathische Behandlung gegenüber der üblichen Physiotherapie Vorteile aufweist, ist äußerst umstritten. Viel diskutiert wird in den letzten Jahren v. a. unter Kinderärzten über das KiSS-Syndrom (kopfgelenkinduzierte Symmetriestörung). Dieses soll infolge einer angenommenen Blockade der Gelenke des okzipitozervikalen Übergangs zu frühkindlicher Kopfschiefhaltung und vielfältigen Symptomen führen. Wir sind der Meinung, dass für diese Diagnose keine strukturelle Grundlage vorhanden ist. Der Säugling hat mit dem asymmetrischen tonischen Nackenreflex eine natürliche Tendenz zur Asymmetrie. Diese sollte man nicht pathologisieren [14].

9.5 Syndromische Skoliose

Bei einer Reihe von hereditären Erkrankungen treten schon im Säuglingsalter Verkrümmungen der Wirbelsäule auf. Dies trifft besonders Erbkrankheiten zu, bei welchem das Nervensystem mitbetroffen ist. Bei solchen Patienten fehlt oft die Rumpfkontrolle, sodass sie sich schlecht oder gar nicht aufrecht halten können. Die Patienten kippen in aufrechter Stellung zur Seite oder in eine Kyphose, da sie den steiferen Thorax über der beweglicheren Lumbalwirbelsäule nicht stabilisieren können. Auf diese Art entstehen oft lang gezogene c-förmige Deformitäten mit Apex um den thorakolumbalen Übergang. Zunächst besteht eine dynamische Instabilität, die es den Patienten erschwert, ihren Kopf aufrecht zu halten und die Arme einzusetzen. Diese Instabilität geht zunehmend in eine strukturelle Deformität über. Aber auch bei nicht neurogenen Erkrankungen wie etwa beim Sotos-Syndrom können Skoliosen schon sehr früh auftreten. Systemische Erkrankungen sind deshalb bei Säuglingsskoliosen stets in die differenzialdiagnostischen Erwägungen einzubeziehen.

9.6 Therapieoptionen im ersten Lebensjahr

Die wichtigsten Maßnahmen sind einerseits die entlastende Lagerung des Kopfes, damit die zunehmende Schädeldeformierung vermieden werden kann, anderseits die häufige Anwendung der Bauchlage tagsüber. Die Bauchlage ist die wirksamste Maßnahme gegen die Tonusasymmetrie. Hier kann auch die Physiotherapie nützliche Dienste leisten [13, 15]. Mit ihrer Hilfe kann die Tonusasymmetrie effizient vermindert werden. Wichtig ist auch, dass das Kinderbett so gestellt wird, dass die Mutter sich von der nicht bevorzugten Seite her zum Kind wenden kann und diese Seite entsprechend immer wieder stimuliert wird. Sind die organischen Ursachen der Skoliose ausgeschlossen, so ist die Prognose sehr gut. Wird die Symmetrie des Kindes gefördert, so begradigt sich die Wirbelsäule innerhalb weniger Monate (Abb. 9.4).

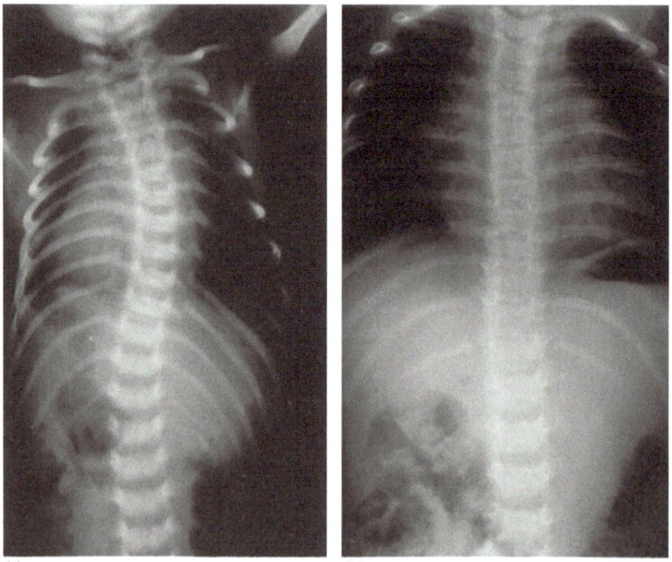

(a) (b)

Abb. 9.4: (a) Röntgenbild der Wirbelsäule bei einem vier Monate alten Säugling mit rechtskonvexer Säuglingsskoliose. (b) Im Alter von neun Monaten ist die Wirbelsäule gerade, sie hat sich spontan begradigt.

Literatur

[1] Collett B, Starr J, Kartin D, Heike C, Berg J, Cunningham M, Speltz M. Development in toddlers with and without deformational plagiocephaly. Arch Pediatr Adolesc Med 2011,165(7),653–658.

[2] Rubio AS, Griffet JR, Caci H, Berard E, El HT, Boutte P. „The moulded baby syndrome: incidence and risk factors regarding 1,001 neonates." Eur J Pediatr 2009,168(5),605–611.

[3] Bialocerkowski A, Vladusic S, Wei Ng C. Prevalence, risk factors, and natural history of positional plagiocephaly: a systematic review. Dev Med Child Neurol 2008,50(8),577–586.

[4] Hutchison B, Hutchison L, Thompson J, Mitchell E. Plagiocephaly and brachycephaly in the first two years of life: a prospective cohort study. Pediatrics 2004,114(4),970–980.

[5] Stücker R. Die mit Plagiozephalus assoziierte Säuglingsasymmetrie. Z Orthop Unfall 2009,147(4),503–510.

[6] McMaster MJ. Infantile idiopathic scoliosis: Can it be prevented? J. Bone Jt Surg. Am. 1983,65(1983),612–617.

[7] Davids JR, Wenger DR, Mubarak SJ. Congenital muscular torticollis: Sequela of intrauterine or perinatal compartment syndrome. J. Ped. Orthop. 1993,13(19),141–147.

[8] Engin C, Yavuz S, Sahin F. Congenital muscular torticollis: is heredity a possible factor in a family with five torticollis patients in three generations? Plast Reconstr Surg 1997,99(4),1147-11-50.

[9] Mehta MH. „The rib-vertebra angle in the early diagnosis between resolving and progressive infantile scoliosis." J. Bone Jt Surg. Br. 1972,54,230–243.

[10] Fletcher ND, Larson AN, Richards BS, Johnston CE. Current treatment preferences for early onset scoliosis: a survey of POSNA members. J Pediatr Orthop 2011,31,326–330.

[11] Fernandes P, Weinstein SL. Natural history of early onset scoliosis. J Bone Joint Surg Am 2007,89,(Suppl 1), 21–33.

[12] Grivas T, Burwell G, Vasiliadis E, Webb J. A segmental radiological study of the spine and rib – cage in children with progressive Infantile Idiopathic Scoliosis. Clin Anatomy 1992,5,272–828.

[13] Diedrich O, von Strempel A, Schloz M, Schmitt O, Kraft C. Long-term observation and management of resolving infantile idiopathic scoliosis a 25-year follow-up. J Bone Joint Surg Br 2002, 84-B, 1030–1035.

[14] Happle C, Wetzke M, Hermann EJ, Krauss JK, Hartmann H, Lucke T. ‚Cases against KiSS': Ein diagnostischer Algorithmus des frühkindlichen Torticollis. Klin Padiatr 2009,221,430–435.

[15] van Vlimmeren LA, Helders PJ, van ALN, Engelbert RH. Diagnostic strategies for the evaluation of asymmetry in infancy-a review. Eur J Pediatr 2004,163,185–191.

Friedrich Herrmann

10 Atemfunktion, Lungen- und Thoraxentwicklung

10.1 Fortschritt und neue Probleme

Der Gasaustausch zwischen Atmosphäre und Alveolen ist im Wesentlichen abhängig von der Funktion des Thorax als Luftpumpe [1]. Die wichtigsten Determinanten für eine suffiziente Ventilation sind neben Größe und Form des Thorax auch dessen Pumpfunktion. Skoliosen und andere Thoraxdeformitäten beeinträchtigen diese Pumpfunktion und führen deshalb häufig zu Störungen der Atmung [2]. Dies ist eine wichtige Motivation für Korrekturmaßnahmen in jedem Lebensalter – auch bei Säuglingen und Kleinkindern. In dieser Altersgruppe spielen Wachstum und Entwicklung von Wirbelsäule und Thorax eine große Rolle und sind deshalb bei operativen Techniken zu berücksichtigen. Dazu gab es in den letzten Jahren einige innovative Entwicklungen [3] mit vielen neuen Fragen: Zur richtigen Indikation, zum optimalen Timing, zu Risiken für Komplikationen und zum Therapieerfolg. Dabei zeigt sich, dass sich die Lungenfunktion postoperativ meist nicht wie erhofft verbessert, sondern in vielen Fällen sogar verschlechtert [4–7].

Andererseits ist eine manifeste oder drohende respiratorische Insuffizienz bei Thoraxdeformitäten heute kein Todesurteil mehr. In den letzten zehn Jahren gab es große Fortschritte bei der Weiterentwicklung der Heimbeatmung. Neue Masken und Maschinen mit adaptiven Beatmungsprogrammen [8] ermöglichen eine nicht invasive Beatmung sogar bei Kleinkindern und schwerstmehrfachbehinderten Patienten, die nicht kooperieren können [9]. Dennoch sollte die Verbesserung der respiratorischen Funktion auch weiterhin ein wichtiges Ziel bei der operativen Behandlung von Thoraxdeformitäten sein.

10.2 Postnatale Entwicklung der Lunge

Zwischen der 36. SSW und der Geburt ist die Entwicklung des Bronchialbaumes abgeschlossen. Die Atemwege sind morphologisch vollständig angelegt. Postnatal nehmen die Bronchien an Länge, Durchmesser und Wandstärke zu [10], je etwa ein Drittel bis zum zweiten Lebensjahr, bis zum zwölften Lebensjahr und in der Pubertät.

Während der Embryonalzeit entwickeln sich aus einem drüsenähnlichen Gewebe Gänge und Aussackungen, die etwa ab der 22. SSW mit spezifischen Epithelzellen (Pneumozyten) ausgekleidet werden und zur Regulation der Oberflächenspannung einen Surfactantfilm erhalten: Die Alveolen. Deren Zahl nimmt bis zur Geburt deutlich zu. Dabei werden in die vorhandenen Aussackungen immer wieder neue Septen

DOI 10.1515/9783110462685-010

mit Pneumozytenepithel und darunterliegenden Kapillaren eingezogen. Jede Alveole hat ein eigenes umgebenes Kapillargeflecht, sodass zwei aneinander liegende Alveolen von zwei Kapillarnetzen getrennt sind. Nach der Geburt bis etwa zum zweiten bis dritten Lebensjahr kommt es zu einer Ausreifung, der sog. mikrovaskulären Maturation [10]. Dabei fusionieren die Kapillarnetze zwischen den Alveolen, sodass Gasvolumen und Compliance der Lunge zunehmen und der Gasaustausch effizienter wird. Die Wandverdünnung erlaubt auch die Anlage von Kollateralen zu benachbarten Alveolen (Kohn-Poren) oder Bronchien (Lambert-Kanäle) als Schutz vor Atelektasenbildung bei einer Bronchialobstruktion [11].

Neuere Daten belegen, dass in den folgenden Lebensjahren parallel zum Lungenwachstum neue Alveolen gebildet werden bis zum vollständigen Abschluss der Lungenentwicklung, also etwa bis zum 21. Lebensjahr [12–14]. Ob diese Tatsache auch bei einer Volumenzunahme der Lunge nach einer Korrekturoperation eine Rolle spielt, ist derzeit noch unklar [10].

10.3 Thoraxentwicklung

Beim Neugeborenen sind Größe, Form und Compliance des Thorax für die Passage durch den engen Geburtskanals optimiert. Die Funktion verbessert sich in den folgenden Jahren durch rasche Größenzunahme und Reifung. Dabei verläuft die Größenentwicklung von Körperlänge, Brustwirbelsäule und Thoraxumfang parallel. Die Größenzunahme ist im ersten Lebensjahr am schnellsten. Sie verlangsamt sich etwas bis zum fünften Lebensjahr, dann sind etwa zwei Drittel der Endgröße erreicht. Vom fünften bis zum zehnten Lebensjahr folgt eine ruhige Phase mit konstanter Wachstumsgeschwindigkeit. In der Pubertät gibt es dann noch einmal einen Wachstumsschub für die restlichen 25 % der Endgröße [15] (siehe synoptische Darstellung der Verlaufskurven in Abb. 10.1). Diese Wachstumsdynamik hat folgende Konsequenzen für die Praxis:

1. Je früher sich Thoraxdeformitäten manifestieren, desto größer sind die Auswirkungen auf die weitere Entwicklung. Das gilt v. a. für die ersten fünf Lebensjahre. Ähnlich gravierende Auswirkungen können auch operative Eingriffe in diesem Alter haben [16].
2. In den Phasen mit großer Wachstumsgeschwindigkeit, also in den ersten Lebensjahren und in der Pubertät, können Fehlbildungen rasch zunehmen. Andererseits bieten diese Phasen ein großes Potenzial an Korrekturmöglichkeiten durch wachstumsfreundliche Operationstechniken [17].

Für die Ventilation ist nicht nur die Größe des Thorax wichtig, sondern auch die Form, die Dehnbarkeit und die muskuläre Funktion. In den ersten Lebensjahren ist der Thorax knorpeliger und weicher, die Compliance somit größer. Somit bietet er weniger Relaxation bei der Exspiration und deformiert sich bei forcierter Inspiration, es zeigen

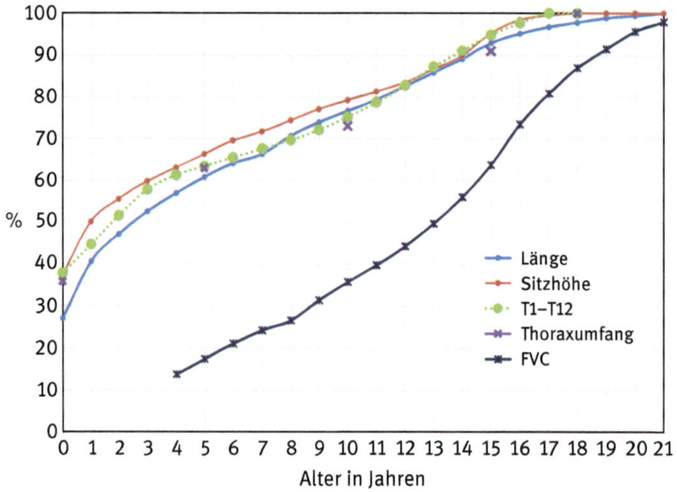

Abb. 10.1: Entwicklung von Länge, Sitzlänge, thorakaler Wirbelsäule und Thoraxumfang im Vergleich zur Lungenfunktion bei gesunden, nordeuropäischen Jungen. Prozentualer Anteil am Median der jeweiligen Endgröße in Abhängigkeit vom Alter. Nach Daten aus [15, 33, 34]. Die Größenentwicklung der anatomischen Strukturen verläuft parallel in verschiedenen Phasen. Die Entwicklung der Lungenfunktion – am Beispiel der forcierten Vitalkapazität (FVC) – verläuft deutlich langsamer.

Tab. 10.1: Entwicklung von Lunge und Thorax: Form und Funktion.

	Säugling/Kleinkind	**Schulkind/Erwachsener**
Compliance des Thorax	Größer: weicher, knorpeliger Thorax → wenig Relaxation bei Exspiration, Deformation bei forcierter Inspiration (= Einziehungen)	Geringer: fester, mehr Knochen, federt bei Exspiration gut zurück, bietet Widerstand bei forcierter Inspiration
Compliance der Lunge	Geringer: Lunge kompakter, Oberflächenspannung höher	Größer: mehr Alveolen, Lunge stärker belüftet
Thoraxform	Schmaler, runder	Breiter, oval
Rippenstellung	Flacher	Steiler (effektivere Hebelwirkung der Interkostalmuskulatur)
Zwerchfellkuppel	Flacher	Höher, steiler (effektivere Pumpwirkung bei Inspiration)

sich sog. Einziehungen. Die Lunge ist kompakter und weniger belüftet, d. h., die Dehnbarkeit der Lunge ist geringer, was die Atemarbeit erhöht. Der Thorax ist runder und schmaler, die Rippen stehen flacher, sodass die Hebelwirkung der Interkostalmuskeln geringer ist. Auch die Zwerchfellkuppeln sind flacher, sodass die Pumpwirkung geringer ist. Diese ungünstigen Bedingungen für die Ventilation sind der Hauptgrund für die hohe Morbidität durch Infekte der unteren Atemwege mit respiratorischer Insuffizienz in den ersten Lebensjahren. Das gilt insbesondere, wenn durch Thoraxdefor-

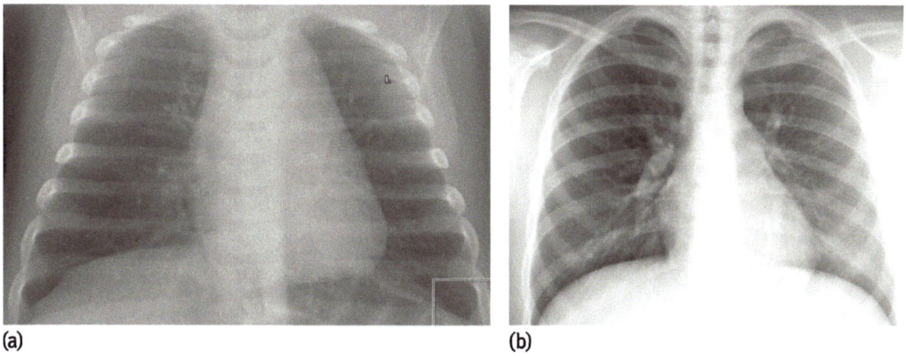

Abb. 10.2: Vergleich der Röntgenthoraxbilder vom Neugeborenen (a) und vom Jugendlichen (14-jähriger Junge, b). Beim Neugeborenen ist der Brustkorb runder, die Rippen stehen flacher, die Zwerchfellkuppel ist niedriger.

mitäten in diesem Alter die ungünstigen anatomischen Bedingungen verstärkt werden. In den folgenden Jahren kommt es langsam zu einer Optimierung durch Reifung (Tab. 10.1 und Abb. 10.2). Diese Entwicklung von Form und Funktion verläuft deutlich langsamer als die Größenentwicklung, wie die Zunahme der forcierten Vitalkapazität (FVC) als Globalmarker der Lungenfunktion in Abhängigkeit vom Alter verdeutlicht (siehe Abb. 10.1). Der Abschluss liegt zwischen dem 21. und 25. Lebensjahr, dem Zeitpunkt mit der besten Lungenfunktion [34].

10.4 Thorax und Atmung

Als Ventilation bezeichnet man die Belüftung der Lunge für den Gasaustausch von O_2 und CO_2 in den Alveolen. Dazu wird bei der Inspiration der Thoraxraum vergrößert, es entsteht ein Sog, sodass Luft in die Alveolen strömt. Bei der Exspiration wird die Luft durch Druck wieder aus dem Brustkorb befördert. In- und Exspiration werden im Wesentlichen unwillkürlich durch das Atemzentrum geregelt und dem Bedarf an O_2-Aufnahme und CO_2-Abgabe angepasst. Dieser Bedarf ist sehr variabel: minimal im Tiefschlaf, maximal beim Leistungssport, aber auch bei Krankheitszuständen wie fieberhaften Infekten. Damit die Druckschwankungen bei der Ventilation Luft bewegen können, muss der Thorax möglichst stabil sein. Andererseits sollte er für die erforderlichen Volumenänderungen bei der Inspiration und für die Rückstellkräfte zur Unterstützung der Exspiration möglichst elastisch sein. Stabilität geben knöcherne Elemente wie Wirbelsäule, Rippen und Brustbein; Elastizität ermöglichen gelenkige Verbindungen und Muskulatur. Das Zusammenspiel von diesen festen und elastischen anatomischen Elementen ist während des Atemzyklus optimal aufeinander abgestimmt. Es kann durch Fehlbildungen aber auch durch operative Eingriffe nachhaltig gestört werden.

Bei der Inspiration in Ruhe wird der Unterdruck im Thorax hauptsächlich durch die tiefertretenden Zwerchfellmuskeln erzeugt. Die Interkostalmuskeln dienen der Stabilisierung. Bei Anstrengung werden diese zusätzlich zur Thoraxerweiterung wirksam. Von außen können Hilfsmuskeln von Kopf, Schulter und Wirbelsäule (Musculi sternocleidomastoidei, pectorales und scaleni) die Rippen anheben. Die Exspiration in Ruhe erfolgt rein passiv durch die elastischen Retraktionskräfte von Lunge und Thorax. Bei Anstrengung können zusätzlich die Bauchmuskeln die Rippen herabziehen und die Bauchorgane mit dem Zwerchfell nach oben drängen [18].

10.5 Thoraxdeformitäten und Beeinträchtigung der Atmung

Thoraxdeformitäten bilden eine sehr inhomogene Gruppe mit unterschiedlichsten Erkrankungen [19]. Sie können angeboren oder erworben sein, sie können idiopathisch auftreten oder Teil einer Systemerkrankung oder eines Syndroms sein [20]. Deshalb sind häufig Probleme mit anderen Organen, z. B. ZNS, Herz oder Niere assoziiert. Zudem ist das Alter beim Auftreten erster Veränderungen und deren Progredienz sehr variabel.

Die Einschränkung der Ventilation durch eine Thoraxdeformität wird Thorax-Insuffizienz-Syndrom genannt [21]. Die Auswirkung der Deformität auf die Ventilation lässt sich nur schwer prognostizieren. Denn die zugrunde liegende Erkrankung und die Veränderungen in der Bildgebung (z. B. Cobb-Winkel oder Lungenvolumen) sind nur locker mit einer respiratorischen Einschränkung korreliert [22], [23]. Das Spektrum reicht von einer normalen Lungenfunktion bis hin zur respiratorischen Globalinsuffizienz bei ein- und derselben nosologischen Entität. Folgende Risikofaktoren führen häufig zu einer respiratorischen Insuffizienz:

1. Rippenfusionen, abhängig von der Anzahl, unabhängig von der Lokalisation [2];
2. neuromuskuläre Grunderkrankungen [20] und
3. frühe Manifestation (early onset scoliosis) und rasche Progredienz [19].

Die meisten dieser Erkrankungen führen zu einer restriktiven Ventilationsstörung, die durch eine Abnahme der Compliance des Thorax und eine Abnahme der forcierten Vitalkapazität (FVC) [20] charakterisiert ist. Dadurch wird die Atmung flacher und schneller, die Atemarbeit nimmt zu. Dies kann in einem variablen Bereich zunächst ohne klinische Auswirkungen toleriert werden. Eine weitere Zunahme führt dann zu einer Gedeihstörung und beeinträchtigt den Schlaf. Hypoxie tritt zunächst nachts auf, tagsüber ist die Belastbarkeit eingeschränkt. Durch Husteninsuffizienz kommt es vermehrt zu Bronchitiden und Pneumonien, die die respiratorischen Probleme weiter aggravieren. In den ersten Lebensjahren sind diese Verläufe wegen der ungünstigen anatomischen Bedingungen besonders progredient. Am Ende führt die respiratorische Globalinsuffizienz in den Tod [24]. Solche Verläufe lassen sich nur durch den Einsatz atemunterstützender Maßnahmen vermeiden.

10.6 Beurteilung der Lungenfunktion

Im Zentrum der orthopädischen Diagnostik stehen bildgebende Verfahren. Computergestützte 3-D-Rekonstruktion von CT und MRT-Bildern – am besten in maximaler In- und Expiration – liefern exakte Daten zur Form des Thorax und zum Lungenvolumen. Diese geben allerdings nur eine grobe Abschätzung für eine mögliche respiratorische Beeinträchtigung [2, 22]. Lungenfunktionsmessungen (Spirometrie, Bodyplethysmografie) sind mitarbeitsabhängig und bei kooperativen Patienten erst ab vier (bis sechs) Jahren möglich. Dabei hat sich die forcierte Vitalkapazität (FVC) als Leitindex etabliert und ist Zielgröße in vielen klinischen Studien. Wie oben gezeigt (Kapitel 4) ist die FVC nur locker mit respiratorischen Problemen korreliert. Um diese frühzeitig zu erfassen, müssen deshalb zusätzliche Merkmale regelmäßig im Verlauf untersuchen werden [25]. Eine gründliche Anamnese liefert oft erste Hinweise: Schlechtere Belastbarkeit im Alltag, Hinweise auf nächtliche Hypoxie wie z. B. Tagesmüdigkeit, Kopfschmerzen oder Konzentrationsstörungen, Hinweise auf Husteninsuffizienz bei rezidivierenden Bronchitiden und Pneumonie. Bei der körperlichen Untersuchung ist in diesem Zusammenhang der Ernährungsstatus (Body-Mass-Index, BMI) von Bedeutung. Wichtige Parameter sind auch Atemfrequenz und Atemmuster sowie SO_2 und pCO_2 in Ruhe und ggf. unter Belastung. Ein sensitiver Marker für Atemprobleme ist die Messung von SO_2 und pCO_2 im Schlaf, z. B. im Rahmen einer Polysomnografie [1, 25, 26].

Je nach Auffälligkeiten müssen diese Untersuchungsergebnisse für spezielle Fragestellungen durch Laboruntersuchungen, Echokardiografie, Lungenperfusionsmessung und andere Bildgebung ergänzt werden.

10.7 Korrekturoperationen und Ventilation

Es gibt nur wenige Studien, die den Einfluss einer Korrekturoperation auf die Lungenfunktion systematisch untersuchen [20]. Die meisten Studien evaluieren den Einfluss des VEPTR bei kooperativen Kindern, die älter als sechs Jahre sind, auf die FVC, siehe Zusammenstellung Tab. 10.2. Die publizierten Kollektive unterscheiden sich in Alter, Erkrankungen, operativer Technik und Operationszeitpunkt. Unbehandelte Kontrollgruppen oder Vergleiche zwischen Operationsmethoden fehlen. Trotz dieser Limitierungen zeigen alle Studien, dass sich die Lungenfunktion postoperativ häufig verschlechtert. Immerhin zeigte Motoyama in einer Langzeitstudie über drei Jahre, dass die FVC im Verlauf wieder ansteigt [27], wenn auch geringer als im Vergleich zur Normalpopulation. Man kann vermuten, dass dieser Anstieg ein Erfolg der operativen Behandlung ist, auch wenn – aus ethischen Gründen – eine Kontrollgruppe zum Beweis fehlt.

Tab. 10.2: Studien zum Einfluss des VEPTR auf die Lungenfunktion.

Autor	Jahr	N	Alter	Erkrankungen	Ergebnis
Campbell RM [32]	2004	27	1–10 Jahre	Severe congenital scoliosis, fused ribs	(6 Jahre Follow-up, letzte Messung:) Operation < 2 Jahre: FVC 58 % Operation > 2 Jahre: FVC 44 %
Mayer OH [6]	2009	53	5–15 Jahre	CCCW, PSD	FVC-Abfall: 61,5 → 54,3 %
Motoyama EK [28]	2009	24	1,8–10,8 Jahre	Spondylothoric dysplasia	FVC-Abfall: 72 % → 66 % Operation < 6 Jahre: Δ + 14, 5 %/Jahre Operation > 6 Jahre: Δ + 6, 5 %/Jahre
Gadepalli SK [5]	2011	26	10 Monate bis 14 Jahre	TIS	Lungenvolumen (CT): keine Verbesserung
Redding GJ [7]	2011	10	< 3 Jahre	EOS	FVC: keine signifikante Änderung

CCCW: congenital constricted chest wall syndrome; PSD: progressive spinal disorder; TIS: thoracic insufficiency syndrome; EOS: early onset scoliosis, FVC: forcierte Vitalkapazität.

Es gibt verschiedene Erklärungsversuche:

1. Bei der Planung einer Operation steht die Rekonstruktion der knöchernen Elemente im Vordergrund. Operationsziele sind nach Campbell [17]: Erstens Größengewinn, zweitens Wiederherstellung der Form und erst an dritter Stelle die Verbesserung der Funktion.
2. Nach einer operativen Instrumentierung wird der Thorax starrer, die Compliance nimmt um durchschnittlich 44 % deutlich ab [28].
3. Der Ansatz des VEPTR an den Rippen ist problematisch, da Rippenfusionen mit einem höheren Risiko für pulmonale Probleme einhergehen [2].
4. Die FVC als Zielgröße korreliert nur locker mit respiratorischen Problemen. Surrogatmarker wie Gewichtsentwicklung, Leistungsfähigkeit und Lebensqualität sind bislang kaum untersucht [29].

10.8 Konsequenzen und Ausblick

Solange die aufgezeigten respiratorischen Probleme nicht überwunden sind, ist es wichtig, die respiratorische Leistungsfähigkeit der Patienten engmaschig zu kontrollieren und zwar prä- und postoperativ jeweils im Verlauf. Bildgebung und Lungenfunktion sind dazu alleine nicht ausreichend [1, 26]. Anamnestische Hinweise auf nächtliche Atemprobleme können mit nächtlichen Aufzeichnungen von SO_2 und pCO_2 objektiviert werden, z. B. im Rahmen einer Polysomnografie. So kann eine drohende oder manifeste respiratorische Insuffizienz frühzeitig erfasst werden und ggf. atemunterstützende Maßnahmen etabliert werden, möglicherweise schon vor einer Operation.

Bei der Planung einer Operation und bei der Entwicklung von neuen Operationstechniken sollte die respiratorische Funktion des Thorax eine größere Rolle spielen, ggf. auf Kosten von Größengewinn und Formkorrektur. Die Compliance des Thorax sollte möglichst wenig beeinträchtigt werden, im Idealfall sogar verbessert werden. Möglicherweise gelingt es in Zukunft durch den Einsatz von elastischen Materialien [30], wie z. B. karbonfaserverstärktem Kunststoff, die elastischen Rückstellkräfte des Thorax zu verbessern und damit die Atmung zu unterstützen.

Thoraxdeformitäten sind selten, das Krankengut ist sehr inhomogen mit vielen seltenen und komplexen Syndromen und vielen Komorbiditäten. Bei den therapeutischen Optionen gibt es verschiedene Varianten zu Technik und Operationszeitpunkt. Deshalb sind die publizierten Fallserien oft zu klein, um daraus belastbare Ergebnisse abzuleiten. Bei der Überwindung dieses Problems könnte das Modell „Kinderkrebsregister" in Deutschland helfen [31]: Die orthopädischen Zentren sammeln ihre Daten in einem zentralen Register. Jedes Zentrum betreut mindestens eine Studie zu einem bestimmten Thema, z. B. zu einer Erkrankung oder zu einer operativen Technik. Die anderen Zentren nehmen mit ihren Patienten an diesen Studien teil. Was in der Kinderonkologie große Fortschritte bewirkt hat, könnte auch die Forschung in der Behandlung von Thoraxdeformitäten voranbringen. Erste Ansätze finden sich im Aufbau der Growing Spine Study Group (https://www.growingspine.org/research) und der Chest Wall and Spine Deformity Study Group (http://childrensspinefoundation.org/) [19].

Literatur

[1] Praud JP, Redding GJ, Farmer M. Chest Wall and Respiratory Muscle Disorders. In: Kendig and Chernick's Disorders of the Respiratory Tract in Children, 8th edn., Saunders, Philadelphia, 2012, 631–646.

[2] Xue X, Shen J, Zhang J et al. An analysis of thoracic cage deformities and pulmonary function tests in congenital scoliosis. Eur Spine J 2015,24,1415–1421.

[3] Dede O, Demirkiran G, Yazici M. 2014 Update on the ‚growing spine surgery' for young children with scoliosis. Curr Opin Pediatr 2014,26,57–63.

[4] Emans JB, Caubet JF, Ordonez CL, Lee EY, Ciarlo M. The treatment of spine and chest wall deformities with fused ribs by expansion thoracostomy and insertion of vertical expandable prosthetic titanium rib: growth of thoracic spine and improvement of lung volumes. Spine 2005,30(17 Suppl),58–68.

[5] Gadepalli SK, Hirschl RB, Tsai WC et al. Vertical expandable prosthetic titanium rib device insertion: does it improve pulmonary function? J Pediatr Surg 2011,46,77–80.

[6] Mayer OH, Redding G. Early changes in pulmonary function after vertical expandable prosthetic titanium rib insertion in children with thoracic insufficiency syndrome. J Pediatr Orthop 2009,29,35–38.
[7] Redding GJ, Mayer OH. Structure-respiration function relationships before and after surgical treatment of early-onset scoliosis. Clin Orthop Relat Res 2011,469,1330–1334.
[8] Kelly JL, Jaye J, Pickersgill RE, Chatwin M, Morrell MJ, Simonds AK. Randomized trial of ‚intelligent' autotitrating ventilation versus standard pressure support non-invasive ventilation: Impact on adherence and physiological outcomes. Respirology 2014,19,596–603.
[9] Castro Codesal ML, Featherstone R, Martinez Carrasco C, et al. Long-term non-invasive ventilation therapies in children: a scoping review protocol. BMJ Open, 2015,8,e008697. doi:10.1136/bmjopen-2015–008697.
[10] Schittny JC. Strukturelle Entwicklung – von der Anlage zur adulten Lunge. In: von Mutius E et al. Hsrg., Pädiatrische Pneumologie, 3. Aufl., Springer, Berlin Heidelberg, 2013, 4–15.
[11] Reichberger F, Mayer K, Walmrath HD. Grundlagen von Ventilation, Perfusion und Diffusion. In: Bein T, Pfeifer M (Hrsg.) Intensivbuch Lunge, 2. Aufl., Medizinisch Wissenschaftliche Verlagsgesellschaft, Berlin, 2010, 1–24.
[12] Hyde DM, Blozis SA, Avdalovic MV, et al. Alveoli increase in number but not size from birth to adulthood in rhesus monkeys. Am J Physiol Lung Cell Mol Physiol 2007,293,L570–579.
[13] Schittny JC, Mund SI, Stampanoni M. Evidence and structural mechanism for late lung alveolarization. Am J Physiol Lung Cell Mol Physiol 2008,294,L246–254.
[14] Narayanan M, Owers-Bradley J, Beardsmore CS, et al. Alveolarization continues during childhood and adolescence: new evidence from helium-3 magnetic resonance. Am J Respir Crit Care Med 2012,185,186–191.
[15] Dimelgio A, Canavese F, Bonnel F. Normal Growth of the Spine and Thorax. In: Akbarnia BA, Yazici M, Thompson GH. The Growing Spine, 2nd edn., Springer, Berlin Heidelberg, 2016, 47–81.
[16] Karol LA. Early definitive spinal fusion in young children: what we have learned. Clin Orthop Relat Res 2011,469,1323–1329.
[17] Campbell RM Jr. VEPTR: past experience and the future of VEPTR principles. Eur Spine J 2013,22 Suppl 2,S106–117.
[18] Fuchs O, Fuchs S. Funktionelle Entwicklung der Lunge. In: von Mutius E et al. Hsrg., Pädiatrische Pneumologie, 3. Aufl., Berlin Heidelberg, Springer, 2013, 17–41.
[19] Yang S, Andras LM, Redding GJ, Skaggs DL. Early-Onset Scoliosis: A Review of History, Current Treatment, and Future Directions. Pediatrics 2016,137,1–12.
[20] Koumbourlis AC. Chest wall abnormalities and their clinical significance in childhood. Paediatr Respir Rev 2014,15,246–254.
[21] Campbell RM Jr, Smith MD, Mayes TC et al. The characteristics of thoracic insufficiency syndrome associated with fused ribs and congenital scoliosis. J Bone Joint Surg Am 2003,85,399–408.
[22] Dreimann M, Hoffmann M, Kossow K, Hitzl W, Meier O, Koller H. Scoliosis and chest cage deformity measures predicting impairments in pulmonary function: a cross-sectional study of 492 patients with scoliosis to improve the early identification of patients at risk. Spine 2014,39,2024–2033.
[23] Glotzbecker M, Johnston C, Miller P et al. Is there a relationship between thoracic dimensions and pulmonary function in early-onset scoliosis? Spine 2014,39,1590–1595.
[24] Pehrsson K, Larsson S, Oden A, Nachemson A. Long-term follow-up of patients with untreated scoliosis. A study of mortality, causes of death, and symptoms. Spine 1992,17,1091–1096.
[25] Redding GJ. Thoracic Insufficiency Syndrome. In: Akbarnia BA, Yazici M, Thompson GH. The Growing Spine, 2nd edn., Springer, Berlin Heidelberg, 2016, 83–93.

[26] Trachsel D., Hasler CC. Fehlbildungen von Zwerchfell und Thoraxskelett. In: von Mutius E et al. Hsrg., Pädiatrische Pneumologie, 3. Aufl., Berlin Heidelberg, Springer, 2013, 383–397.
[27] Motoyama EK, Deeney VF, Fine GF et al. Effects on lung function of multiple expansion thoracoplasty in children with thoracic insufficiency syndrome: a longitudinal study. Spine 2006,31,284–290.
[28] Motoyama EK, Yang CI, Deeney VF. Thoracic malformation with early-onset scoliosis: effect of serial VEPTR expansion thoracoplasty on lung growth and function in children. Paediatr Respir Rev 2009,10,12–17.
[29] Park HY, Wright JG, Vitale MG. Outcomes in Children with Early-Onset Scoliosis. In: Akbarnia BA, Yazici M, Thompson GH. The Growing Spine, 2nd edn., Springer, Berlin Heidelberg, 2016, 909–937.
[30] Snyder B, Campbell RM, St. Hilaire T. Relevant Biomechanics to Growth Modulation. In: Akbarnia BA, Yazici M, Thompson GH. The Growing Spine, 2nd edn., Springer, Berlin Heidelberg, 2016, 31–45.
[31] Kaatsch P. Deutsches Kinderkrebsregister: Eine international angesehene Datenquelle. Dtsch Arztebl 2005,102,A-1421–1422.
[32] Campbell RM Jr, Smith MD, Mayes TC et al. The effect of opening wedge thoracostomy on thoracic insufficiency syndrome associated with fused ribs and congenital scoliosis. J Bone Joint Surg Am 2004,86,1659–1674.
[33] Reinken L, van Oost G. Longitudinale Körperentwicklung gesunder Kinder von 0 bis 18 Jahren. Klin. Pädiatr 1992,204,129–133.
[34] Quanjer PH, Stanojevic S, Cole TJ et al. Multi-ethnic reference values for spirometry for the 3–95-yr age range: the global lung function 2012 equations. Eur Respir J 2012,40,1324–1343.

Thomas Wirth

11 Die idiopathische Early-Onset-Skoliose – konservative Behandlung

11.1 Einführung

Die nicht operative Behandlung der Early-Onset-Skoliose (EOS) kann singulär oder in verschiedenen Kombinationen, aber auch nacheinander durch Krankengymnastik, serielle Redressionen mit Rumpfgipsen, durch geeignete Korsette oder auch unter Anwendung der Halotraktion durchgeführt werden. Krankengymnastische Behandlungsverfahren werden selten als alleinstehende Therapiemethode eingesetzt, sondern meist in Kombination mit der Korsetttherapie, der Halotraktion oder im Intervall zwischen Episoden einer Rumpfgipsserie verwendet. In einer Umfrage unter den Mitgliedern der Paediatric Orthopaedic Society of North America (POSNA) benutzten 89,1 % ein Korsett, 62 % den Rumpfgips und 27 % die Halotraktion als Methode der konservativen Therapie [8]. Über die Anwendung der Krankengymnastik fanden sich in dieser Erhebung keine Daten.

Dieses Kapitel beschäftigt sich im Folgenden mit den Indikationen und Erfolgsaussichten dieser Modalitäten der konservativen Therapie bei der idiopathischen EOS.

11.2 Krankengymnastik

Grundsätzlich können folgende krankengymnastische Techniken in der Therapie der idiopathischen EOS eingesetzt werden: Krankengymnastik auf neurophysiologischer Grundlage nach Vojta oder Bobath, Krankengymnastik nach Katharina Schroth, Techniken der manuellen Therapie oder eine Kombination aus diesen Verfahren. Die neurophysiologischen Techniken eignen sich besonders in der Therapie jüngerer Kinder, die anderen können bei älteren Patienten verwendet werden. Während man in internationalen Stellungnahmen zur Therapie der idiopathischen EOS kaum Hinweise auf die Wirkung der Krankengymnastik findet [9], haben Diedrich und Mitarbeiter Kriterien für eine erfolgreiche physiotherapeutische Behandlung beschrieben [7]. Als Voraussetzungen für eine erfolgreiche Therapie der Skoliose zeigten sich ein relativ moderater Krümmungswinkel von durchschnittlich 17±9,5 Grad und eine vertebrale Rippenabgangswinkeldifferenz (RVAD) von < 20°. Die Ergebnisse wurden in dieser Arbeit einer Gipsbettredressionsbehandlung gegenübergestellt, die keine Vorteile zeigte.

DOI 10.1515/9783110462685-011

11.3 Serielle Gipsredression

Die Applikation eines korrigierenden Rumpfgipses ist an bestimmte Voraussetzungen geknüpft. Klassischerweise werden die erstmals von Risser beschriebenen korrigierenden Rumpfgipse in speziellen Gipsrahmen, die über Zug und Gegenzug die Korrektur der Krümmung herbeiführen, angelegt. Neben dem Risser-Tisch können ein Cotrel-Rahmen oder ein Oxford-Tisch benutzt werden. Allerdings kann man die Rumpfgipse auch auf einem konventionellen Tisch mit Zusatzeinrichtung für Beckenbeingipse unter manuellem Zug sehr gut fertigen (Abb. 11.1). Am besten verwendet man einen Light-Cast-Kunststoffgipsverband, den man unter dosiertem, manuellem Zug gut anmodelliert [19]. Die manuelle Derotation der Skoliose durch sanften Druck knapp unterhalb des Krümmungsscheitels stellt das wesentliche korrigierende Element bei dieser Technik dar. Eine verbesserte Modifikation kombiniert als EDF-Therapiegips, Traktion mit Derotation und Flexion [5] wurde später durch das Prinzip der seriellen Gipsredression [13, 14] weiter optimiert. Die Applikation des Gipses unter Allgemeinanästhesie und gleichzeitiger Gabe von Muskelrelaxanzien zeigte die besten Ergebnisse [3]. Sehr wichtig ist es, die nötigen Räume zur Korrektur zu schaffen, indem man den Gips an bestimmten Stellen ausschneidet. Die Behandlungsdauer beträgt je nach Alter des Kindes zweimal vier oder zweimal sechs Wochen, bevor eine Therapiepause von drei bis sechs Monaten gestattet wird. An dieser Stelle muss aber erwähnt werden, dass es keine allgemein gültige Vorgehensweise gibt, sondern verschiedene Therapieschemata im Umlauf sind, oft auf der persönlichen Erfahrung des Behandlers fußend.

Die serielle Gipsredressionstherapie ist besonders gut geeignet für die Behandlung sehr junger Kleinkinder mit idiopathischer EOS (Abb. 11.2). Nicht idiopathische EOS schneiden in den Ergebnissen dieser Behandlungsmethode deutlich schlechter ab und haben ein größeres Risiko, eine operative Intervention zu benötigen [1]. Mit der seriellen Gipsredression können idiopathische EOS ausgeheilt werden. Mehta [13]

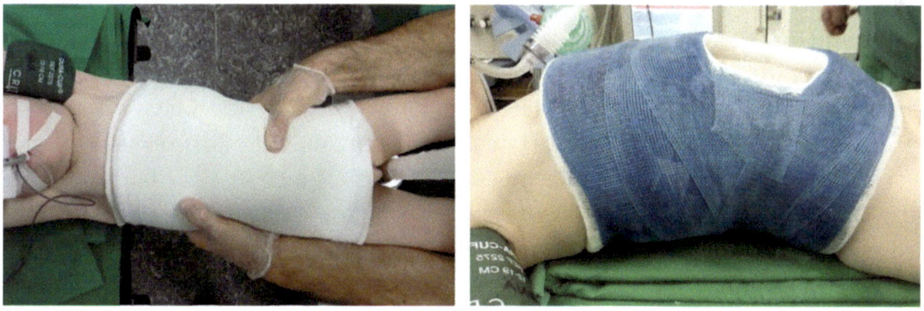

(a) (b)

Abb. 11.1: Therapiegipsanlage in Allgemeinnarkose als Traktion-Derotations-Flexions-Gips. (a) Polsterung und (b) fertiggestellter Gips.

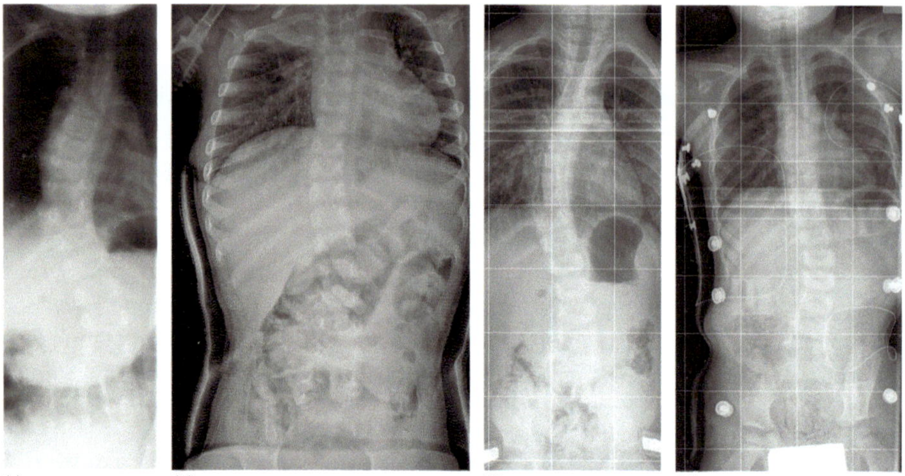

(a) (b) (c) (d)

Abb. 11.2: Verlauf einer Gipstherapiebehandlung bei einem Patienten mit idiopathischer EOS: erster Therapiegips mit 23 Monaten. (a) Ausgangssituation, (b) Korrektur im Gips. Weiterführung der Therapie im Korsett, (c) vor und (d) nach Korsettanpassung. Verlauf über zwei Jahre.

hat den vertebralen Rippenabgangswinkel als prognostischen Faktor beschrieben und den Schwellenwert der Rippenabgangswinkeldifferenz, der die Prognose auf eine vollständige Auflösung der Skoliose eröffnet, mit 20° bestimmt. Weitere Kriterien für günstige Resultate mit dieser Methode sind ein früher Therapiebeginn oder ein geringerer Krümmungswinkel. Es zeigte sich, dass ein Therapiebeginn unter 20 Monaten und ein Cobb-Winkel < 60° günstige prognostische Faktoren darstellen [14, 16]. Dies wurde auch durch Iorio et al. [12] bestätigt, die über bessere Ergebnisse bei einem Behandlungsbeginn vor dem 18. Lebensmonat berichteten. Sie fanden zudem einen Einfluss des Body-Mass-Index (BMI), indem mit jedem Anstieg des BMI um eine Einheit eine 2,38-fache Chance auf Verbesserung der Ausgangskrümmung bestand. Kinder, die eine anhaltende Korrektur des Krümmungswinkels erreichten, fielen durch eine Verbesserung der fokalen Deformität und des konvex-zu-konkav Größenverhältnisses des +1 und −1 apikalen Wirbelkörpers auf [11]. In dieser Studie sprachen 11 % nicht auf den Therapiegips an, 9 % wurden operiert. Eine weitere Rolle spielen die vertebrale Rippenabgangswinkeldifferenz und der Rotationsindex nach Nash und Moe [13, 14]. Ein RVAD von unter 30° weist bessere Verläufe auf, außer bei initialen Doppelkrümmungen [16]. In einer Untersuchung von Trobisch et al. [18] war lediglich der Krümmungswinkel bei Therapiebeginn als signifikantes prognostisches Kriterium zu identifizieren, während Geschlecht, Alter und RVAD keine Bedeutung erlangten. Die Komplikationen der seriellen Gipsredression liegen in einer potenziellen Entstehung von Druckstellen, die nur sehr selten zu einer vorzeitigen Beendigung der

Behandlung führen. Außerdem kommt es zu einer Erhöhung des maximalen inspiratorischen Drucks (peak inspiratory pressure, PIP), die mit Anlegen eines Gipsfensters zwar verbessert aber nicht normalisiert werden kann. Bei Kindern mit Atemfunktionsstörungen muss dies berücksichtigt werden [6].

Die serielle Gipsredression kann aber auch noch einen anderen Zweck erfüllen. Eventuell erforderliche operative Maßnahmen können durch diese Behandlungsform um durchschnittlich 39 ± 25 Monate aufgeschoben werden, wobei hier auch nicht idiopathische EOS einbezogen wurden [10].

11.4 Korsetttherapie

Die Therapie einer idiopathischen EOS mit einem Korsett kann ab einem Krümmungswinkel von 20–25° indiziert werden. Im Vergleich zur Gipsredression scheint die Korsettbehandlung alle Vorteile auf ihrer Seite zu vereinen: gute Korrektur, abnehmbar, erhöhter Behandlungskomfort. Trotzdem stellt sich die Frage, welche Bedeutung eine solche Korsetttherapie als alleinige redressierende konservative Therapiemethode für die idiopathische EOS hat.

Die Antwort liefert eine vergleichende Studie, die die Therapieformen Therapiegips, Korsett und das VEPTR-Verfahren einander gegenüberstellen. Es zeigte sich, dass mit der Korsetttherapie eine Korrektur von durchschnittlich 51,2 % [17] erreicht werden konnte. Die beiden anderen Verfahren brachten bessere Therapierfolge mit sich: Mit der Gipsredression konnte um 59 % und mit dem VEPTR-Verfahren um 33,2 % korrigiert werden. Die Ausgangspunkte waren jedoch unterschiedlich. Die Patienten, die ein Korsett bekamen, wiesen die geringeren Ausgangskrümmungswinkel und die größte Flexibilität auf, gefolgt von den Therapiegipspatienten, dann von der VEPTR-Gruppe [17]. Während in der Therapiegipsgruppe kein Patient eine chirurgische Therapie benötigte, war die Korsetttherapie nur in 47 % der Patienten effektiv. Deshalb raten die Autoren nur bei initialen Krümmungswinkeln unter 30° und hoher Flexibilität der Skoliose zur Korsettbehandlung. Eine französische Arbeitsgruppe berichtet über eine Erfolgsrate von 67 % bei nächtlicher Korsettapplikation, wenn die Kinder jünger als fünf Jahre bei Therapiebeginn waren. Die initialen Cobb-Winkel betrugen 22–40°, im Mittel 31°. In 33 % der Fälle musste ein Therapieversagen konstatiert werden, jedoch wurde nur ein Patient von insgesamt 33 Kindern operiert [15].

Unsere eigenen Erfahrungen mit der Korsetttherapie bei Kindern mit idiopathischer EOS zeigen eine begrenzte Anwendbarkeit bei Kleinkindern unter drei Jahren und eine limitierte Langzeitwirksamkeit. Wir konnten in keinem Fall eine vollständige Heilung einer idiopathischen EOS durch ein Korsett beobachten, wie es oft nach der Gipsredression berichtet wurde [14]. Trotzdem ist die Korsettbehandlung für die idiopathische EOS-Therapie ein valides Verfahren, das am besten mit der Gipsredression als intermittierendes Mittel abwechselnd angewendet werden sollte (Abb. 11.3). Als alleinstehendes Therapieverfahren ist die Wirkung des Korsetts in der Behandlung der idiopathischen EOS begrenzt.

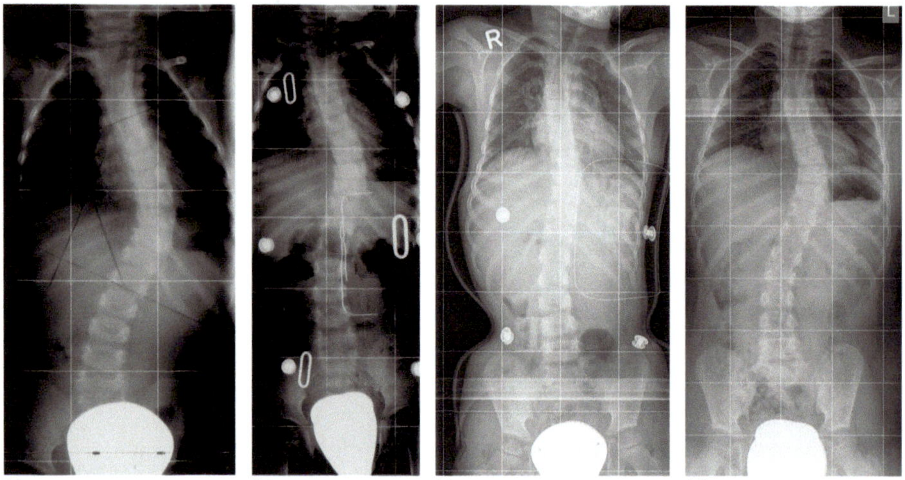

(a) (b) (c) (d)

Abb. 11.3: Verlauf einer Korsettbehandlung bei einer zu Beginn der Therapie zweijährigen Patientin mit idiopathischer EOS. (a) Vor Behandlungsbeginn, (b) 12-Monats-Verlauf, (c) 48-Monats-Verlauf, (d) nach sechs Jahren Therapie.

11.5 Halotraktion

Die Halotraktion ist eine konservative Therapiemethode zur Korrektur verschiedenster Erkrankungen der Wirbelsäule im Wachstumsalter. Am häufigsten wird sie zur konservativen Therapie traumatischer Verletzungen der Halswirbelsäule oder in der postoperativen Phase v. a. nach Eingriffen an der Halswirbelsäule eingesetzt [2]. Für die Therapie der idiopathischen EOS gibt es nur wenige individuelle Indikationen. Anwendungsmöglichkeiten bestehen präoperativ als Vorbereitung für Operationen einer schweren und rigiden idiopathischen EOS [4] oder zur Lockerung einer sehr unflexiblen Krümmung vor der Gipsredression. In unserem eigenen Krankengut bleibt die Halotraktion für die Therapie der idiopathischen EOS auch einzelnen Sonderfällen vorbehalten und gehört nicht zum Routinetherapieprogramm.

11.6 Fazit

Die effektivste konservative Therapie der idiopathischen EOS ist die serielle Gipsredressionstherapie. Es ist die einzige Therapieform, mit der eine vollständige Ausheilung der Deformität erreicht werden kann. Die Korsetttherapie hat eine geringere Wirksamkeit, kann aber als ergänzende Therapie zwischen Phasen von Redressionsgipsen oder als Dauertherapie zur Vermeidung einer Krümmungszunahme bis zur Entscheidung über operative Behandlungsmaßnahmen eine wertvolle Hilfe darstellen. Obwohl die krankengymnastischen Maßnahmen keine richtungsweisende Therapiewirkung zeigen, sind sie als unterstützende Therapieform mit dem Ziel der Erhaltung der Flexibilität der Krümmung indiziert.

Literatur

[1] Baulesh DM, Huh J, Judkins T, Garg S, Miller NH, Erickson MA: The role of serial casting in early-onset scoliosis (EOS). J Pediatr Orthop 2012,32,658–663.

[2] Caird MS, Hensinger RN, Weis N, Farley FA: Complications and problems in Halo treatment of toddlers. Limited ambulation is recommended. J Pediatr Orthop 2006,26,750–752.

[3] Canavese F, Botnari A, Dimeglio A, Samba A, Pereira B, Gerst A, Granier M, Rousset M, Dubousset J: Serial elongation, derotation and flexion (EDF) casting under general anesthesia and neuromuscular blocking drugs improve outcome in patients with juvenile scoliosis: preliminary results. Eur Spine J 2016,25,487–494.

[4] Caubet JF, Emans JB: Halo-gravity traction versus surgical release before implantation of expandable spinal devices: a comparison of results and complication in early-onset spinal deformity. J Spinal Disord Tech 2011,24,99–104.

[5] Cotrel Y, Morel G: The elongation-derotation-flexion technique in the correction of scoliosis. Rev Chir Orthop Reparatrice Appar Mot 1964,50,59–75.

[6] Dhawale AA, Shah SA, Reichard S, Holmes Jr L, Brislin R, Rogers K, Mackenzie WG: Casting for infantile scoliosis: the pitfall of increased peak inspiratory pressure. J Pediatr Orthop 2013,33,63–67.

[7] Diedrich O, von Strempel A, Schloz M, Schmitt O, Kraft CN: Long-term observation and management of resolving infantile idiopathic scoliosis. J Bone Joint Surg (Br) 2002; 84-B: 1030–1035.

[8] Fletcher ND, Larson AN, Richards BS, Johnson CE: Current treatment preferences for early onset scoliosis. A survey of POSNA members. J Pediatr Orthop 2011,31,326–330.

[9] Fletcher ND, Bruce RW: Early onset scoliosis: current concepts and controversies. Curr Rec Musculoskelet Med 2012,5,102–110.

[10] Fletcher ND, McClung A, Rathjen KE, Denning JR, Browne R, Johnston III CE: Serial casting as a delay tactic in the treatment of moderate-to-severe early-onset scoliosis. J Pediatr Orthop 2012,32,664–671.

[11] Hassanzadeh H, Nandyala SV, Puvanesarajah V, Manning BT, Jain A, Hammerberg KW: Serial Mehta Cast Utilization in Infantile Idiopathic Scoliosis: Evaluation of Radiographic Predictors. J Pediatr Orthop. 2015 Nov 17. Epub ahead of print.

[12] Iorio J, Orlando G, Diefenbach C, Gaughan JP, Samdani AF, Pahys JM, Betz RR, Cahill PJ: Serial Casting for Infantile Idiopathic Scoliosis: Radiographic Outcomes and Factors Associated With Response to Treatment. J Pediatr Orthop 2015 Sept 22, epub ahead of print.
[13] Mehta MH: The rib-vertebra angle in the early diagnosis between resolving and progressive infantile scoliosis. J Bone Joint Surg [Br] 1972; 54-B: 230–243.
[14] Mehta MH: Growth as a corrective force in the early treatment of progressive infantile scoliosis. J Bone Joint Surg [Br] 2005; 87-B: 1237–1247.
[15] Moreau S, Lonjon G, Mazda K, Ilharreborde B: Efficacité du corset de détorsion nocturne dans la prise en charge des scolioses idiopathiques de l'enfant de moins de cinq ans. Rev Chir Orthop Traumatol 2014,100,679–683.
[16] Sanders JO, D'Astous J, Fitzgerald M, Khoury JG, Kishan S, Sturm PF: Derotational casting for progressive infantile scoliosis. J Pediatr Orthop 2009,29,581–587.
[17] Smith JR, Samdani AF, Pahys J, Ranade A, Asghar J, Cahill P, Betz RR: The role of bracing, casting, and vertical expandable prosthetic titanium rib for the treatment of infantile idiopathic scoliosis: a single-institution experience with 31 consecutive patients. J Neurosurg Spine 2009,11,3–8.
[18] Trobisch PD, Samdani A, O'Neill C, Betz R, Cahill P: Therapieerfolg der konservativen Therapie bei schweren infantilen idiopathischen Skoliosen. Z Orthop Unfall 2012,150,52–55.
[19] Waldron SR, Poe-Kochert C, Son-Hing JP, Thompson GH: Early onset scoliosis: the value of serial Risser casts. J Pediatr Orthop 2013,33,775–780.

Urs von Deimling

12 Non-Fusion-Techniken basierend auf aktiver Distraktion – VEPTR, Growing Rod, MAGEC-Indikationen, Modulationen, Ergebnisse

12.1 Einleitung

Die Idee mitwachsender Systeme zur Behandlung der Early-Onset-Skoliose (EOS) hat eine über 50 Jahre währende Entwicklung durchlaufen. Schon in den Anfängen war der Grundgedanke einer Distraktion zwischen einem kranialen und kaudalen wirbelbasierten Ankerpunkt als korrigierende Kraft präsent (Harrington, Askani-Zielke), damals allerdings im Sinne einer akuten Korrektur und nachfolgender Fusion bei jugendlichen oder erwachsenen Patienten. Die Distraktion ist biomechanisch v. a. bei schweren Deformitäten über 60° wirksam, wie sie in der Zeit von Harrington anfangs der 1960er Jahre im Rahmen der großen Polioepidemien in den USA häufig waren. Über längere Zeit repetitive Distraktion mit definierten Intervallen stimuliert hingegen das enchondrale Wirbelsäulenlängswachstum und ist daher eine geeignete Methode Wirbelsäulendeformitäten während des Wachstums – v. a. bei unter Zehnjährigen – zu korrigieren oder zumindest zu kontrollieren [2, 14]. Diese Methodik der repetitiven Distraktion und einen bezüglich der Fixationspunkte neuen Ansatz wählt das von R. Campbell entwickelte, als Prototyp erstmals 1989 eingesetzte und seit 2004 auf dem europäischen Markt verfügbare VEPTR-System (*V*ertical *E*xpandable *P*rosthetic *T*itanium *R*ib), welches kranial an den Rippen, kaudal entweder ebenfalls an den Rippen oder alternativ an Wirbelbogen oder Beckenkamm verankert ist. Dies adressiert damit neben der Wirbelsäulendeformität v. a. die bei kongenitalen Problemen vorkommenden Thoraxdeformitäten und das entsprechend kompromittierte Lungenwachstum [6, 7]

12.2 Indikation

Das in früheren Jahren gesetzte Behandlungsziel einer „kurzen aber geraden“ Wirbelsäule (short but straight spine) kann heute nicht mehr akzeptiert werden. Ein früher Stopp des Wirbelsäulenwachstums führt zu massiven Einschränkungen der Lungenfunktion durch Verkürzung der Brustwirbelsäule und damit einhergehend deutlich verringertem Thoraxvolumen. Gerade in den letzten Jahren ist eine deutliche Tendenz zu früherer und aggressiverer Therapie zu beobachten. Bei einer nachgewiesenen Krümmungszunahme > 10° Cobb-Winkel, einem Krümmungswinkel > 35° sowie

DOI 10.1515/9783110462685-012

einer RVAD > 20 wird die Indikation zu einer Therapie gesehen. Während vor einigen Jahren noch sehr früh operativ vorgegangen wurde, hat sich in den letzten Jahren die serielle Gipsredression als „Buy-Time"-Verfahren bei Krümmungen bis zu 70° durchgesetzt [3, 9]. Dies mit dem Ziel, den Zeitpunkt einer Operation hinauszuschieben. Die Indikation zur operativen Korrektur wird heute – wenn vertretbar – jenseits des vierten Geburtstages gestellt.

Allerdings ist nicht allein der Cobb-Winkel ausschlaggebend, sondern Faktoren wie:
- Verschlechterung der Lungenfunktion;
- nachgewiesene Progredienz;
- Versagen oder fehlende Compliance bei Korsetttherapie;
- zunehmende Beeinträchtigung der Lebensqualität

sind in der Indikationsstellung zu berücksichtigen. Neben den idiopathischen Skoliosen sind die distraktiven Techniken auch für neuromuskläre und bestimmte fehlbildungsbedingte Skoliosen geeignet.

12.3 Technik

12.3.1 VEPTR

Das Verfahren wurde von Campbell ursprünglich zur Behandlung von Brustkorbdeformitäten und des Thorax-Insuffizienz-Syndroms (TIS) entwickelt. Der positive Effekt auf das Wachstum der Wirbelsäule kann auch in der Skoliosebehandlung genutzt werden [7]. Es besteht die Option, nur eine Titanrippe auf der Konkavseite zu implantieren. Hierbei ist meist ein „rib-to-lamina construct" empfehlenswert, da der Kraftvektor so am besten zur Lotlinie ausgerichtet werden kann und so die Distraktionskraft mit der größten Effizienz eingesetzt wird. Ein einseitiges „rib-to-ileum construct" ist beim gehfähigen Patienten weniger vorteilhaft. Das „rib-to-rib construct", welches bei einer Thorakoplastik der zentrale und unumgängliche Konstruktionsanteil ist, schließt sich bei kleinen Kindern aufgrund der dann zu kurzen Distraktionsreserve häufig aus oder erfordert zumindest sehr frühzeitig einen Wechsel. Hier ist auch zu beachten, dass der Widerstand, den die Rippen der Distraktionskraft entgegensetzen können, oft nicht sehr hoch ist und es zu Rippenverformungen kommt. Ein sog. Eiffeltower construct (bilateral rib-to-pelvis implantation) hat eine ausgezeichnete Indikation in der Therapie sehr früh auftretender neuromuskulärer Skoliosen und Kyphosen (z. B. bei SMA oder MMC) (siehe Abb. 12.1, 12.2).

Ankerpunkte: Ob man eine oder mehrere Rippen für die kraniale Verankerung wählt, ist zu einem wesentlichen Teil von Größe und Gewicht des Patienten und der Länge des Konstruktes abhängig. Grundsätzlich bietet die Weiterentwicklung des Systems (VEPTR 2) hier mehr Variationsmöglichkeiten, allerdings um den Preis einer kür-

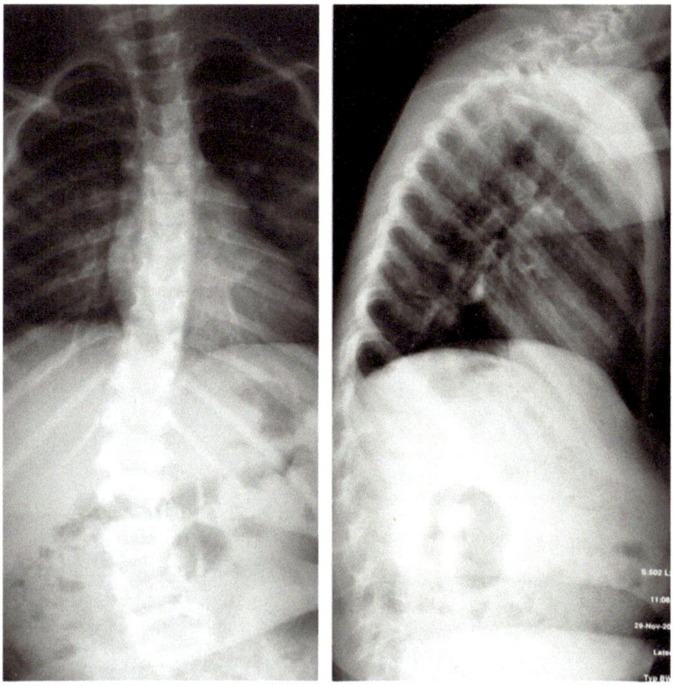

Abb. 12.1: Weibliche Patientin, fünf Jahre, SMA-Typ-2-Skoliose seit zwei Jahren bekannt, progredient, zunehmende Globalkyphose.

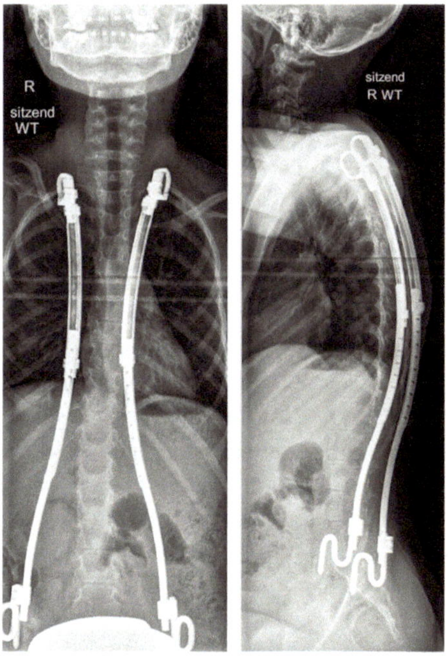

Abb. 12.2: Patient aus Abb. 12.1, drei Jahre nach Versorgung mit VEPTR-Eiffeltower.

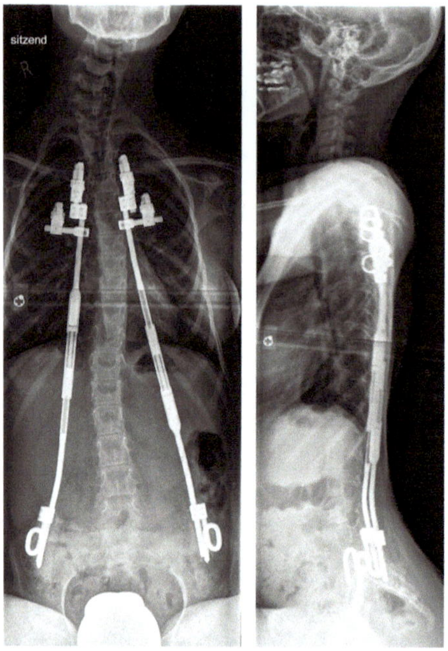

Abb. 12.3: Patient aus Abb. 12.1, acht Jahre nach primärer Operation und zwei Jahre nach Wechsel auf VEPTR-MAGEC-Hybrid-Konstrukt, nachdem die Verlängerungsreserve ausgereizt und ein Wechsel notwendig geworden war.

zeren Verlängerungsstrecke (Abb. 12.3). Der kaudale Ankerpunkt kann auf einer oder zwei Laminae mit Haken ausgeführt werden. Zwei Haken können sowohl gleichsinnig als auch gegensinnig (als claw construct) implantiert werden. Da VEPTR ein polyaxiales System ist, läuft ein kaudaler Ankerpunkt auf einer oder zwei Schrauben diesem Prinzip entgegen und ist aus unserer Sicht nicht zu empfehlen.

Die Verlängerungsintervalle werden üblicherweise auf sechs Monate geplant. Abweichungen sind allerdings möglich bei sehr jungen Kindern, die sich in der Phase der hohen Wachstumsgeschwindigkeit an der Wirbelsäule befinden (kürzeres Intervall von vier bis fünf Monaten).

12.3.2 Growing Rods

Grundsätzlich können growing rods als Einzel- oder Doppelstab angelegt werden. Die Entscheidung kann von der Größe des Patienten und der Art der Krümmung abhängen. Korrektur: Die Primärkorrektur liegt bei der Doppelstabtechnik höher (47 % vs. 38 %) ebenso auch der Korrekturerhalt (40 % vs. 14 %) und die Komplikationsrate ist geringer [1]. Für das Wachstum werden für die Doppelstäbe deutlich bessere Werte angegeben. Außerdem erlaubt es diese Technik, bei Komplikationen wie Stabbrüchen zumeist eine notwendige Revision mit einer geplanten Verlängerung zu verbinden. Bei Infekten kann ein Stab entfernt werden, ohne die Korrektur und Stabilität komplett zu verlieren.

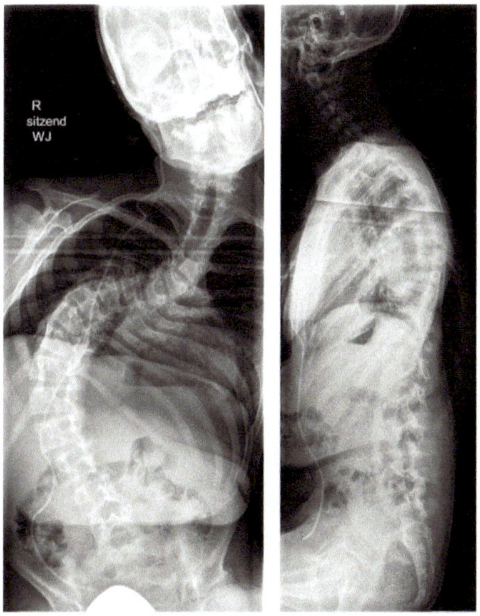

Abb. 12.4: Männlicher Patient mit neuromuskulärer Skoliose, Knochenalter jünger als zehn Jahre Lotverlust, Pelvic obliquity, Rippenimpingement.

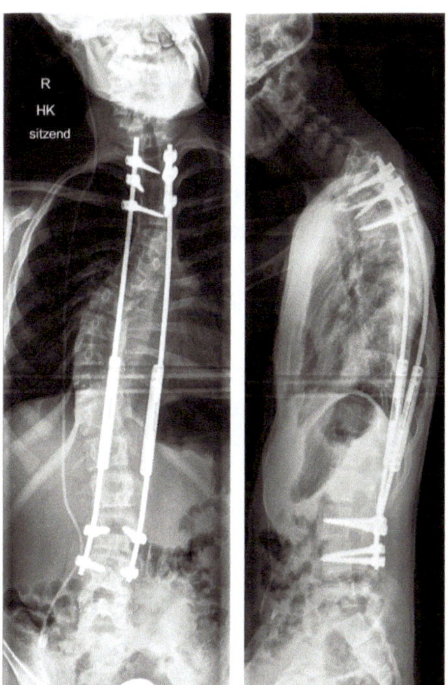

Abb. 12.5: Patient aus Abb. 12.1, 18 Monate nach Versorgung mit growing rods.

Die Ankerpunkte können grundsätzlich mit Schrauben oder Haken ausgeführt werden. In der Regel werden heute Pedikelschrauben bevorzugt. Üblicherweise wählt man kranial (hochthorakal) zwei bis drei und kaudal zwei Wirbel, die beidseitig instrumentiert werden (Abb. 12.4, 12.5). Nur hier darf eine subperiostale Freilegung erfolgen, da eine Fusion zur Verbesserung der Stabilität angestrebt wird. Ansonsten ist jede Verletzung des Periosts unbedingt zu vermeiden, da hierdurch das Risiko spontaner Fusionen erhöht wird [5]. Die Stäbe können epi- oder subfaszial gelegt werden, wobei die subfasziale Lage zu bevorzugen ist. Um das Vorschieben zu erleichtern, kann mit einer Kornzange der Kanal gewebeschonend präpariert und dann eine Bülau-Drainage CH20 eingezogen werden. Der zugeschnittene und vorgebogene Stab wird dann unter dem Schutz durch die Bülau-Drainage vorgeschoben. Bei kleinen oder sehr schlanken Kindern sind pädiatrische Systeme mit etwas dünneren Stäben (z. B. 4,5 mm) wegen des geringeren Volumens der Implantate trotz der etwas reduzierten Stabilität günstiger.

Die Verlängerung kann prinzipiell auf drei Wegen erfolgen:

1. Eine entsprechende „Verlängerungsreserve“ wird als Überstand kranial oder kaudal belassen. Zur Verlängerung müssen dann die Setscrews an den Schrauben oder Haken des jeweiligen Ankerpunkts gelöst, die Distraktion durchgeführt und die Setscrews wieder angezogen werden. Vorteil dieser Technik ist die mögliche Konturierung des Stabes, der Nachteil ergibt sich aus dem Überstand.
2. Der Stab wird geteilt und in Höhe der Thorakolumbalregion in der Distraktionseinheit fixiert (Abb. 12.1). Die Verlängerungsreserve ergibt sich aus der Länge dieser Einheit. Durch Lösen der Fixation kann die Verlängerung in kranialer oder kaudaler Richtung erfolgen. Der Vorteil besteht darin, dass die Stäbe zum einen bündig an den Ankerpunkten abschließen, zum anderen die Ankerpunkte nicht wieder berührt werden müssen. Nachteilig ist, dass die Distraktionseinheit nicht konturiert werden kann und die Verlängerungsmöglichkeiten limitiert sind.
3. Die kranialen und kaudalen Stabanteile werden über einen Parallelverbinder gekoppelt. Zur Verlängerung wird der Verbinder gelöst, die Stäbe gegeneinander im Sinne der Distraktion verschoben und der Verbinder wieder verriegelt. Der Vorteil dieser Technik liegt zum einen in der Option einer guten sagittalen Konturierung, zum anderen in der größeren Verlängerungsreserve. Der Nachteil besteht in dem deutlich voluminöseren Implantat.

Die Verlängerungsintervalle werden üblicherweise auf sechs Monate geplant.

12.3.3 MAGEC

Die MAGEC (*MAG*netic *E*xpansion *C*ontrol)-Stäbe (Abb. 12.4) sind im Gegensatz zu den zuvor beschriebenen Techniken von außen über eine magnetangetriebenen Spindel zu verlängern. Sie können sowohl wie klassische growing rods (als Einzel- oder Doppelstab analog der Technik 2) oder als Hybridmontage mit VEPTR (anstelle der „klassischen“ Titanrippe) kombiniert werden. Dieses Implantat bietet den großen Vorteil, dass die multiplen Verlängerungsoperationen entfallen. Nachteilig ist, dass die Distraktionseinheit mit 9,5 cm recht lang ist und dieses Faktum die Konturierung des Stabes deutlich einschränkt. Verfügbar ist allerdings auch eine kürzere Variante mit 70 mm, die dieses Problem reduziert, allerdings um den Preis einer geringeren Verlängerungsreserve und damit eines kürzeren Intervalls bis zur notwendigen Wechseloperation. Daraus ergibt sich ein gewisses Limit für den Einsatz dieser Technik bei kleinen Kindern. Eine gute sagittale Konturierung ist dann nicht mehr möglich oder würde eine unnötige Ausweitung des überbrückten Wirbelsäulenabschnitts erfordern. Eine weitere Einschränkung entsteht aus der Technik selbst: Die MRT-Fähigkeit wird eingeschränkt. So ist eine MRT mit einem 1,5-Tesla-Gerät möglich; allerdings sind die Artefakte im Bereich der Verlängerungseinheit massiv ausgeprägt und machen eine Beurteilung des Abdomens oder des Rückenmarks in einem vergleichsweise großen Bereich unmöglich [11]. Das bedeutet, dass wir bei allen Patienten, bei denen bedingt durch die Grunderkrankung die Notwendigkeit einer notfallmäßigen MRT-Diagnostik gegeben sein kann, eine Kontraindikation sehen. Dies betrifft insbesondere Patienten mit tethered cord. Ein unbestreitbarer Vorteil besteht darin, dass die Verlängerung ambulant ohne Anästhesie erfolgt. Damit ist es möglich, die Intervalle zwischen den Verlängerungsschritten zu verkürzen und somit einen besseren Korrektureffekt zu erreichen. Zugleich sind die Traumatisierung der Kinder und die Belastung der Familien wesentlich geringer. Auch das Risiko einer Infektion durch die wiederholten Eröffnungen (siehe Abschnitt 12.4) wird bei dieser Technik signifikant geringer.

12.4 Komplikationen

Allen wachsenden Systemen gemein ist eine generell höhere Komplikationsrate (20–50 %) als bei primären Fusionsoperationen [4, 16]. Insgesamt scheint sich für Rib-Spine-Konstrukte allerdings eine etwas geringere Komplikationsrate abzuzeichnen [8]. Andererseits zeigen die bislang vorliegenden Daten, ebenso wie unsere eigenen Erfahrungen, dass eine effiziente Korrektur ebenso möglich ist wie der Erhalt oder die Anregung des Wachstums.

Tab. 12.1: Typische Komplikationen von growing rods [3, 11].

Proximal junctional kyphosis (PJK)	26 %
Stabbrüche/Lockerung der Ankerpunkte	10–72 %
Unintended fusion	89 %
Wundinfekte	16 %

Bei einigen Komplikationen handelt es sich um vorhersehbare Ereignisse, die insofern nur bedingt als Komplikationen anzusprechen sind, auch wenn sie den Behandlungsverlauf beeinflussen. So ist den growing rods ebenso wie den MAGEC-Stäben gemein,

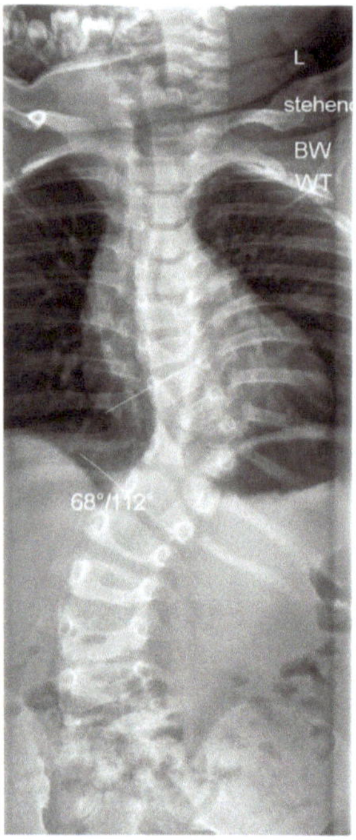

Abb. 12.6: Weibliche Patientin, 14 Monate, Fehlbildungsskoliose, Begleiterkrankung: persistierendes Foramen ovale mit spontanem Verschluss, tethered cord.

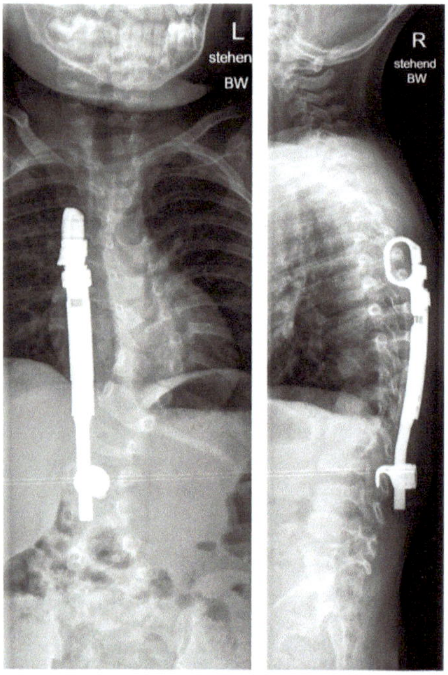

Abb. 12.7: Patientin aus Abb. 12.6 nach Implantation VEPTR rib to lamina im Alter von 22 Monaten nach vorheriger Durchtrennung des Filum terminale.

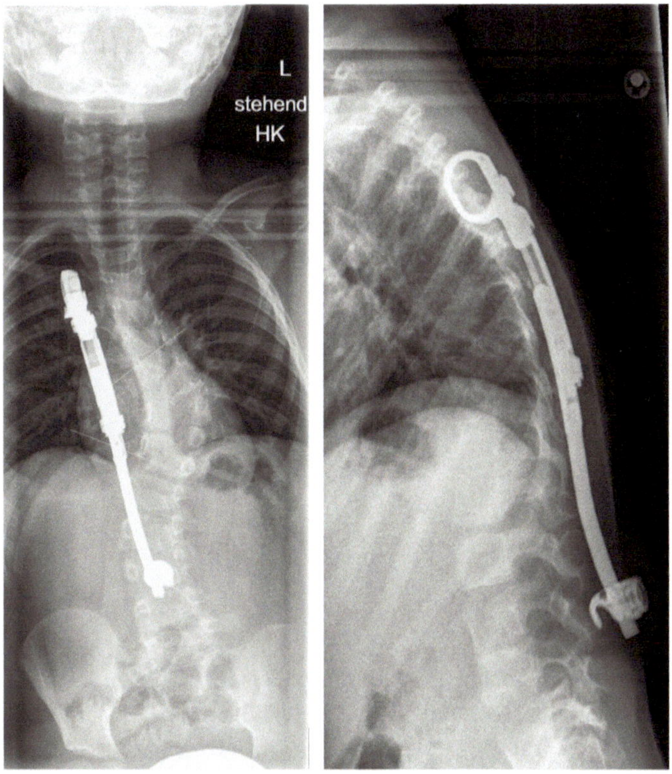

Abb. 12.8: Patientin aus Abb. 12.6, drei Jahre nach VEPTR-Implantation. Gute Korrektur auf 52° Cobb-Winkel, Migration des lumbalen Laminahakens ohne klinische Symptome.

dass Stabbrüche als Ermüdungsbrüche aufgrund des Schwingens des Systems an den Kaliberübergängen auftreten. Auch Lockerungen der Schrauben an den Ankerpunkten sind hier zuzurechnen (Tab. 12.1).

Bei allen operativ zu verlängernden Systemen sind Hautprobleme durch das häufige Wiedereröffnen der Narben zu erwarten. Um im Falle einer Narbendehiszenz nicht ein direktes Freiliegen des Metalls mit entsprechend sehr hohem Infektionsrisiko zu provozieren, sollten die Zugänge wenn möglich eher etwas lateral oder medial gewählt werden, um einen Kulisseneffekt zu erreichen.

Ebenso ist den repetitiven Verlängerungsoperationen ein gesteigertes Infektionsrisiko gemein. Für das VEPTR-System sind Biofilme mit bakterieller Besiedelung belegt, ohne dass dies allerdings regelhaft zu einem klinisch manifesten Infekt führt [12].

Das VEPTR-System hat einige Besonderheiten, die seinem völlig anders gearteten Befestigungssystem zuzuschreiben sind. Die verhältnismäßig kleinen Auflageflächen der Rippenringe, aber auch der Lamina- und Ileumhaken bedingen einen hohen lokalen Druck. Der Knochen weicht unter diesem Druck zurück und so kommt es zu einer Wanderung der Rippenringen nach kranial und der Haken nach kaudal und/oder dorsal (Abb. 12.6–12.8). Der Knochen schließt sich aber „hinter" dem Haken wieder, sodass es kein Ausbruch im eigentlichen Sinn ist. Dies zu wissen und zu beachten ist von Bedeutung, um rechtzeitig geplant eine eventuell erforderliche Neuorientierung der Ankerpunkte im Rahmen eines Verlängerungsmanövers oder eines erforderlichen Wechsels des VEPTR bei Erschöpfung der Distraktionsreserve vorzunehmen.

Ein erhebliches Problem bei VEPTR-Implantationen können die Ossifikationen entlang der VEPTR sein. Diese führen im ungünstigsten Fall zu einer Synostosierung der Rippen und damit zu einem relevanten Verlust der Thoraxbeweglichkeit. Exzessive Ossifikationen können zum Ausbau der Instrumentation zwingen [10, 18] (Tab. 12.2).

Tab. 12.2: Typische Komplikation VEPTR.

Hautdefekte	4,5–13,6 %
Implantatbruch	6–27 %
Infekte	1,5–5,3 %
Lockerung/Wanderung der Verankerung	14–27 %
Paraossäre Ossifikationen	24 % [6]

Das Risiko der Entwicklung einer proximal junctional kyphosis (PJK) ist nach den Untersuchungen von Watanabe et al. [17] besonders hoch, wenn der unterste instrumentierte Wirbel L3 oder höher ist, eine hochthorakale Skoliose von 40° Cobb-Winkel oder mehr und eine thorakale Kyphose von mehr als 60° vorliegen.

Für die MAGEC-Stäbe liegen aktuell noch keine größeren Studien zu den Komplikationen und Effektivität vor. Aus eigenen Beobachtungen haben wir neben den „gängigen" Ereignissen (Stabbruch) auch ein mechanisches Problem beobachtet: In zwei Fällen kam es – trotz ausreichender Verlängerungsreserve – nicht mehr zur weiteren Expansion eines Stabs (Offset-Stab). Ein ähnliches Problem ist von Cheung und Mitarbeitern [8] veröffentlicht. In einer aktuellen Arbeit, allerdings mit relativ geringer Fallzahl, ist die Komplikationsrate pro Jahr bei den MAGEC rod höher als bei klassischen growing rods [15]. Hier ist allerdings zu beachten, dass es sich um die zweite Generation des Implantates handelte. Durch Weiterentwicklung scheint dieses Problem jetzt nicht mehr zu bestehen. Ob noch andere Probleme, z. B. durch Metallabrieb, zutage treten, werden erst ein längerer Anwendungszeitraum und entsprechend angelegte Studien zeigen können.

12.5 Zusammenfassung

Alle beschriebenen wachsenden Systeme haben eine relevante Komplikationsrate. Es wäre aber unrichtig, die Komplikationen mit denen einer Fusionsoperation zu vergleichen, sondern Bezugsgrößen müssen die Komplikationen einer konservativen Therapie oder einer Nichtbehandlung sein. Für progressive, konservativ nicht zu beherrschende idiopathische Early-Onset-Deformitäten ist die Doppelstabtechnik der growing rods oder MAGEC als erste Wahl anzusehen. Entscheidend ist eine extrem sorgfältige Operationstechnik, bei der Periostverletzungen und direkter Kontakt der Stäbe zum Knochen unbedingt zu vermeiden sind. Bei begleitenden Thoraxfehlbildungen wie z. B. fusionierten oder fehlenden Rippen ist der VEPTR das Implantat der Wahl, das er als einziger die Möglichkeit zur Thoraxexpansion und -stabilisierung bietet.

Literatur

[1] Akbarnia BA, Mundis GM Jr, Salari P: Dual Growing Rods in: Akbarnia, BA, Yazici M, Thompson GH The Growing Spine, 1st edn. Springer Berlin Heidelberg 2011 S.451.
[2] Aronsson DD1, Stokes IA: onfusion treatment of adolescent idiopathic scoliosis by growth modulation and remodeling. J Pediatr Orthop 2011,31(1 Suppl),S99–106. doi: 10.1097/BPO.0b013e318203b141.
[3] Baulesh DM, Huh J, Judkins T, Garg S, Miller NH, Erickson MA: The role of serial casting in early-onset scoliosis (EOS). J Pediatr Orthop 2012,32(7),658–663.
[4] Bess S, Akbarnia BA, Thompson GH, et al: Complications of growing-rod treatment for early-onset scoliosis: analysis of one hundred and forty patients. JBJS A 2010M;3;92(15) 2533–2543.
[5] Cahill PJ, Marvil S, Cuddihy L, et al: utofusion in the immature spine treated with growing rods. Spine 2010,35(22),E1199.
[6] Campbell RM Jr, Hell-Vocke AK: Growth of the thoracic spine in congenital scoliosis after expansion thoracoplasty. J Bone Joint Surg Am 2003;85-A(3):409–420.
[7] Campbell RM Jr: VEPTR: past experience and the future of VEPTR principles. Eur Spine J 2013,22 Suppl 2,S106–117. doi: 10.1007/s00586-013-2671-2. Epub 2013 Jan 26.
[8] Cheung JP, Cahill P, Yaszay B, Akbarnia BA, Cheung KM: Special article: Update on the magnetically controlled growing rod: tips and pitfalls. J Orthop Surg 2015,23(3),338–390.
[9] Fletcher ND, McClung A, Rathjen KE, Denning JR, Browne R, Johnston CE 3rd: Serial casting as a delay tactic in the treatment of moderate-to-severe early-onset scoliosis. J Pediatr Orthop 2012,32(7),664–671. doi: 10.1097/BPO.0b013e31824bdb55.
[10] Groenefeld B., Hell AK: Ossifications after vertical expandable prosthetic titanium rib treatment in children with thoracic insufficiency syndrome and scoliosis. Spine 2013,38(13),E819–823.
[11] Eroglu M, Demirkiran G, Kocyigit IA, et al: Magnetic resonance imaging safety of magnetically controlled growing rods in an in vivo animal model. Spine 2017,42(9),E504–E508.
[12] Plaass C, Hasler CC, Heininger U, Studer D: Bacterial colonization of VEPTR implants under repeated expansions in children with severe early onset spinal deformities. Eur Spine J 2016,25(2),549–556.
[13] Sankar WN, Acevedo DC, Skaggs DL: Comparison of complications among growing spinal implants. Spine 2010,35(23),2091–2096.
[14] Stokes IA, Spence H, Aronsson DD, Kilmer N: Mechanical modulation of vertebral body growth. Implications for scoliosis progression. Spine (Phila Pa 1976) 1996,21(10),1162–1167.
[15] Teoh KH, Winson DM, James SH, et al: Do magnetic growing rods have lower complication rates compared with conventional growing rods? Spine J 2016,16(4 Suppl),S40–44.

[16] Watanabe K, Uno K, Suzuki T, et al: Risk factors for complications associated with growing-rod surgery for early-onset scoliosis. Spine 2013,38(8),E464–468.

[17] Watanabe K, Uno K, Suzuki T, et al: Risk Factors for Proximal Junctional Kyphosis Associated With Dual-rod Growing-rod Surgery for Early-onset Scoliosis. Clin Spine Surg 2016,29(8),E428–433.

[18] Zivkovic V, Büchler P, Ovadia D, Riise R, Stuecker R, Hasler C: Extraspinal ossifications after implantation of vertical expandable prosthetic titanium ribs (VEPTRs) J Child Orthop 2014,8(3),237–442. doi: 10.1007/s11832-014-0585-0. Epub 2014 Apr 22.

Karsten Ridderbusch

13 Non-Fusion-Techniken basierend auf Wachstumslenkung

13.1 Anterior Vertebral Body Stapling

Goldstandard der Behandlung der idiopathischen Skoliose mit Krümmungen zwischen 20–45° ist die konservative Korsettbehandlung und Physiotherapie. Trotz der weiten Verbreitung der Korsetttherapie fällt die Kontrolle der Progression und somit das Korrekturergebnis sehr unterschiedlich aus. Dies liegt insbesondere in der Abhängigkeit der Behandlung von der Güte des Korsetts und der Compliance des Patienten. Objektive Studien [1], die die Tragedauer mittels Temperaturdetektor gemessen haben, wiesen eine durchschnittliche Tragedauer von 67,5 % der anvisierten Zeit von 23 h nach. Katz [2] konnte in einer prospektiven Studie nachweisen, dass es bei 82 % der Patienten zu keiner Progression der Skoliose kam, wenn die Tragedauer mehr als 12 h pro Tag betrug. Im Rahmen der Bracing in Adolescent Idiopathic Scoliosis Trial (BrAIST) Studie [3] wurde die Erfolgsrate der Korsetttherapie bei einer Tragedauer von 0–6 h pro Tag mit 41 % beschrieben. Die Ergebnisse waren mit denen der Beobachtungsgruppe mit 48 % vergleichbar. Im Gegensatz dazu hatten Patienten mit einer Korsetttragedauer von über 12,9 h pro Tag eine Erfolgsrate von 90–93 %.

Dennoch ist für die meisten Jugendlichen das konsequente Tragen eines Korsetts eine große Herausforderung. Patienten mit einer Krümmung von 30° und mehr vor dem präpubertären Wachstumsschub haben ein fast 100 %iges Risiko mit Wachstumsabschluss eine operationspflichtige Skoliose zu entwickeln. [4] Während die Korsetttherapie eine nicht invasive Behandlung ist, die Beweglichkeit, Wachstum und die Funktion der Wirbelsäule erhält, kann sie doch eine bestehende Krümmung in der Regel nicht wieder rückgängig machen [5]. Die Motivation ein Korsett konsequent zu tragen, kann insbesondere bei Patienten, die eine lange Korsetttragedauer mit unklarem Behandlungsergebnis vor sich haben, schwierig sein. Für diese Patienten, Patienten mit allergischen Hautreaktionen oder adipösen Patienten, bei denen ein schlechteres Korrekturergebnis bekannt ist, kann eine fusionslose operative Therapie eine vielversprechende Alternative sein.

Vertebral body staples, die aus Nitinol, einem shape memory alloy (SMA), bestehen, beruhen auf dem Hueter-Volkmann-Prinzip, welches man bei Epiphyseodesen insbesondere im Bereich der Extremitäten zur Korrektur von Varus- und Valgusdeformitäten oder Längendifferenzen seit den 1950er-Jahren erfolgreich einsetzt. [6] Die Vorteile liegen hierbei in einer partiellen Akutkorrektur, keiner notwendigen Compliance seitens des Patienten und bei Erfolg einer nicht erforderlichen Fusionsoperation. Die ersten Ergebnisse an der Wirbelsäule waren jedoch sehr enttäuschend [7]. Beim

DOI 10.1515/9783110462685-013

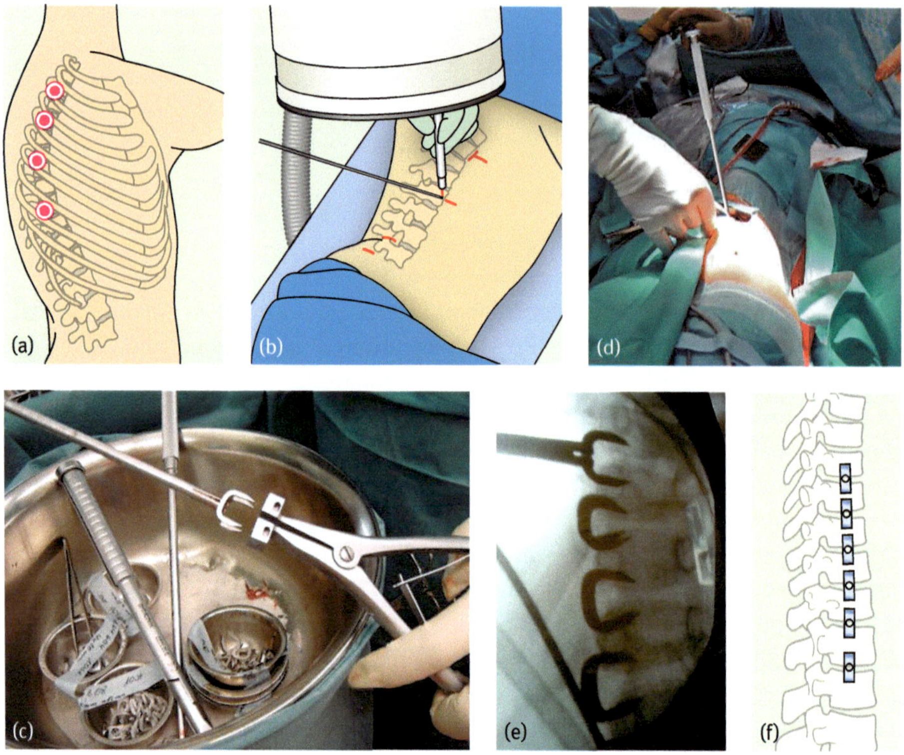

Abb. 13.1: (a) Seitenlage, Zugangsportale hintere Axillarlinie, (b) präoperative radiologische Wirbelkörpermarkierung, (c) Aufbiegen der auf Trockeneis gekühlten SMA-Staples vor Implantation, (d) Einbringen der Staples thorakoskopisch/mini open, (e) intraoperative Röntgenkontrolle, (f) schematische Darstellung zur Positionierung der Staples.

Stapling von Patienten mit kongenitalen Skoliosen kam es zu Auslockerungen und Bruch der Staples. Die Klammern, die den beweglichen Intervertebralraum mit Bandscheiben überbrückten, waren sehr anfällig für Auslockerungen und daher deutlich weniger effektiv im Vergleich zu bekannten Ergebnissen im Bereich der unteren Extremitäten.

2003 veröffentlichen Betz et al. [8] eine neue Form des ventralen vertebral body staplings für moderate idiopathische Adoleszentenskoliosen. Sie verwendeten shape memory alloy (SMA) Staples aus Nitinol (50 % Nickel und 50 % Titan), einer Form Gedächtnislegierung (Medtronic Sofamor Danek USA, Inc.). Diese Staples mit Zulassung der Food and Drug Administration (FDA) zum vertebral body stapling haben die Besonderheit, dass sie sich heruntergekühlt gerade biegen lassen und bei Erwärmung im Körper zusammenziehen und eine C-Form ausbilden (Abb. 13.2). Dieses Einkrallen bewirkt einen stärkeren Halt in den Wirbelkörpern und verringert die Gefahr des Auslockerns. Um den Epiphyseodeseeffekt der SMA-Staples zu erreichen, wird in Seiten-

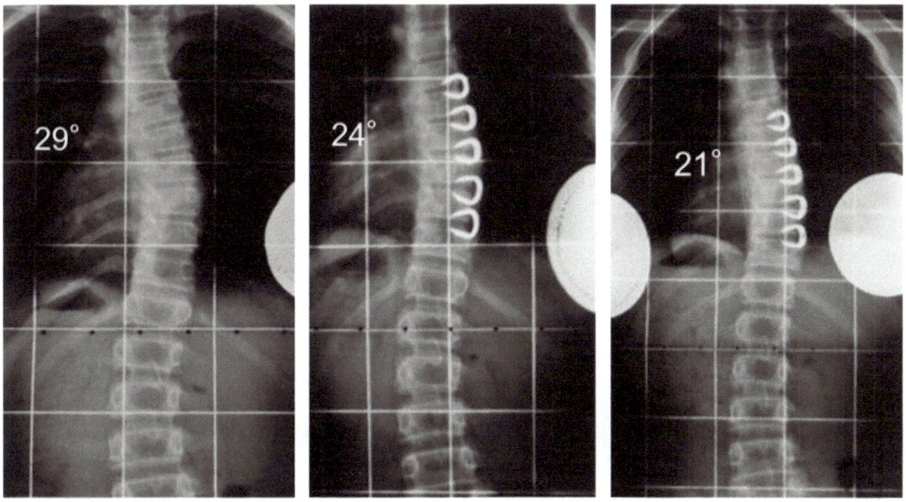

(a) (b) (c)

Abb. 13.2: Neunjähriges Mädchen mit progredienter Early-Onset-Skoliose Lenke 1A anterolaterales Stapling mit SMA-Staples, Medtronic. (a) Präoperativ Skoliose 29°, (b) Ein-Jahres-Follow-up-Skoliose 24°, (c) Zwei-Jahres-Follow-up-Reduktion auf 21°.

lage thorakoskopisch oder in Mini-open-Technik die konvexseitige Krümmung jeweils von End-zu-Endwirbel instrumentiert (Abb. 13.1).

Durch einen Doppellumentubus wird hierbei nur die gegenseitige Lunge beatmet, um die ventrale Wirbelsäule im Bereich der Konvexität gut darstellen zu können. Nach Längsspaltung der Pleura und Legierung der jeweiligen Segmentgefäße wird mit einer Messlehre die Größe der auszuwählenden Staples bestimmt, sodass Grund- und Deckplatte mit Bandscheibe des jeweiligen Segments sicher überbrückt werden. Nach Besetzung aller konvexen Segmente wird eine Thoraxdrainage eingelegt. Eine anschließende Korsettbehandlung oder Sportbeschränkung ist nicht notwendig. Es hat sich herausgestellt, dass die richtige und strenge Indikationsstellung bei dieser Art der operativen Behandlung von zentraler Bedeutung ist. In der Erstarbeit von Betz et al. [8] hatten zehn von insgesamt 21 sich im Wachstum befindlichen Patienten ein Mindest-Follow-up von einem Jahr. Bei sechs von ihnen kam es zu einer Stabilisierung oder Korrektur der Krümmung. Bei vier Patienten kam es zu einer Progredienz > 6° pro Jahr oder einer Progredienzkrümmung > 50°. 2005 berichtete dieselbe Arbeitsgruppe [9] über 39 Patienten und ihre erweiterten Erfahrungen. Eine Stabilisierung der Progredienz der Krümmung konnte bei Kindern über dem achten Lebensjahr in 87 % der Fälle bei Krümmungen bis 50° nachgewiesen werden. Keine der Krümmungen unter 30° war um mehr als 10° progredient. In einer Nachuntersuchung unserer Klinik [10] von sechs Patienten mit Mindest-Follow-up von zwei Jahren zeigte sich eine Progredienz bei den präoperativen Krümmungen > 35° während es unter 35° zur weiteren Korrektur der Deformität kam (Abb. 13.2). Diese Ergebnisse konnten auch von Theologis et al. [11] in einer weiteren Arbeit bestätigt werden. Die derzeitige Indikation kann bei fehlender Korsettcompliance des Patienten, Hautallergien oder Adipositas für flexible idiopathische Skoliosen Risser 0–1, die im anterior-posterioren Strahlengang 40° nach Cobb nicht überschreiten und sich im Bending auf < 20° reduzieren lassen, bestehen. Aufgrund fehlender größerer Studien und Langzeitergebnissen ist eine breite Anwendung des Verfahrens bislang nicht zu empfehlen. Derzeit wurden aufgrund geringer Verwendung und kostenintensiver Rezertifizierung die aktuellen Staples vom Hersteller vom Markt genommen.

13.2 Titanium-Clip-Screw-Implant – HemiBridge™

Ein neues Verfahren der Wachstumslenkung ähnlich der SMA-Stapels ist derzeit in klinischer Erprobung. Die HemiBridge beinhaltet einen Clip und zwei winkelstabile Schrauben die im Wirbelkörper verankert werden. Diese überbrücken die jeweiligen Wachstumsfugen der benachbarten Wirbelkörper nebst Bandscheibe ähnlich dem SMA-Staple. Durch die Schraubenverankerung soll gegenüber den bislang erhältlichen Nitinol-Stapels eine erhöhte Festigkeit im Knochen erreicht werden (Abb. 13.3). Hierdurch soll das Risiko der Auslockerung und der damit verbundenen fehlenden Kompression vermindert werden. Derzeit wird eine prospektive klinische Pilotstudie zur Implantatsicherheit und -wirksamkeit bei der FDA [12] durchgeführt, um eine Zulassung für Early-Onset-Skoliosen mit hohem Risiko der Progredienz als eine Alternative für die Korsetttherapie zu erhalten. Die ersten Ein-Jahres-Ergebnisse von sechs operierten Lenke-1A-Skoliosen waren vielversprechend [13] (Abb. 13.4). Die durchschnittliche präoperative Krümmung von 34° konnte nach einem Jahr auf durchschnittlich 30° korrigiert werden. Im 18-Monats-Follow-up bestand bei einem Patienten eine deutliche Progredienz, sodass bei diesem eine dorsale Korrekturspon-

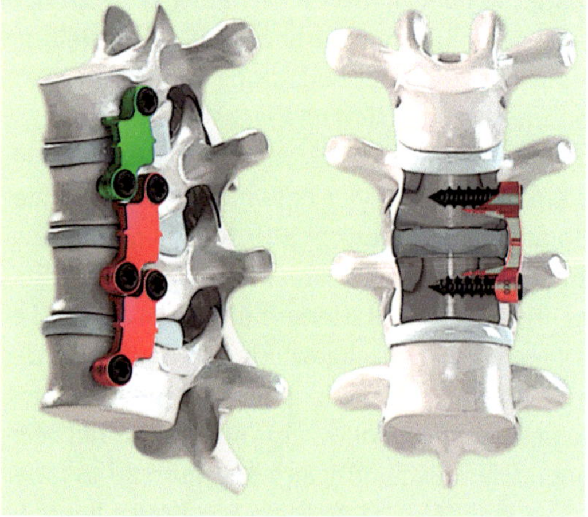

Abb. 13.3: Hemibridge™-Clip-Screw Staple, Spineform, USA

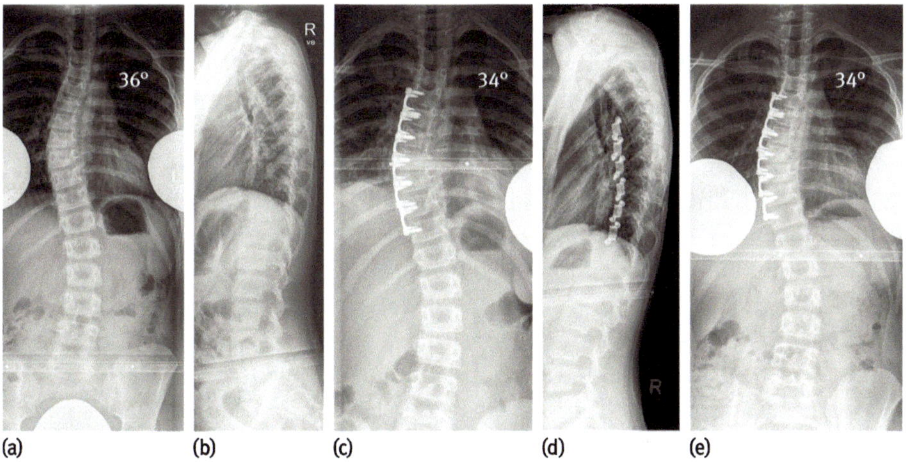

Abb. 13.4: Neunjähriges Mädchen mit progredienter Early-Onset-Skoliose Typ Lenke 1B. Anterolaterales Stapling mit Hemibridge™-Staples, Spineform (a), (b) prä-Op anterior-posterior und seitlich, Skoliose von 36°, (c, d) post-Op anterior-posterior und seitlich, 34°, (e) Zwei-Jahres-Follow-up 34°.

dylodese bei liegenden Implantaten durchgeführt wurde. Langzeitstudien und größere Kohorten sind notwendig, um die ersten Ergebnisse zu bestätigen.

13.3 Anterolaterales Tethering

Fusionsoperationen an der Wirbelsäule bei wachsenden Kindern sind definitive Verfahren zur Korrektur von Wirbelsäulendeformitäten. Mit den derzeitigen Instrumentarien und Operationstechniken liefern sie gute, reproduzierbare Ergebnisse bei mittleren Nachuntersuchungszeiträumen und hoher Patientenzufriedenheit [14, 15]. Sorgen um Langzeitergebnisse haben Forscher insbesondere um Peter Newton [16] motiviert, Behandlungsoptionen zu entwickeln, die ein weiteres axiales Wachstum erlauben, die Flexibilität der Wirbelsäule und die der Bandscheiben erhalten und dennoch zu einer Korrektur der Skoliose führen. Idiopathische thorakale Skoliosen sind mit einem relativen ventralen Mehrwachstum assoziiert. Diese führen dann zu einer Lordosierung des thorakalen Segmentes [17, 18]. Um die Balance in der sagittalen Ebene wiederherzustellen, stellt sich eine axiale Rotation mit seitlicher Abweichung der Wirbelsäule ein [19]. Es wurden verschiedene Tierversuche entwickelt, um entweder bei geraden Wirbelsäulen eine Krümmung herbeizuführen oder iatrogen herbeigeführte Skoliosen (z. B. durch Rippentethering) zu begradigen.

Anterolaterale Implantate werden wie ein inneres Korsett verwendet, ohne dass es auf die Compliance des Patienten ankommt. Sie verringern die Progredienz der Krümmung unter Erhalt der Flexibilität der Wirbelsäule [20]. Erste Versuche des ventralen body staplings wurden 1951 von Nachlas und Borden [21] beschrieben. Durch die

Überbrückung der Bandscheibe war eine Auslockerung eine häufig gesehene Komplikation. In einem Rattenmodell zeigte Braun et al. [22], dass dynamische Belastungen der Wirbelkörper, wie sie durch ein flexibles Band hervorgerufen wurden, das größte wachstumsmodulierende Potenzial aufwiesen. Ähnlich den Staples erreicht das anterolaterale Band eine Kompressionskraft auf die jeweiligen Wachstumszonen der Wirbelkörper und führt dadurch, dem Hueter-Volkmann-Gesetz entsprechend zur Korrektur der Krümmung. Newton et al. [23–25] zeigten den Effekt des Tethering bei Kälbern, Schweinen und in biomechanischen Studien. Langzeitauswirkungen auf die Bandscheiben sind noch unklar. So konnte in Rinderversuchen kein Unterschied in der Menge der Bandscheibenflüssigkeit oder groben morphologischen Eigenschaft eruiert werden. Weitere Studien sind hier notwendig, um dezidiertere Aussagen bezüglich der Langzeitauswirkungen des flexiblen Tetherings auf Wirbelkörper, Wachstumszone und Bandscheibe treffen zu können.

Bislang wurden einige wenige Patienten von verschiedenen Chirurgen in den letzten Jahren operiert. Keines der wachstumsmodulierenden Implantate hat bislang eine FDA-Zulassung. Wie bei allen wachstumsmodulierenden Techniken ist das Risiko der Überkorrektur gegeben. Klinische Studien sind notwendig, um die Wirksamkeit dieser Techniken nachweisen zu können. Für genaue Empfehlungen bezüglich möglicher Indikationsspektren bedarf es noch weiterer klinischer Studien. Derzeit scheint der Idealkandidat ein Patient mit mindestens 2 Jahren Restwachstum, Risser 0 bei Mädchen und 0–1 bei Jungen zu sein. Mit einer thorakalen Krümmung von 45–65° hat er die Indikation der Korsetttherapie und des vertebral body staplings überschritten [26]. Der Eingriff erfolgt ähnlich dem Stapling thorakoskopisch in Seitenlage. Die konvexseitigen Wirbelkörper werden nach Koagulation und Durchtrennung der Segmentgefäße von End-zu-Endwirbel mit Hydroxylapatit beschichteten Schrauben bikortikal instrumentiert. Das Polymerband wird in die Schrauben eingelegt und unter Vorspannung mit den Muttern von proximal nach distal verschraubt. Eine optimale Vorspannung des Bandes ist erreicht, wenn die keilförmigen Bandscheiben symmetrisch sind und die jeweiligen Grund- und Deckplatten horizontal stehen.

13.4 Zusammenfassung

Konventionelle, versteifende Verfahren führen zu einer Reduktion der Wirbelsäulenbeweglichkeit und des Wirbelsäulenwachstums. Um diese Ziele adressieren zu können, sind in den letzten Jahren einige neue ventrale Verfahren zur Wachstumslenkung in klinischen Erprobungsphasen oder schon auf den Markt gekommen. Ziel ist es, bei progredienten Skoliosen unter frühzeitiger Verwendung der Verfahren sicher eine Korrektur der Krümmung unter Erhalt der Flexibilität durchführen zu können und dadurch eine spätere Spondylodeseoperation überflüssig zu machen. Erste Ergebnisse zeigen, dass eine strenge Indikationsstellung und ein ausgesuchtes Patientenkollektiv von zentraler Bedeutung sind. Die neuen Techniken können hierbei in Zukunft eine mögliche Alternative in der Behandlung der idiopathischen Skoliose darstellen.

Literatur

[1] Helfenstein A, Lankes M, Ohlert K, Varoga D, Hahne HJ, Ulrich HW et al., The objective determination of compliance in treatment of adolescent idiopathic scoliosis with spinal orthoses, Spine 2006,31(3),339–344.

[2] Katz DE, Herring JA, Browne RH, Kelly DM, Birch JG, Brace wear control of curve progression in adolescent idiopathic scoliosis. J Bone Joint Surg Am 2010,92(6),1343–1352.

[3] Weinstein SL, Dolan LA, Wright JG, Dobbs MB, Effects of bracing in adolescents with idiopathic scoliosis. N Engl J Med 2013,369(16),1512–1521.

[4] Charles YP, Daures JP, de Rosa V, Dimeglio A, Progression risk of idiopathic juvenile scoliosis during pubertal growth, Spine 2006,31(17),1933–1942.

[5] Cahill PJ, Iorio J, Samdani AF, Pahys JM, Betz RR, Anterior Growth Modulation Techniques: Vertebral Body Stapling, Akbarnia BA et al., eds. The Growing Spine: Management of spinal disorders in Young Children, Springer-Verlag, Berlin Heidelberg 2016, 732.

[6] Stevens PM, Maguire M, Dales MD, Robins AJ, Physeal stapling for idiopathic genu valgum. J Pediatr Orthop 1999,19(5),645–649.

[7] Smith AD, Von Lackum WH, Wylie R, An operation for stapling vertebral bodies in congenital scoliosis. J Bone Joint Surg Am, J Bone Joint Surg Am 1954,36(2),342–348.

[8] Betz RR, Kim J, D'Andrea LP, Mulcahey MJ, Balsara RK, Clements DH, An innovative technique of vertebral body stapling for the treatment of patients with adolescent idiopathic scoliosis: a feasibility, safety, and utility study. Spine 2003,28(20),S255–265.

[9] Betz RR, D'Andrea LP, Mulcahey MJ, Chafetz RS, Vertebral body stapling procedure for the treatment of scoliosis in the growing child. Clin Orthop Relat Res 2005,(434),55–60.

[10] Stuecker R, Ergebnisse der Behandlung von progredienten Skoliosen mit SMA-Klammern, Orthopäde 2009,38(2),176–180.

[11] Theologis A, Cahill P, Auriemma M, Betz R, Diab M, Vertebral Body Stapling in Children Younger Than 10 Years With Idiopathic Scoliosis With Curve Magnitude of 30° to 39°, Spine 2013,38(25),E1583–E1588.

[12] Clinicaltrials.gov, Identifier:NCT01465295: evaluate initial safety of the HemiBridge™ System in guided spinal growth treatment of progressive idiopathic scoliosis. (updated November 25, 2015). Available from http://clinicaltrials.gov/ct2/show/NCT01465295.

[13] Wall EJ, Bylski-Austrow DI, Reynolds JE, Crawford AH, Jain VV, Thompson GH, Growth Modulation Techniques: Titanium Clip-Screw Implant System (HemiBridge™), Akbarnia BA et al., eds. The Growing Spine: Management of spinal disorders in Young Children, Springer-Verlag, Berlin Heidelberg 2016, 773ff.

[14] Cheh G, Bidwell KH, Lenke LG, Buchowski JM, Daubs MD, Kim Y et al, Adjacent segment disease following lumbar/thoracolumbar fusion with pedicle screw instrumentation: a minimum 5-year follow-up. Spine 2007,32(20),2253–2257.

[15] Lykissas MG, Jain VV, Nathan ST, Pawar V, Eismann EA, Sturm PE et al, Mid-to long-term outcomes in adolescent idiopathic scoliosis after instrumented posterior spinal fusion: a meta-analysis. Spine 2013,38(2),E113–119.

[16] Newton PO, Upasani VV, Farnsworth CL, Growth Modulation Techniques: Tethering, Akbarnia BA et al., eds. The Growing Spine: Management of spinal disorders in Young Children, Springer-Verlag, Berlin Heidelberg 2016, 752ff.

[17] Roaf R, The basic anatomy of scoliosis, J Bone Joint Surg Br 1966,48(4),786–792.
[18] Sommerville EW, Rotational lordosis, the development of single curve, J Bone Joint Surg Br 1952;34-B(3):421–427.
[19] Dickson RA, Lawton JO, Archer IA, Butt WP, The pathogenesis of idiopathic scoliosis, Biplanar spinal asymmetry, J Bone Joint Surg Br 1984,66(1),8–15.
[20] Newton PO, Upasani VV, Farnsworth CL, Growth Modulation Techniques: Tethering, Akbarnia BA et al., eds. The Growing Spine: Management of spinal disorders in Young Children, Springer-Verlag, Berlin Heidelberg 2016, 754ff.
[21] Nachlas IW, Borden JN, The cure of experimental scoliosis by directed growth control. J Bone Joint Surg Am. 1951,33 A(1),24–34.
[22] Braun JT, Hines JL, Akyuz E, Vallera C, Ogilvie JW, Relative versus absolute modulation of growth in the fusionless treatment of experimental scoliosis. Spine 2006,31(16),1776–1782.
[23] Newton PO, Fricka KB, Lee SS, Farnsworth CL, Cox TG, Mahar AT, Asymmetrical flexible tethering of spine growth in an immature bovine model. Spine 2002,27(7),689–693.
[24] Newton PO, Faro FD, Farnsworth CL, Shapiro GS, Mohamad F, Parent S et al, Multilevel spinal growth modulation with an anterolateral flexible tether in an immature bovine model. Spine 2005,30(23),2608–2613.
[25] Upasani VV, Farnsworth CL, Chambers RC, Bastrom TP, Williams GM, Sah RL et al, Intervertebral disc health preservation after six months of spinal growth modulation. J Bone Joint Surg Am 2011,93(15),1408–1416.
[26] Newton PO, Upasani V, Farnsworth CL, Growth Modulation Techniques: Tethering, Akbarnia BA et al., eds. The Growing Spine: Management of spinal disorders in Young Children, Springer-Verlag, Berlin Heidelberg 2016, 763f.
[27] Crawford C, Lenke L, Growth Modulation by Means of Anterior Tethering Resulting in Progressive Correction of Juvenile Idiopathic Scoliosis, J Bone Joint Surg Am 2010,92,202–209.

Philip Kunkel

14 Anomalien der Neuroachse als Ursache für Skoliose

14.1 Epidemiologie

Intraspinale Anomalien liegen in nicht geringem Maße Skoliosen ursächlich zugrunde. Dies ist bei kongenitalen Formen weniger überraschend als bei den idiopathischen Skoliosen. Hierbei existieren für die zwei Typen der idiopathischen Skoliose, 1. Early-Onset-Skoliose (EOS, Auftreten vor dem zehnten Lebensjahr) und 2. Adoleszentenskoliose (AIS, Auftreten nach dem zehnten Geburtstag), jeweils recht gute klinische Daten zur Prävalenz (Tab. 14.1). Bei 100 Patienten mit infantiler Skoliose (älter als drei Jahre) fand sich eine intraspinale Anomalie in 17 % der Fälle [1, 2]. 76 % dieser Anomalien bedurften eines spezifischen operativen Eingriffes. Fast die Hälfte machten hier Chiari-Malformationen Typ 1 aus, die alle operiert wurden. In den übrigen Fällen bestanden Anomalien, die zu einem tethered cord führten und zu 75 % operiert wurden bzw. Syringomyelien ohne Chiari-Malformation, die nur in 50 % der Fälle operiert wurden. Bei juvenilen Skoliosen (drittes bis zehntes Lebensjahr) bestand bei 90 Patienten ebenfalls in 17 % der Fälle eine intraspinale Anomalie [3], hier wurde in 50 % der Fälle eine Operation zur Adressierung dieser Fehlbildung vorgenommen. Bei fast 400 Patienten mit adoleszenten idiopathischen Skoliosen war der Prozentsatz der intraspinalen Auffälligkeiten mit 12 % etwas niedriger [4, 5]. Auch hier wurden etwa 50 % der Läsionen operativ angegangen. Die Wahrscheinlichkeit des Vorliegens einer intraspinalen Anomalie und auch die Operationswürdigkeit einer solchen korreliert also mit einem jungen Alter bei Auftreten der idiopathischen Wirbelsäulendeformität. Da aber selbst bei den adoleszenten idiopathischen Skoliosen in über 10 % der Fälle eine intraspinale Anomalie vorliegt, die häufig ursächlich für die Skoliose ist, sollte zumindest bei den progredienten Formen und spätestens vor einer Korrekturoperation eine kernspintomografische Bildgebung durchgeführt werden.

Bei den kongenitalen Skolioseformen liegt die Rate intraspinaler Anomalien deutlich höher, da häufig Fehlbildungssyndrome mit multiplen Anomalien ganz unterschiedlicher Organsysteme vorliegen (Tab. 14.1). Die Studienlage ist auch hier recht gut und zeigt intraspinale Anomalien bei 24–43 % der Patienten [6–8]. Ganz überwiegend liegen hier intraspinale Fehlbildungen vor, die zu einem tethered cord geführt

DOI 10.1515/9783110462685-014

haben. Bei diesen wiederum sind in 75 % der Fälle Split-Cord-Malformationen (SCM 1 und 2) für das Tethering verantwortlich. Chiari-Malformationen lagen nur in 6 % der Fälle vor [8]. Frühere Studien, die noch ohne Hilfe der Kernspintomografie diese Fragestellung untersuchten, kommen auf einen Anteil intraspinaler Anomalien von unter 20 % der kongenitalen Skoliosen und konnten ausschließlich Split-Cord-Malformationen entdecken, da diese auch in röntgengestützten Verfahren nachweisbar sind [9].

Tab. 14.1: Häufigkeit und Subtyp intraspinaler Anomalien bei idiopathischen und kongenitalen Skoliosen.

Skolioseform	Intraspinale Anomalie	Tethered cord	Split-Cord Malformation	Syringomyelie	Chiari-Malformation	Operation
Idiopathisch – infantil (< 3 Jahre)	17 %	4 %		5 %	7 %	75 %
Idiopathisch – juvenil (< 10 Jahre)	17 %					50 %
Idiopathisch – adoleszent (> 10 Jahre)	12 %					51 %
Kongenital	30 %	28 %	21 %	9 %	3 %	ca. 50 %

Intrakranielle Anomalien im Sinne von Läsionen, die z. B. eine Zerebralparese und dann eine lähmungsbedingte oder durch eine Muskeltonussteigerung (Spastik oder Dystonie) bedingte Wirbelsäulendeformität auslösen, sollen in diesem Kapitel nicht besprochen werden, sondern sind Thema von Kapitel 19.

14.2 Intraspinale Anomalien bei Wirbelsäulendeformitäten

Eine Vielzahl unterschiedlicher intraspinaler Anomalien treten mit Wirbelsäulendeformitäten vergesellschaftet auf (Tab. 14.2).

Im Rahmen dieses Kapitels sollen die für die Entstehung von Wirbelsäulendeformitäten relevantesten Formen eingehender besprochen werden. Hierbei werden zunächst die Syringomyelien mit und ohne Chiari Malformation behandelt, dann die Gruppe der zu einem Tethered Cord führenden Läsionen besprochen und schließlich intraspinale Tumoren und Zysten abgehandelt werden.

Tab. 14.2: Intraspinale Anomalien, die mit Skoliosen vergesellschaftet auftreten.

Syringomyelie	Tethered cord	Intraspinaler Tumor	Intraspinale Zyste
• Bei Chiari-Malformation • Postentzündlich • Posttraumatisch • Idiopathisch	• Split-Cord-Malformation – Typ 1 – Typ 2	• Intramedullärer Tumor – Astrozytom – Ependymom	• Spinale Arachnoidalzyste – Postentzündlich – Postoperativ – Fehlbildung
	• Konus-medullaris-Lipome – Dorsal – Transitional – Terminal – Chaotisch	• Intraspinaler extramedullärer Tumor – Neuroblastom – Schwannom	
	• Dermalsinus		
	• Fibrolipomatöses Filum terminale		
	• Meningozele		
	• Zustand nach Myelomeningozele (Sekundäres tethered cord)		

14.3 Syringomyelien

14.3.1 Syringomyelien ohne Chiari-Malformation

Syringomyelien oder auch Syringohydromyelien werden in Gegenwart einer Wirbelsäulendeformität nicht selten diagnostiziert (siehe Abschnitt 14.1) und lassen sich bei etwa 5 % der idiopathischen und 10 % der kongenitalen Skoliosen finden. Sie zeichnen sich durch eine intramedulläre Ansammlung von Liquor aus, die in ihrer Ausdehnung sowohl kraniokaudal als auch zirkumferentiell sehr variabel sind und von einer leichten Aufweitung des Zentralkanales von wenigen Millimetern Stärke über wenige Segmente hinweg bis zu einer sog. Holosyrinx reichen kann. Letztere betrifft dann das gesamte Rückenmark und komprimiert die Rückenmarksfasern zu einer nur noch Millimeter starken Wand. Pathophysiologisch werden sie als Folge der Störung der spinalen Liquorzirkulation angesehen und stellen insofern häufig auch ein Epiphänomen dar. So besteht im Apex einer skoliotischen Kurve häufig eine deutliche Verlagerung des Durasackes und seines Inhaltes in Richtung der Konkavität, sodass dann hier intradural der Liquorfluss deutlich eingeschränkt sein kann. Häufig finden sich dann meist eher milde ausgeprägten Syringen im Apex der Kurve. Von diesen wird eher angenommen, sie seien Folge der Deformität und nicht deren Ursache. Eine neurochirurgische Operation zur Dekompression solcher Syringen ist nicht indiziert und

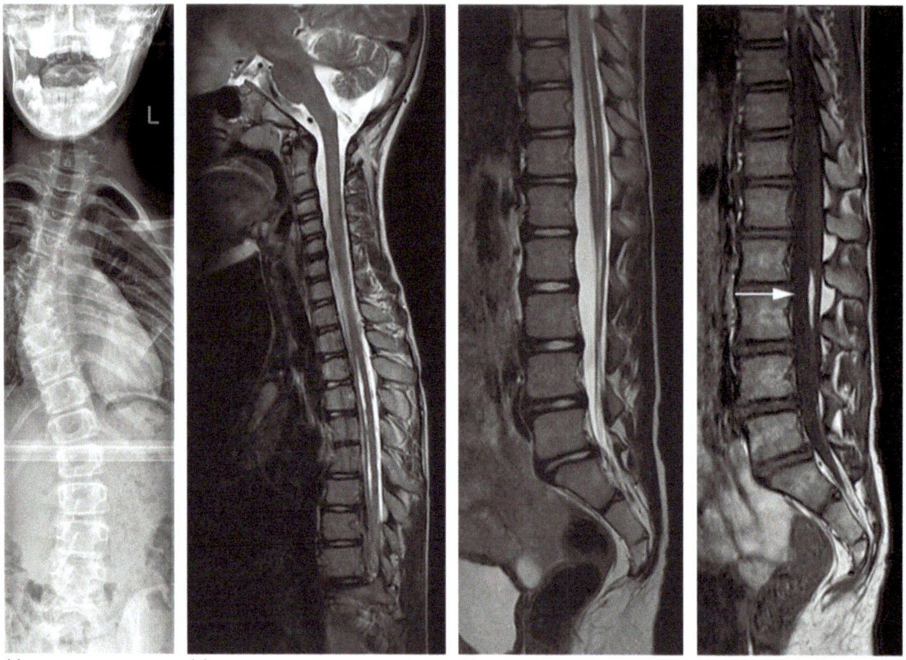

(a) (b) (c) (d)

Abb. 14.1: Kongenitale Skoliose bei sechsjährigem Jungen. (a) Röntgenbild mit Halbwirbel T6; (b) milde thorakale Syringomyelie ohne Chiari-Malformation; (c) auch milde lumbale Syringomyelie ohne Konustiefstand; (d) T1-gewichtetes MRT zeigt Filumlipom bei L2/3 (Pfeil).

muss auch nicht in Vorbereitung einer Spondylodese erfolgen. Sind Syringomyelien nicht im Apex der Kurve lokalisiert, sondern in den kaudalen Abschnitten des Myelons, können sie auf ein tethered cord hinweisen. In diesem Fall besteht z. B. bei einem verdickten und verkürztem Filum terminale (siehe Abb. 14.1 und Abschnitt 14.4.5) eine Liquorzirkulationsstörung im Bereich des getetherten kaudalen Myelons, sodass dann die Syrinx kaudal bis in den Konus medullaris hinein reicht. Folgerichtig zeigt sich auch häufig eine Rückbildung der Syrinx nach Detethering-Operation.

14.3.2 Syringomyelien bei Chiari-Malformationen

Chiari-Malformationen stellen Fehlbildungen dar, die im kraniozervikalen Übergang lokalisiert sind und durch mangelnde intradurale Platzverhältnisse am Ausgang der hinteren Schädelgrube charakterisiert sind. Hierbei ragen Teile des Kleinhirns in den oberen zervikalen Spinalkanal hinein und führen dort zu einer Liquorzirkulationsstörung, die wiederum eine vom zervikalen Myelon ausgehende Syrinxbildung bedingen. Der in diesem Zusammenhang wichtigste Typ der Chiari-Malformation ist der Typ 1, hierbei ragt die Kleinhirntonsille mindestens 5 mm nach kaudal der Foramen magnum

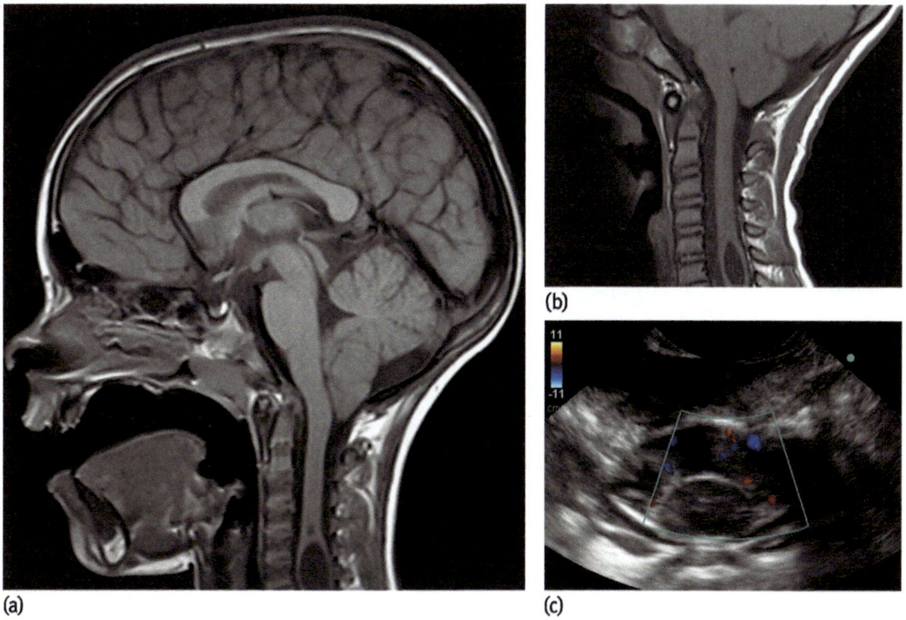

Abb. 14.2: Early-Onset-Skoliose bei fünfjährigem Jungen. (a) Chiari-Malformation Typ 1 mit zervikothorakaler Syrinx; (b) MRT nach Chiari-Dekompression ohne Duraeröffnung; (c) intraoperatives Sonogramm zeigt gute Liquorpulsation im kraniozervikalen Übergang nach knöcherner Dekompression.

Ebene (Abb. 14.2). Beim Typ 2, der nur bei offenen spinalen Dysrhaphien wie der Myelomeningozele vorkommt, ist die Kleinhirnverlagerung in den Spinalkanal meist deutlich ausgeprägter. Typ 3 und 4 sind vernachlässigbare Raritäten. Bei dem kombinierten Auftreten einer Chiari-Malformation Typ 1 mit zervikaler bzw. zervikothorakaler Syrinx und einer meist thorakalen Wirbelsäulendeformität besteht eine Operationsindikation zur Dekompression des kraniozervikalen Überganges. Ziel dieser Operation ist der Rückgang der Syrinx. Dies kann entweder durch eine knöcherne Dekompression mit Kraniektomie des Foramen-magnum-Hinterrandes und Laminektomie des hinteren Atlasbogens allein oder einer zusätzlichen Duraeröffnung mit intraduraler Adhäsiolyse und Duraerweiterungsplastik erreicht werden. Eine Metaanalyse von zwölf Studien mit insgesamt 120 Patienten [10] zeigte eine Verbesserung der skoliotischen Kurve nach Chiari-Dekompression bei 37 % der Patienten, bei 18 % ließ sich die Progression aufhalten, 45 % der Kurven waren trotz der Dekompression progredient. Eine Verbesserung der Kurve war bei den unter acht Jahre alten Patienten deutlich wahrscheinlicher als bei den älteren. Ein positiver Effekt einer neurochirurgischen Operation auf die skoliotische Kurve in Gegenwart einer Syrinx ließ sich bei 100 analysierten Patienten [11] nur bei denjenigen zeigen, die eine Chiari-Dekompression erhalten hatten, ohne das eine kongenitale Skoliose oder eine Myelomeningozele vorlag. Außerdem zeigte sich bei 8 % der Patienten eine neurologische Verschlechterung nach Spondylodese, wenn die Syrinx nicht vorher dekomprimiert wurde.

14.4 Tethered Cord bei spinalen Dysrhaphien

Eine fehlbildungsbedingte intradurale Anheftung des Myelons wird als tethered cord bezeichnet und kann im Bereich des gesamten Spinalkanales auftreten. Embryologisch liegen unterschiedliche Ausprägungen einer Störung des Neuralrohrschlusses in der vierten bis sechsten Schwangerschaftswoche vor. Am prägnantesten sind hierbei die offenen spinalen Dysrhaphien wie die Myelomeningozele, bei denen die anatomische Fehlbildungssituation unübersehbar ist. Häufiger übersehen werden die geschlossenen oder auch okkulten spinalen Dysrhaphien, bei denen die Anheftung des Rückenmarkes nicht so offensichtlich ist. Nicht selten können sie erst durch die Entwicklung einer Wirbelsäulendeformität klinisch in Erscheinung treten. Andere Symptome eines tethered cords sind Paresen, Sensibilitätsstörungen, Blasen-Mastdarm-Störungen, Schmerzen und Fußdeformitäten. Die okkulten Dysrhaphien sind häufig mit typischen kutanen Läsionen in der Mittellinie des Rückens kombiniert [12]. So besteht bei über 50 % der Split-Cord-Malformationen Typ 1 eine fokale, teilweise fellartige Hypertrichose. Im Folgenden werden die unterschiedlichen Formen der spinalen Dysrhaphien kurz erläutert.

14.4.1 Split-Cord-Malformation Typ 1

Bei der Split-Cord-Malformation Typ 1, die auch als Diastematomyelie bezeichnet wird, liegt eine Längsspaltung des Rückenmarkes vor, bei der beide Halbstränge (Hemicords) des Myelons einen eigenen Durasack aufweisen und sich zumindest kranialwärts der Läsion wieder zu einem Einzelstrang und Durasack vereinigen. Ein knöcherner oder auch kartilaginärer Sporn durchquert den Spinalkanal von der Hinterseite des Wirbelkörpers ausgehend in einem oder mehreren Segmenten und findet sich in dem Spalt zwischen den beiden Hemicords (Abb. 14.3). In diesen Fällen liegt in der überwiegenden Zahl der Fälle ein tethered cord vor, meist besteht eine Operationsindikation. Bei der neurochirurgischen Operation wird die gedoppelte Dura dorsal eröffnet, der Sporn reseziert und ein wiedervereinigter Durasack geschaffen. Die Split-Cord-Malformation Typ 1 stellt durch den knöchernen Sporn auch eine vertebrale Fehlbildung dar und ist häufig mit weiteren Wirbelfehlbildungen wie Halbwirbeln etc. kombiniert. Bei etwa 30 % der kongenitalen Skoliosen besteht auch eine Split-Cord-Malformation. Diese ist durchaus nicht immer für die Skoliose ursächlich, sollte aber vor einer Korrekturoperation der Deformität neurochirurgisch behoben werden, um keine zusätzlichen neurologischen Defizite durch Zug am getetherten Myelon zu riskieren.

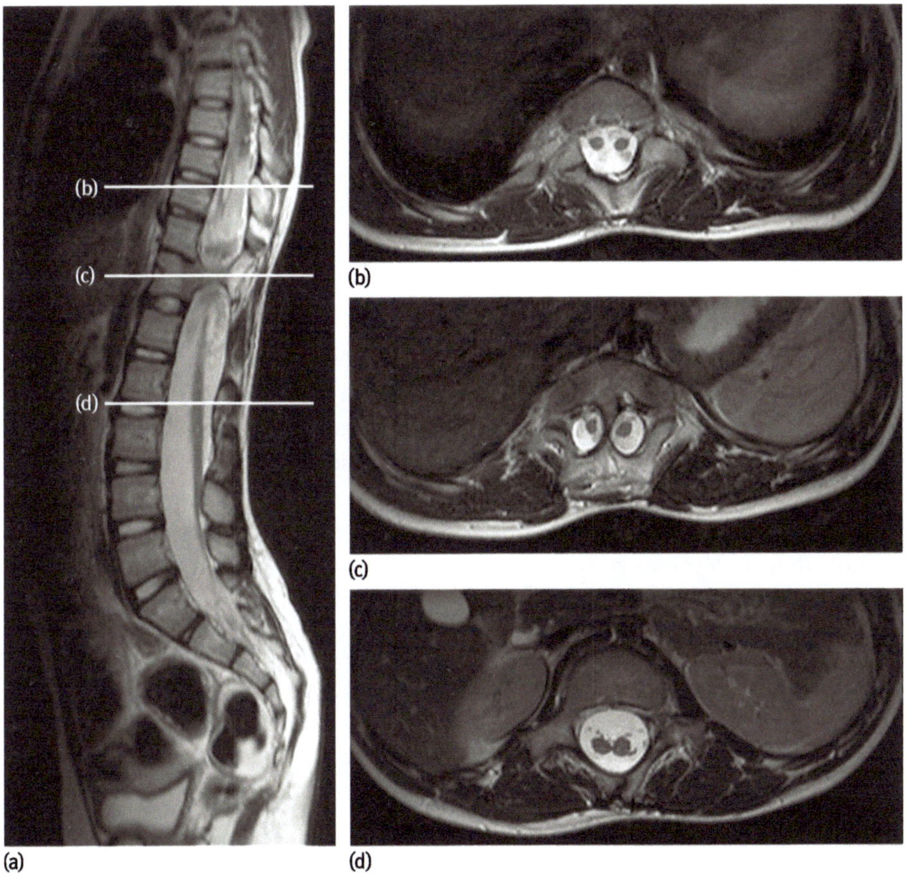

Abb. 14.3: Thorakale Skoliose bei achtjährigem Mädchen. (a) MRT zeigt Diastematomyelie (SCM1) bei T12; (b) Axiales MRT in Höhe T10 zeigt die beiden Hemicords; (c) axiales MRT in Höhe T12 zeigt die Diastematomyelie; (d) axiales MRT in Höhe L2 zeigt Wiedervereinigung der Hemicords.

14.4.2 Split-Cord-Malformation Typ 2

Beim Typ 2 der Split-Cord-Malformation (auch Diplomyelie) liegt kein knöcherner Sporn vor und auch keine Duplikatur des Durasackes. Intra- bzw. transdural besteht aber ein kartilaginäres Segel, welches zwei Hemicords (in einem Durasack) separiert und auch ein intradurales Tethering bedingt. Die Läsion ist nur kernspintomografisch detektierbar und wird häufig übersehen.

14.4.3 Konus-medullaris-Lipome

Lipome des Rückenmarkes, die zu einem deutlichen Tethering führen, stellen Neuralrohrdefekte dar und sind aus embryologischen Gründen meist im Bereich des Konus medullaris lokalisiert. Sie gehören zu den okkulten Dysrhaphien, sind aber häufig mit auffälligen subkutanen Lipomen in der Mittellinie lumbal kombiniert.

14.4.3.1 Dorsal

Die häufigsten Konus-medullaris-Lipome sind dorsal im Myelon, im Bereich des fehlerhaften Neuralrohrschlusses, meist direkt kranial des Konus lokalisiert und führen zu einer Anheftung des Myelons an die dorsale Dura in diesem Bereich. Häufig wird diese auch durchquert und das Lipom inseriert dann subkutan. Die neurochirurgische Operation besteht in einer möglichst kompletten Resektion des Lipoms am Interface zum Myelon, welches im Anschluss wieder zu einem Strang vereinigt wird. Zusätzlich wird eine Duraerweiterungsplastik vorgenommen, um ein postoperatives erneutes Anheften des Myelons zu vermeiden.

14.4.3.2 Transitional

Bei den transitionalen Formen gestaltet sich das Detethering noch schwieriger, da das Lipom nicht nur dorsal in einem oder mehreren Segmenten lokalisiert ist, sondern nach kaudalwärts den gesamten Konusbereich umfasst, sodass die Komplettresektion unter Schonung aller Nervenwurzeln herausfordernd ist und nur mittels spezialisiertem Neuromonitoring gelingt [13] (Abb. 14.4).

14.4.3.3 Terminal

Terminale Konuslipome betreffen nur das Filum terminale und müssen nicht komplett reseziert werden, um ein anhaltendes Detethering zu erreichen. Eine Durchtrennung des Filumlipomes reicht in der Regel aus (Abb. 14.5).

14.4.3.4 Chaotisch

Die chaotischen Formen der Konus-medullaris-Lipome bezeichnen die komplexesten Formen und weisen auch ventral des Myelons gelegene Lipomanteile auf. Unter diese Kategorie fallen auch früher als Lipomyelomeningozelen bezeichnete Formen, bei denen neurale Strukturen dorsal extraspinal lokalisiert sind und hier anheften. Ihr vollständiges Detethering ist nicht immer möglich.

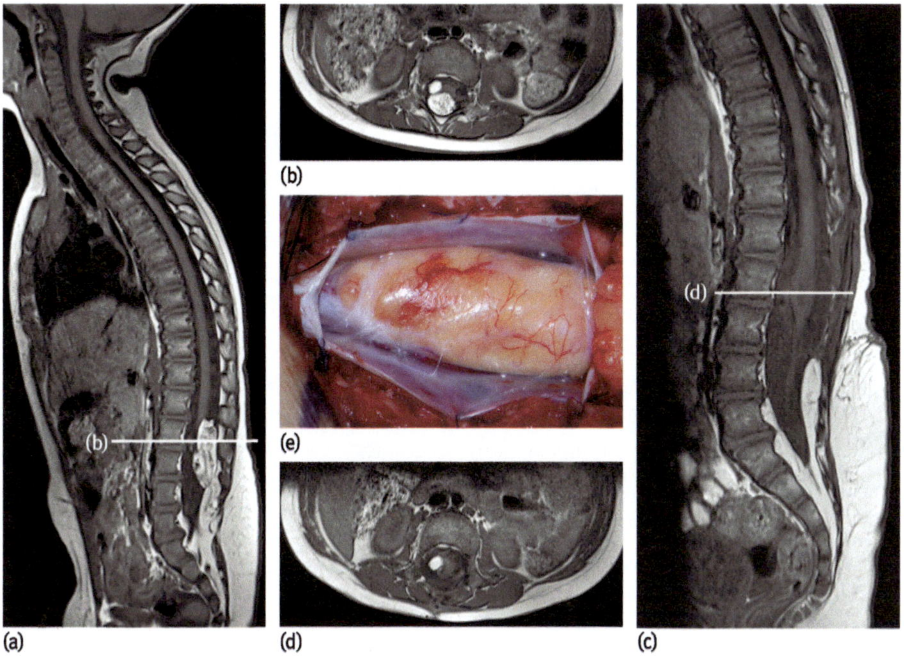

Abb. 14.4: Konus-medullaris-Lipom bei einjährigem Jungen. (a) MRT zeigt großes Konuslipom von L2 kaudalwärts; (b) axiales MRT in Höhe L2/3; (c) MRT nach Komplettresektion des tethernden Lipomes, Restlipom ventral bzw. extradural; (d) axiales MRT in Höhe L2/3 nach Resektion zeigt noch ventrales Lipom (nicht tethernd); (e) Lipom vor Resektion intraoperativ.

14.4.4 Dermalsinus

Beim Dermalsinus ist das Ausmaß des Neuralrohrdefektes nur minimal, sodass ein fibröser Gewebestrang zwischen dorsaler Dura und dem subkutanen Gewebe bzw. der Kutis besteht. Hier kann dann typischerweise ein Neuroporus entdeckt werden. Intradural ist der Gewebestrang dann entweder mit dem dorsalen Myelon, dem Filum terminale oder auch einer Nervenwurzel verbunden, sodass klinisch ein tethered cord resultieren kann. In einigen Fällen verfügt der Strang aber auch über ein durchgängiges Lumen, sodass es zu neurologisch katastrophalen bakteriellen Myelitiden kommen kann (Abb. 14.6).

14.4.5 Lipofibromatöses Filum terminale

Hierbei handelt es sich um die Minimalvariante einer okkulten spinalen Dysrhaphie, die sich durch eine Veränderung der Zusammensetzung des Gewebes des Filum terminale auszeichnet. Statt der elastischen Fasern überwiegen dann fibröse und lipomatöse Zelltypen. Dies kann zu einer deutlichen Verkürzung oder Verdickung des Filums

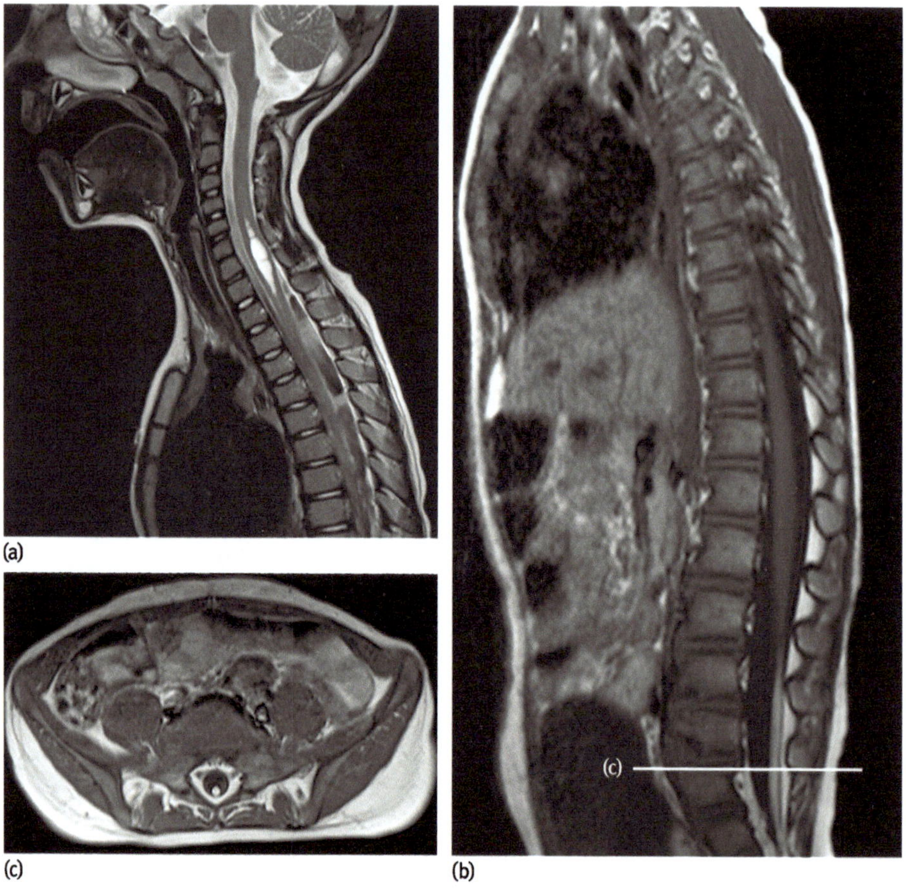

Abb. 14.5: Early-Onset-Skoliose bei vierjährigem Jungen. (a) Zervikothorakale Syrinx ohne Chiari-Malformation; (b) MRT zeigt Konustiefstand bei L3 und Konuslipom L4–S2; (c) axiales T1-gewichtetes MRT in Höhe S1.

führen, die dann an einem Konustiefstand (kaudal von L2) zu diagnostizieren ist. In anderen Fällen kommt es aber nur zu marginalen Veränderungen, die in der Kernspintomografie kaum detektierbar sind.

14.4.6 Meningozele

Auch eine Meningozele gehört zu den geschlossenen, also mit Vollhaut überdeckten Dysrhaphien, wird aber nur selten übersehen. In vielen Fällen besteht ausschließlich eine hernierte Duraaussackung durch einen dorsalen Bogendefekt hindurch unter die Haut. Wenn allerdings neurale Elemente wie Spinalnerven oder sogar Myelon mit in den Sack hineinragen und hier anheften, kann auch ein tethered cord resultieren.

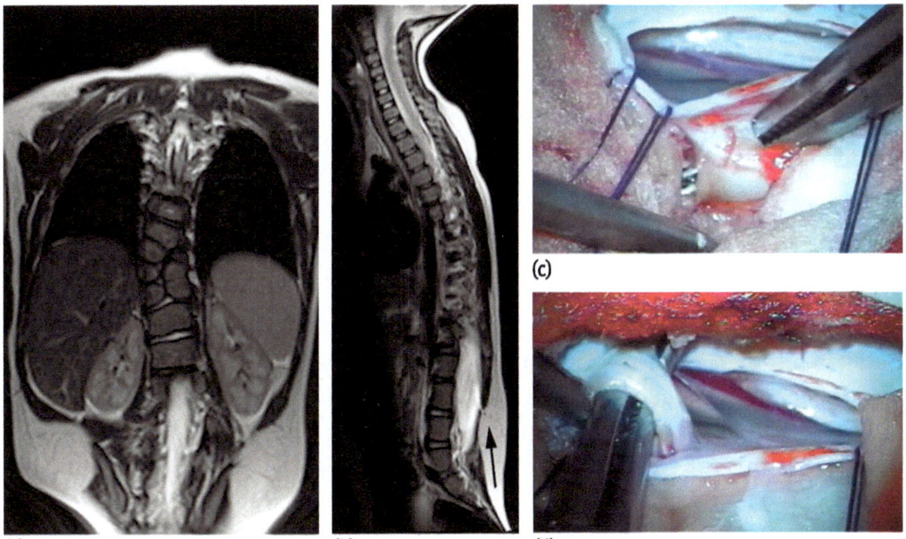

Abb. 14.6: Kongenitale Skoliose bei vierjährigem Mädchen. (a) Multiple Wirbelfehlbildungen; (b) MRT zeigt lateralen Eintritt des Dermalsinus in den Durasack (Pfeil); (c) intraoperatives Foto zeigt Insertionsstelle des Dermalsinus lateral am Durasack; (d) intraduraler Teil des Dermalsinus vor Detethering.

14.4.7 Myelomeningozele

Myelomeningozelen stellen natürlich vor der initialen neurochirurgischen Reparatur immer ein tethered cord dar, können aber auch nach ihrer Rekonstruktion noch nach Jahren zu einem sekundären tethered cord führen und dann zur Entstehung von Wirbelsäulendeformitäten beitragen.

14.5 Intraspinale Tumoren

Intraspinale Tumoren sind im Kindesalter sehr selten, führen aber nicht selten zur Entstehung von Wirbelsäulendeformitäten. Unterschieden wird zwischen intramedullären, extramedullär intraduralen und extraduralen intraspinalen Formen. Im Kindesalter überwiegen die histologisch gutartigen Entitäten.

14.5.1 Intramedulläre Tumore

Typische intramedulläre Tumore sind die Astrozytome, die im Kindesalter häufig in Form des pilozytischen Astrozytoms (WHO Grad 1) auftreten. Sie führen meist zu einer deutlichen, teils zystischen Auftreibung des Myelons und gehen dann häufig mit einer Syrinx einher. Die mikrochirurgische Totalresektion von dorsal wird bei progredientem Wachstum zur Vermeidung neurologischer Ausfälle durchgeführt. Ebenfalls vorkommende Ependymome lassen sich aufgrund unschärferer Tumorgrenzen oft schlechter resezieren und machen häufiger chemotherapeutische Nachbehandlungen notwendig.

14.5.2 Extramedulläre Tumore

Typische extramedulläre intraspinale Tumore im Kindesalter, die zu Wirbelsäulendeformitäten führen können, sind von paraspinal durch die Neuroforamina sich nach intraspinal ausdehnende Tumorentitäten. Hierzu gehört das Neuroblastom, welches stadiumabhängig mit Chemotherapie, Resektion oder Abwarten der Spontanregression behandelt wird. Auch Schwannome können als Sanduhr-Neurinome extradural wachsen oder von Spinalnerven ausgehend sich intradural ausdehnen. Schwannome kommen meist im Rahmen einer Neurofibromatose vor und können auch maligne entarten. Sie werden dann als maligne periphere Nervenscheidentumore (MPNSTs) bezeichnet und sind kaum kurativ zu behandeln.

14.6 Intraspinale Zysten

Zystische intraspinale Veränderungen liegen meistens intradural vor und führen zu Liquorzirkulationsstörungen. Sie können dann parallel zu den durch eine Auftreibung des Myelons im Falle einer Syringomyelie oder eines intramedullären Tumors bedingten Liquorzirkulationsstörungen Skoliosen verursachen.

14.6.1 Spinale Arachnoidalzysten

Die weitaus häufigsten intraduralen Zysten sind zystische Abkapselungen der Arachnoidea die von der Liquorzirkulation getrennt werden und einen Ventilmechanismus aufweisen können, der zu ihrer Größenprogredienz führt. Ihre Genese kann postinfektiös sein, z. B. im Rahmen einer bakteriellen Meningitis. Nach intraduralen Operationen wie z. B. einer initialen Operation bei Myelomeningozele kommen narbig bedingte Arachnoidalzysten ebenfalls vor. Auch intradurale Blutungen bei vaskulären Läsionen oder Traumen sind bekannte Ursachen spinaler Arachnoidalzysten. Schließlich sind auch idiopathische Formen ohne bekannte vorausgegangene Infektion, Operation oder Trauma beschrieben, die auch als Fehlbildungen verstanden werden können. Neben den erwähnten Liquorzirkulationsstörungen können auch Myelonkompressionen mit erheblicher neurologischer Symptomatik resultieren. Bei dorsal und lateral des Myelons gelegenen Zysten ist eine mikrochirurgische Dekompression leicht möglich, bei ventraler Lage kann sie sich schwieriger gestalten.

14.7 Zusammenfassung

Bei Skoliosen bestehen häufig intraspinale Anomalien, die in diesen Fällen dann meist auch ihre Ursache darstellen. Bei den idiopathischen Skoliosen finden sich intraspinale Anomalien bei den adoleszenten Formen (AIS) in etwa 12 %, bei den Early-Onset-Formen sogar in 17 % der Fälle. Bei kongenitalen Skoliosen bestehen in 24–43 % der Fälle intraspinale Anomalien. Den Hauptanteil stellen Entitäten dar, die zu einem tethered cord führen und in ihrer überwiegenden Zahl eine neurochirurgische Operation zur Lösung der angehefteten Strukturen notwendig machen. Typische zum tethered cord führende Anomalien sind: Split-Cord-Malformationen, Konuslipome, Veränderungen des Filum terminale und ein Dermalsinus. Bei Skoliosen in Gegenwart von Syringomyelien, die durch eine Chiari-Malformation Typ 1 bedingt sind, ist meist eine Dekompression des kraniozervikalen Übergangs angezeigt. Diese kann auch zu einer Milderung der skoliotischen Kurve führen. Dagegen stellen Syringomyelien, die im Apex der Skoliose lokalisiert sind, ohne dass eine Chiari-Malformation oder tethered cord besteht, meist Epiphänomene dar. Intraspinale Tumoren und Zysten können auch Wirbelsäulendeformitäten bedingen und bedürfen meist einer neurochirurgischen Resektion. Bei allen progredienten Skoliosen sollte eine kernspintomografische Untersuchung der gesamten Wirbelsäule durchgeführt werden, um eine rechtzeitige Detektion von intraspinalen Anomalien zu ermöglichen.

Literatur

[1] Dobbs MB, Lenke LG, Szymanski DA, Morcuende JA, Weinstein SL, Bridwell KH, Sponseller PD. Prevalence of neural axis abnormalities in patients with infantile idiopathic scoliosis. J Bone Joint Surg Am 2002,84,2230–2234.
[2] Pahys JM, Samdani AF, Betz RR. Intraspinal anomalies in infantile idiopathic scoliosis: prevalence and role of magnetic resonance imaging. Spine 2009,34,E434–438.
[3] Gupta P, Lenke LG, Bridwell KH. Incidence of neural axis abnormalities in infantile and juvenile patients with spinal deformity. Is a magnetic resonance image screening necessary? Spine 1998,23,206–210.
[4] Inoue M, Minami S, Nakata Y, Otsuka Y, Takaso M, Kitahara H, Tokunaga M, Isobe K, Moriya H. Preoperative MRI analysis of patients with idiopathic scoliosis: a prospective study. Spine 2005,30,108–114.
[5] Singhal R, Perry DC, Prasad S, Davidson NT, Bruce CE. The use of routine preoperative magnetic resonance imaging in identifying intraspinal anomalies in patients with idiopathic scoliosis: a 10-year review. Eur Spine J 2013,22,355–359.
[6] Suh SW, Sarwark JF, Vora A, Huang BK. Evaluating congenital spine deformities for intraspinal anomalies with magnetic resonance imaging. J Pediatr Orthop 2001,21,525–531.

[7] Liu YT, Guo LL, Tian Z, Zhu WL, Yu B, Zhang SY, Qiu GX. A retrospective study of congenital scoliosis and associated cardiac and intraspinal abnormities in a Chinese population. Eur Spine J 2011,20,2111–2114.
[8] Shen J, Wang Z, Liu J, Xue X, Qiu G. Abnormalities associated with congenital scoliosis: a retrospective study of 226 Chinese surgical cases. Spine 2013,38,814–818.
[9] McMaster MJ. Occult intraspinal anomalies and congenital scoliosis. J Bone Joint Surg Am 1984,66,588–601.
[10] Hwang SW, Samdani AF, Jea A, Raval A, Gaughan JP, Betz RR, Cahill PJ. Outcomes of Chiari I-associated scoliosis after intervention: a meta-analysis of the pediatric literature. Childs Nerv Syst 2012,28,1213–1219.
[11] Ozerdemoglu RA, Transfeldt EE, Denis F. Value of treating primary causes of syrinx in scoliosis associated with syringomyelia. Spine 2003,28,806–814.
[12] Schropp C, Sörensen N, Collmann H, Krauss J. Cutaneous lesions in occult spinal dysraphism – correlation with intraspinal findings, Childs Nerv Syst 2006,22,125–131.
[13] Pang D. Total Resection of Complex Spinal Cord Lipomas: How, Why, and When to Operate? Neurol Med Chir (Tokyo) 2015,55,695–721.

Micha Langendörfer

15 Neuro- und Myopathien als Ursache für Skoliose

Neuro- und Myopathien verursachen aufgrund der zugrunde liegenden, durch Muskelabbau oder -umbau hervorgerufenen Hypotonie die Entwicklung teils rasch progredienter Skoliosen. Insgesamt handelt es sich dabei um sehr seltene Erkrankungen, die aufgrund der unterschiedlichen Prognosen hinsichtlich Funktion und Lebenserwartung differenziert betrachtet werden müssen. Dies gilt umso mehr in Bezug auf die Indikationsstellung zur operativen Korrektur. Im Folgenden wird auf die häufigsten relevanten Erkrankungsgruppen eingegangen.

15.1 Muskeldystrophie vom Typ Duchenne

Es handelt sich hierbei um die häufigste muskuläre Erbkrankheit im Kindesalter mit einer geschätzten Inzidenz von 1:5.000. Erstmalig wurde die Erkrankung 1867 von Guillaume Duchenne (Neurologe, 1806–1875, Paris) beschrieben. Typischerweise beginnt die Symptomatik im Kleinkindalter mit einer Schwäche der Rumpf-, Becken- und Oberschenkelmuskulatur. Eine klassische Manifestation hierfür ist die Notwendigkeit des Abstützens an den Oberschenkeln beim Aufrichtevorgang (Gowers-Zeichen). Nimmt die Schwäche weiter zu, verlieren die Patienten die Gehfähigkeit und damit auch ihre Autonomie. Die Erkrankung schreitet rasch voran und endet aufgrund der fortschreitenden respiratorischen Insuffizienz oder der progredienten Kardiomyopathie meist im jungen Erwachsenenalter (14–25 Jahre) tödlich. Die Prognose hat sich in den letzten Jahren erheblich verbessert, was auf die optimierte Therapie mit Heimbeatmung zurückzuführen ist. Auch die operative Therapie zur Stabilisierung der Wirbelsäule und des Rumpfes und die damit verbundene Erhaltung des Istzustandes der Lungenfunktion spielt diesbezüglich eine große Rolle.

Der Erkrankung liegt eine genetisch determinierte Synthesestörung des Muskelstrukturproteins Dystrophin zugrunde. Der Dystrophinmangel führt mit der Zeit zum Untergang von Muskelfasern und zum Ersatz durch Fett- oder Bindegewebe. Die Mutation im Dystrophingen ist auf dem X-Chromosom (Locus Xp21.2) nachweisbar. Dabei sind etwa ein Drittel der Fälle Neumutationen und zwei Drittel mütterlicherseits vererbt. Primär werden bei Verdacht auf eine Muskeldystrophie erhöhte Kreatininkinasewerte in der Blutuntersuchung festgestellt, zur Subtypenbestimmung ist eine Muskelbiopsie aus dem Oberschenkel erforderlich.

In der frühen Phase der Erkrankung zielen die medikamentöse Therapie mit Kortison und die operative Lösung von Kontrakturen daraufhin, die Gehfähigkeit zu erhalten und die Phase der Patientenselbstständigkeit nach Möglichkeit zu verlängern. Eine weitere experimentelle Möglichkeit der medikamentösen Therapie scheint die

DOI 10.1515/9783110462685-015

Gabe von Ataluren zu sein. Im Tierversuch regt Ataluren in Muskelzellen von Mäusen die Bildung des Dystrophinproteins an. In ersten klinischen Tests zeigt sich allerdings keine verbesserte Muskelfunktion hinsichtlich einer Ausweitung der Gehstrecke [1].

Die Entwicklung einer Skoliose variiert in der Inzidenz in verschiedenen Kollektiven zwischen 48–93 %. Dabei liegt die Skolioseprogression bei etwa 2,1° pro Monat [2]. Der Beginn der Skolioseentwicklung wird meist durch den Verlust der Gehfähigkeit eingeleitet. So entwickeln im Zeitraum von drei Jahren, nachdem die Gehfähigkeit verloren ist und eine Rollstuhlpflichtigkeit vorliegt, bis zu 60 % der Patienten eine Skoliose [3]. Daher sind mit dem Verlust der Gehfähigkeit alle sechs Monate regelmäßige klinische und radiologische Kontrollen notwendig, um die Progredienz rechtzeitig zu erfassen. Bei bis zu einem Drittel der Fälle entstehen Deformitäten von 90° nach Cobb und mehr [4]. Grundsätzlich können drei unterschiedliche Skolioseverläufe beschrieben werden, die eine eindeutige Abhängigkeit vom sagittalen Profil aufweisen: Beim Typ I findet sich eine progrediente Kyphose, die zu einer zunehmenden Skoliose mit ausgeprägter rotatorischer Komponente führt. Beim Typ II liegt eine progrediente hyperlordotische Deformität vor. Typ III weist eine gute sagittale Ausrichtung auf, was sich wiederum in einer moderaten Skolioseentwicklung mit Deformitäten unter 30° nach Cobb wiederfindet [5]. Die medikamentöse Einflussnahme mit der Kortisontherapie zielt zum einen auf die Senkung der Mortalitätsrate ab. Hier ist eine Verringerung von 21 % auf 3 % beschrieben. Zum anderen kann durch die Gabe von Kortison eine Reduktion der Skolioseentwicklung von 92 % auf 20 % erzielt werden [6]. Allerdings ist diese Therapie durch die große Nebenwirkungsrate limitiert und es existieren nur mittelfristige Resultate.

Aufgrund der ohnehin schon stark geschwächten muskulären Atmungsmechanik ist eine zusätzliche externe Einschränkung durch eine etwaige Korsetttherapie nicht indiziert. Weiterhin konnte bei der Duchenne-Muskeldystrophie keine effektive Verlangsamung der Deformitätenprogredienz durch eine Korsetttherapie nachgewiesen werden. Auf der anderen Seite ist ein ganz klarer Zusammenhang zwischen dem Ausmaß der skoliotischen Deformität und der Abnahme der Lungenfunktion bzw. der Vitalkapazität bewiesen [7].

Hinsichtlich der chirurgischen Therapie der Skoliose ist die langstreckige, dorsale Fusion die Therapie der Wahl. Generell liegt die Empfehlung zur Korrektur bei einer raschen Progredienz und einer Deformität von 40–50°. In den letzten Jahren wird teilweise schon eine frühzeitigere Korrektur, um dadurch eine besseres Korrekturergebnis zu erzielen, ab einer evidenten Deformität von 20–30° bei gleichzeitigem Verlust der Gehfähigkeit sowie z. B. beim Typ I mit progressiver Kyphose und Verlust der sagittalen Balance, propagiert [8]. Allerdings ist nicht geklärt, ob eine bessere Korrektur mit einer besseren Funktion und Gesamt-Outcome verbunden ist.

Die Auswirkungen der chirurgischen Therapie in Bezug auf eine Verbesserung oder den Erhalt der pulmonalen Funktion werden insgesamt sehr kontrovers beurteilt. Beim natürlichen Verlauf wird ein Verlust der Vitalkapazität um 4 % pro Jahr ab Beginn der Gehunfähigkeit beschrieben. Um dies aufzuhalten, wurde von Kurz et al. 1983 die Empfehlung zur operativen Stabilisierung gegeben, da weitere 4 % Verlust pro 10° thorakale Deformität zusätzlich hinzukommen [7]. Da die muskuläre Schwäche den gesamten Rumpf betrifft, ist in jedem Fall eine Fusionsstrecke von T2 bis L5 erforderlich. In einigen Studien wird nach operativer Versorgung die Verlangsamung des respiratorischen Verfalls beschrieben, sodass damit eine klare Argumentation für die Korrektur Versorgung besteht [9]. Andererseits zeigt eine Cochrane-Metaanalyse aus dem Jahr 2007 keine eindeutige Tendenz, sodass keine evidenzbasierte Empfehlung ausgesprochen werden kann [10]. Generell kann jedoch festgestellt werden, dass der Patient Vorteile durch die verbesserte Lebensqualität (quality of life, QOL) und damit eine erhöhte Patientenzufriedenheit hat.

Bei einer operativen Versorgung sollte eine ausreichend gute Vitalkapazität der Lunge vorliegen. Ab einer Reduktion unter 60 % ist vermehrt mit Komplikationen zu rechnen, unter 30 % sollten operative Eingriffe vermieden werden.

Die Fixation auf S1 bzw. auf das Ilium wird in den Fällen mit einem lumbalen Krümmungsapex unterhalb L1 oder aber einer pelvic obliquity von > 30° angeraten [11]. Letztendlich muss das Ziel der operativen Therapie die Schaffung einer stabilen, langstreckigen Fusion mit guter Balancierung von Wirbelsäule und Becken für den sitzenden Patienten sein – ohne die Notwendigkeit weiterer stabilisierender Hilfsmittel.

15.2 Spinale Muskelatrophie (SMA)

Die *spinale Muskelatrophie* (SMA) wird durch einen fortschreitenden Untergang des zweiten Motoneurons im Vorderhorn des Rückenmarks verursacht. Dadurch kommt es zu einer fehlenden motorischen Impulsübertragung auf die primär normale Muskulatur. Dies führt zu fortschreitenden Lähmungen und dadurch zu der typischen muskulären Atrophie und einer generalisierten verminderten Muskelspannung. Darüber hinaus können sich Kontrakturen entwickeln, die mitunter erhebliche Schmerzen und Probleme bei der Lagerung verursachen können. Typischerweise wird die untere Extremität stärker betroffen als die obere Extremität. Zudem sind die proximalen Muskelgruppen meist schwächer als die distalen Muskelgruppen.

Die Inzidenz liegt bei 10:100.000, somit handelt es sich hierbei um eine der häufiger auftretenden Dystrophien. Die Erkrankung wird autosomal rezessiv vererbt. Hinsichtlich der Diagnosestellung sind bei Untersuchung des Blutes häufig Kreatinkinaseerhöhungen festzustellen, im Weiteren erhärten Elektromyografie (EMG)-Untersuchungen? und auch eine Muskelbiopsie die Diagnose.

Grundsätzlich werden dabei drei Typen der SMA beschrieben, die die sich durch den Schweregrad der Betroffenheit und auch die langfristige Prognose deutlich unterscheiden.

SMA Typ I – Werdnig-Hoffmann (akute infantile SMA):

– Das freie Sitzen wird per definitionem nie erlernt.

- Die Erkrankung beginnt bereits in utero oder während den ersten drei Lebensmonaten und manifestiert sich durch Muskelschwäche und eingeschränkte pulmonale Funktion.
- Der Tod tritt meist in den ersten beiden Lebensjahren durch Ateminsuffizienz oder Infektion ein.

SMA Typ II – chronische infantile SMA (intermediäre SMA):
- Freies Sitzen wird erlernt, Gehen ohne Hilfe ist nie möglich.
- Die Erkrankung beginnt meist im ersten Lebensjahr, die untere Extremität ist mehr betroffen als die obere.
- De Patient hat eine eingeschränkte Lebenserwartung (bis vierten Dekade aufgrund respiratorischen Versagens), bei spätem Erkrankungsbeginn ist eine normale Lebenserwartung möglich.
- Eine Skoliose entsteht in nahezu *100 %* der Fälle [12].

SMA Typ III – Kugelberg-Welander (juvenile SMA):
- Gehen ohne Hilfe ist möglich.
- IIIa: Beginn in einem Alter von unter drei Jahren.
- IIIb: Beginn in einem Alter über drei Jahren.
- Milder Verlauf, Startsymptom: Eine Parese und andere Muskelatrophie setzt langsam ein, beginnend am Oberschenkel.
- Die Lebenserwartung ist geringfügig oder nicht reduziert.
- Eine Skoliose entwickelt sich in etwa *50 %* der Fälle [13]

Die SMA-Skoliosen entwickeln sich typischerweise c-förmig, thorakolumbal und rechtskonvex. In der Regel sind diese immer progredient, wobei die Progredienz bei 3–8° pro Jahr liegt [14]. In etwa einem Drittel der Fälle liegt zudem eine Hyperkyphose vor, die in etwa 40 % einen Stagnara-Winkel von 60° überschreitet [13].

Im Gegensatz zur Muskeldystrophie Typ Duchenne spielt die konservative Therapie bei der SMA eine größere Rolle. Eine klassische Korsettversorgung kommt auch nicht infrage, es liegen jedoch gute Ergebnisse mit Softbraces vor, da durch diese die Sitzfähigkeit verbessert und auch eine Verlangsamung der Progredienz festgestellt werden kann. Dies gilt insbesondere für die Fälle mit einem Early Onset [15]. Die Versorgung mit einem Softbrace sollte ab einer Deformität von 30° nach Cobb in Erwägung gezogen werden.

Bei einer progredienten Deformität mit mehr als 50° nach Cobb wird die chirurgische Therapie empfohlen. Bei Early Onset und klar vorhersehbarem, progredientem Verlauf bei einer SMA Typ 2 kann eine frühzeitige Indikation für die Implantation eines mitwachsenden Systems gegeben sein. Dies kann mittels growing rod, VEPTR-Hybridbehandlung oder auch Magnetverlängerungssystemen durchgeführt werden [16]. Für ausgewachsene Patienten ist die Therapie der Wahl eine dorsale Fusion von T2 bis auf das Ileum, da eine lumbale Dekompensation in großem Maße zu erwarten ist und zudem in den meisten Fällen ohnehin eine pelvic obliquity vorbesteht.

Abgesehen von der eindeutigen, messbaren Verbesserung der Lebensqualität (QOL) ist auch eine Verbesserung und nicht nur ein Erhalten des Status quo der Lungenfunktion zu erwarten [17]. Allerdings ist einschränkend anzumerken, dass in bis zu 45 % der Fälle bei chirurgischen Korrekturen respiratorische Probleme auftreten können. Aprin et al. beschrieb bei bis zu 30 % der Fälle die Notwendigkeit zur Durchführung einer Tracheostomie [18].

15.3 Rett-Syndrom

Es handelt sich um eine Enzephalopathie, benannt nach dem Erstbeschreiber Andreas Rett (1965). Es liegt ein X-chromosomal dominanter Erbgang vor (MECP2-Gen), sodass mittlerweile eine molekulargenetische Diagnosesicherung möglich ist. Die Mutation ist bei männlichen Embryonen meist intrauterin letal. Die Inzidenz liegt bei etwa 1:15.000.

Die betroffenen Kinder entwickeln sich zunächst unauffällig, zwischen dem siebten Lebensmonat und dem zweiten Lebensjahr kommt es zu einer variablen Entwicklungsstillstandsphase. Danach verliert das Kind Fähigkeiten, die es bereits erlernt hatte, insbesondere das Sprechen und den willkürlichen Gebrauch der Hand. Stattdessen entstehen pathognomonische Handstereotypien, sog. washing movements. Häufig stabilisiert sich in diesem Stadium der Zustand des Patienten. Das Erscheinungsbild der Erkrankung wird dann von Symptomen des Autismus und der Ataxie geprägt. Prinzipiell ist das Erreichen eines normalen Alters möglich.

Das klassische Erscheinungsbild der Rett-Skoliose ist eine langstreckige, c-förmige Kurvatur, die teilweise rapide mit bis zu 15° nach Cobb pro Jahr zunehmen kann. Von daher sind halbjährliche Kontrollen während der Wachstumsphasen empfohlen [19]. Grundsätzlich ist die Korsettbehandlung zur Progressionsverlangsamung sinnvoll, aufgrund der rapiden Progredienz der unterschiedlichen allgemeinen Beeinträchtigung liegt eher eine schlechte Prognose vor [20]. Bei den nicht gehfähigen Patienten wird eine spinopelvine Fusion aufgrund der pelvinen Dysbalance empfohlen, bei gehfähigen Patienten bleibt die Gehfähigkeit in der Regel erhalten oder ist sogar nach der Korrektur gebessert [21].

15.4 Friedreich-Ataxie

Es handelt sich um eine degenerative autosomal-rezessiv vererbte Erkrankung des zentralen Nervensystems (ZNS), die 1863 von Nikolaus Friedreich erstmals beschrieben wurde. Erste Symptome zeigen sich meist vor dem 25. Lebensjahr. Die Inzidenz liegt in Mitteleuropa bei etwa 1:50.000. Die Friedreich-Ataxie ist durch eine progressive Sklerose der Hinterstrangbahnen und Degenerationen der Pyramidenbahn und der Kleinhirnrinde sowie von Herzmuskelzellen geprägt. Die typischen Manifestationen sind: Ataxie, Verlust von Oberflächen- und Tiefensensibilität, Dysarthrie, Spastiken, Nystagmus, Harnblasen- und Mastdarmentleerungsstörungen, Skoliose, Kyphose, Pes cavus, Friedreich-Hand, präsenile Demenz Wesensveränderungen, Kardiomyopathie.

In der Folge kommt es zu dem Verlust der Gehfähigkeit im Alter zwischen 18 und 25 Jahren. Dadurch bedingt liegt die Skolioseprävalenz bei 100 %, und zu etwa 55 % kommt es zu einer Progression auf über 60° [22]. Da die Korsetttherapie eher zur Gehfähigkeitsverschlechterung führt, sollten im Bedarfsfall dynamische Miederversorgungen in Erwägung gezogen werden. Die Indikation zur posterioren Fusion liegt bei Deformitäten > 50° nach Cobb vor. Dabei sollte die Fusion auf das Becken nur bei nicht gehfähigen Patienten erfolgen. Grundsätzlich ist eine erhöhte Morbidität aufgrund der teilweise schweren Kardiomyopathie zu beachten [23].

15.5 Kongenitale Myopathien

Bei den kongenitalen Myopathien handelt es sich um eine inhomogene Gruppe von Muskelerkrankungen, die durch eine Schwäche und Hypotonie von Geburt an charakterisiert sind. Typischerweise handelt es sich um klinisch ähnliche, nur histologisch und molokulargenetisch zu klassifizierende unterschiedliche Erkrankungsbilder. Unter anderem zählen dazu: central core disease, nemaline Myopathie, myotubuläre Myopathie etc.

Meist findet sich eine lange, thorakolumbale Form der Skoliose, teils mit kyphotischer Komponente. Bei Fortschreiten der Deformität nimmt auch die Rigidität der Skoliose zu, diese kann erhebliche Ausmaße annehmen, so z. B. bei dem danach benannten rigid spine syndrome [24].

Initial kann eine Risser-Gips- oder eine Korsettbehandlung sinnvoll sein. Bei Progression in Verbindung mit Rigidität ist eine Empfehlung zur operativen Versorgung mit einer dorsalen Fusion gegeben. Bei frühem Beginn muss ggf. auch eine VEPTR- oder Growing-Rod-Behandlung vorgenommen werden. Ein besonderes Risiko der kongenitalen Myopathien ist die Entwicklung einer malignen Hyperthermie, sodass besonders auf triggerfreie Durchführung der Narkosen geachtet werden sollte.

Literatur

[1] Welch EM, Barton ER et al. PTC124 targets genetic disorders caused by nonsense mutations. Nature 2007,447(7140),87–91.
[2] Forst R Orthopädische Behandlung der Duchenne-Muskeldystrophie. Stuttgart, Deutschland, Bücherei des Orthopäden, Bd. 76. Ferdinand Enke Verlag, 2000.

[3] Hart DA, McDonald CM: Spinal deformity in progressive neuromuscular disease. Natural history and management. Phys Med Rehabil Clin N Am 1998,9(1),213–232, viii. Review.
[4] Smith AD, Koreska J, Moseley CF: Progression of scoliosis in Duchenne muscular dystrophy, J Bone Joint Surg Am 1989,71(7),1066–1074.
[5] Oda T, Shimizu N, Yonenobu K, et al. Longitudinal study of spinal deformity in Duchenne muscular dystrophy. J Pediatr Orthop 1993,13(4),478–488.
[6] Alman BA, Raza SN, Biggar WD: Steroid treatment and the development of scoliosis in males with duchenne muscular dystrophy. J Bone Joint Surg Am 2004;86-A(3):519–524. Erratum in: J Bone Joint Surg Am 2016,98(14),e62.
[7] Kurz LT, Mubarak SJ, Schultz P, et al. Correlation of scoliosis and pulmonary function in Duchenne muscular dystrophy. J Pediatr Orthop 1983,3(3),347–353.
[8] Heller KD, Wirtz DC, Siebert CH, Forst R: Spinal stabilization in Duchenne muscular dystrophy: principles of treatment and record of 31 treated cases, J Pediatr Orthop B 2001,10(1),18–24.
[9] Velasco MV, Colin AA, Zurakowski D et al. Posterior spinal fusion for scoliosis in Duchenne muscular dystrophy diminishes the rate of respiratory decline. Spine (Phila Pa 1976) 2007,32(4),459–465.
[10] Cheuk DK, Wong V, Wraige E et al. Surgery for scoliosis in Duchenne muscular dystrophy, Cochrane Database Syst Rev 2013;(2).
[11] Alman BA, Kim HK: Pelvic obliquity after fusion of the spine in Duchenne muscular dystrophy. J Bone Joint Surg Br 1999,81(5),821–824.
[12] Sucato DJ: Spine deformity in spinal muscular atrophy. J Bone Joint Surg Am 2007,89 Suppl 1,148–154.
[13] Granata C, Merlini L, Magni E et al. Spinal muscular atrophy: natural history and orthopedic Treatment of scoliosis. Spine (Phila Pa 1976) 1989,14(7),760–762.
[14] Evans GA, Drennan JC, Russman BS: Functional classification and orthopedic management of spinal muscular atrophy. J Bone Joint Surg Br 1981;63B(4):516–522.
[15] Letts M, Rathbone D, Yamashita T et al. Soft Boston orthosis in management of neuromuscular scoliosis: a preliminary report. J Pediatr Orthop 1992,12(4),470–474.
[16] Fujak A, Ingenhorst A, Heuser K et al. Treatment of scoliosis in intermediate spinal muscular atrophy in childhood. Ortop Traumatol Rehabil 2005,7(2),175–179.
[17] Robinson D, Galasko CS, Delaney C et al. Scoliosis and lung function in spinal muscular atrophy Eur Spine J 1995,4(5),268–273.
[18] Aprin H, Bowen JR, MacEwen GD et al. Spine fusion in patients with spinal muscular atrophy J Bone Joint Surg Am 1982,64(8),1179–1187.
[19] Lidström J, Stokland E, Hagberg B: Scoliosis in Rett Syndrome. Clinical and biological aspects. Spine (Phila Pa 1976) 1994,19(14),1632–1635.
[20] Bassett GS, Tolo VT: The incidence and natural history of scoliosis in Rett syndrome. Dev Med Child Neurol 1990,32(11),963–966.
[21] Harrison DJ, Webb PJ: Scoliosis in the Rett Syndrome: natural history and treatment. Brain Dev 1990,12(1),154–156.
[22] Labelle H, Tohme S, Duhaime M et al. Natural history of scoliosis in Friedreich's ataxia. J Bone Joint Surg Am 1986,68(4),564–572.
[23] Daher YH, Lonstein JE, Winter RB et al. Spinal deformities in patients with Friedreich's ataxia: a review of 19 patients. J Pediatr Orthop 1985,5(5),553–557.
[24] Dubowitz V: Rigid spine syndrome: a muscle syndrome in search of a name. Proc R Soc Med 1973,66(3),219–220.

Urs von Deimling

16 Syndromale und exotische Skoliosen: Diagnostik, Prognose, Therapieoptionen

16.1 Einleitung

Während nach wie vor viele Skoliosen als idiopathisch eingestuft werden, gibt es eine große Anzahl seltenerer Syndrome und Erkrankungen, für die die Entwicklung von Deformitäten der Wirbelsäule im Verlauf typisch ist [2]. Sucht man in einem Syndromatlas wie dem von Wiedeman [25] nach dem Stichwort „Skoliose", so finden sich Verweise zu insgesamt 84 Syndromen. Es ist klar, dass es den Rahmen eines solchen Buchkapitels sprengen würde, diese alle aufzuführen. Die besondere Problematik bei Marfan-Syndrom und Neurofibromatose Typ 1 wird an anderer Stelle in diesem Buch behandelt. Für die VACTERL-Assoziation sind Wirbelfehlbildungen typisch (das V steht für Vertebra). Bei den seltenen Entitäten besteht das Hauptproblem darin, rechtzeitig nach einer Wirbelsäulenbeteiligung zu suchen, um frühzeitig therapeutische Schritte zu planen und die Eltern oder Betreuer zu informieren. Andererseits gibt es auch die umgekehrte Situation, dass typische Wirbelsäulenveränderungen zur Diagnose leiten. Es ist anzumerken, dass sich das Verständnis dieser Erkrankungen unter dem Einfluss der molekulargenetischen Diagnostik aktuell rasant verändert und es klar wird, dass Syndrome, welche bislang als unterschiedlich betrachtet wurden, in eine Erkrankungsgruppe gehören [18]. Beispielhaft sollen einige wenige Syndrome kurz beschrieben werden.

16.2 Prader-Willi-Syndrom

Das Syndrom ist gekennzeichnet durch mentale Retardierung, massives Übergewicht, Muskelhypotonie, Hypogonadismus, Minderwuchs und Verhaltensauffälligkeiten [6, 20]. Zugrunde liegt eine Störung des väterlichen Chromosoms 15, q 11.2–13 [3]. Eine Skoliose entwickelt sich bei 30–86 % [8, 14] der Patienten. Häufig ist auch eine Hyperkyphose, was das Risiko einer „proximal junctional kyphosis" (PJK) erhöht. Der Beginn liegt nicht selten in der Kleinkinder- oder Kinderzeit [15]. Eine Skolioseentwicklung unter Wachstumshormontherapie ist nicht zu befürchten, sehr wohl aber eine Verschlechterung einer bestehenden Skoliose [14]. Aufgrund der Kombination von Muskelhypotonie und erheblicher Adipositas, ist eine Korsetttherapie zumeist unmöglich. Wenn doch, so kann sie lediglich die Progredienz reduzieren. Dauerhafte Korrekturen sind nicht berichtet [13]. Die operative Therapie ist anspruchsvoll und

DOI 10.1515/9783110462685-016

komplikationsträchtig. In der Regel sind langstreckige Fusionen mit polysegmentaler Instrumentation erforderlich [17]. Allerdings sind größere Serien nicht publiziert. Aus eigener Beobachtung können wir die Mitteilung von Greggi über die Lockerung kaudaler Schrauben bestätigen. Bei der Tendenz zur Wachstumsretardierung und Minderwuchs wäre der Einsatz wachstumsanregender Systeme bei Knochenalter unter zehn Jahren sinnvoll. Allerdings ist hier sorgfältig das Risiko gewichtsbedingter Einschränkungen und Komplikationen zu bewerten. Die Narkose kann bei der Polymorbidität der Patienten ebenfalls sehr anspruchsvoll sein [4].

16.3 Rett-Syndrom

Das Rett-Syndrom kann leicht mit einer CP (Zerebralparese) verwechselt werden, da die Patienten eine Mischung aus Spastik und Dystonien zeigen. Betroffen sind ausschließlich Mädchen; 50–90 % der Patientinnen entwickeln eine Skoliose [12], die häufig mit einem erheblichen Beckenschiefstand einhergeht. Die Deformität beginnt sich oft schon in sehr jungem Alter auszuprägen und zeigt rasche Progredienz, die sich auch nach Wachstumsabschluss fortsetzt. Ähnlich der Skoliose bei CP beeinträchtigen stärkere Krümmungen die Sitzfähigkeit und die Lungenfunktion negativ. Schmerzen treten erst im Verlauf auf. Im Gegensatz zur CP ist das Risiko der Skolioseentwicklung beim Rett-Syndrom mit bestimmten chromosomalen Veränderungen verknüpft [5]. Eine Korsettbehandlung kann die Progredienz der Krümmung gelegentlich bremsen, aber nie dauerhaft zum Stillstand bringen. Bei den rigiden Krümmungen und den sehr schlanken Patientinnen ist das Tragen des Korsetts nicht selten sehr problematisch. In dieser Situation ist eine frühe operative Intervention angezeigt. Wachsende Systeme wie growing rods sind dann der Weg der Wahl. Bei Fusionen wird nahezu immer eine Spino-Pelvine-Fixation erforderlich sein und die Fusionsstrecke reicht bis in die obere BWS. Die Patientinnen haben postoperativ ein höheres Risiko einer pulmonalen Insuffizienz mit der Notwendigkeit einer Nachbeatmung [17].

16.4 Smith-Magenis-Syndrom

Unter dem Smith-Magenis-Syndrom versteht man ein Mikrodeletionssyndrom im kurzen Arm des Chromosoms 17 (17p11.2) [21]. Die Skolioseentwicklung kann bereits im Kleinkindalter einsetzen und betrifft 65 % der Patienten [7]. Da die Patienten häufig ein verändertes Schmerzempfinden aber auch aggressive Tendenzen zeigen, ist eine Korsetttherapie problematisch. Auch ist in der Literatur kein dauerhafter Effekt einer Korsetttherapie belegt. Daher kann eine operative Therapie schon im Alter unter zehn Jahren notwendig werden. Wachstumsanregende Systeme sind bei dem Minderwuchs zu bevorzugen, allerdings sind nach eigener Erfahrung die oft sehr rigiden Krümmungen schwierig zu beeinflussen [22]. Insgesamt finden sich in der Literatur keine größeren Serien, sondern überwiegend Fallbeschreibungen.

16.5 Erkrankungen mit erhöhter Knochenbrüchigkeit

Während die Rachitis entgegen früheren Auffassungen keine skoliogene Erkrankung ist, finden sich sowohl bei Osteogenesis imperfecta (OI) als auch Osteoporose Wirbelsäulendeformitäten im Sinne von Skoliose und auch Kyphosen. Grundsätzlich gilt, dass sich Schwere der Erkrankung und Häufigkeit von Wirbelsäulenbeteiligung konkordant verhalten. Anguläre Kyphosen als Folge von Frakturen können durch die Myelonkompression zu Dekompressionen führen. Häufiger sind aber langstreckige, oft rigide Krümmungen (Abb. 16.1, 16.2). Eine Korsettbehandlung birgt das große Risiko sekundärer Thoraxdeformitäten in sich und sollte wegen des negativen Effekts auf die Lungenfunktion mit größter Zurückhaltung betrachtet werden. Andererseits ist operativ wegen der schlechten Knochenqualität oft nur eine beschränkte Korrektur möglich. Dies führt zu der Empfehlung, schon bei geringerem Krümmungsausmaß zu korrigieren. Eine Haloextension ist durchaus möglich, allerdings müssen erheblich mehr Pins

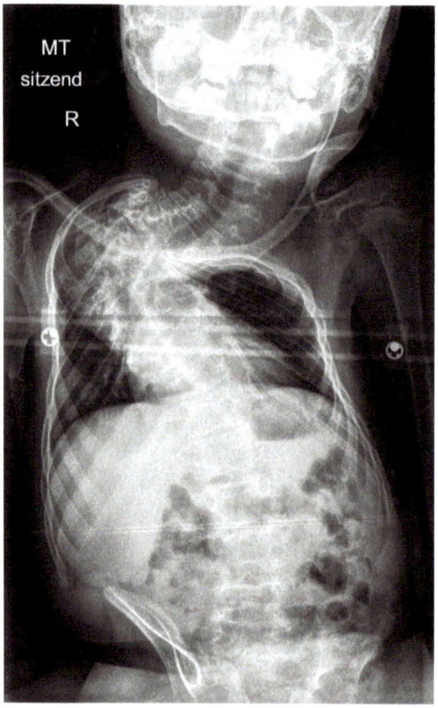

Abb. 16.1: Zehnjähriger männlicher Patient, Osteogenesis imperfecta. Wirbelsäule ganz im anterior-posterioren Strahlengang.

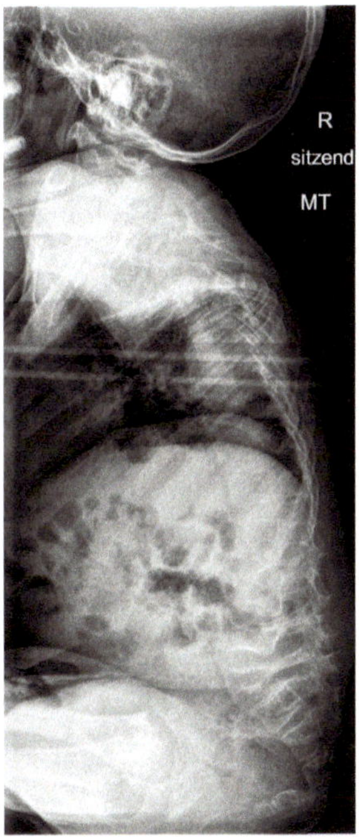

Abb. 16.2: Patient aus Abb. 16.1. Wirbelsäule ganz im seitlichen Strahlengang.

eingesetzt werden als üblich. Zwingend ist im Vorfeld eine exakte Diagnostik des kraniozervikalen Übergangs und der HWS (MRT) erforderlich, um stabilitätsbeeinträchtigende Veränderungen hier auszuschließen.

Auch bei der Osteopetrose oder Albers-Schönberg-Krankheit ist eine Skoliose bei etwa einem Viertel der Patienten zu beobachten [1]. Operative Korrekturen sind besonders risikobehaftet (intraoperative Frakturen, Infektionen, Pseudarthrosen).

16.6 Mukopolysaccharidosen

Besonders Typ I (Hurler) und Typ IV (Morquio) zeigen typische fast pathognomonische Veränderungen: thorakolumbale Kyphosen mit typischen kurzen, fast halbkugeligen Wirbelkörpern [24] (Abb. 16.3, 16.4). Da diese Kyphosen häufig progredient sind, kann es hierdurch zur Kompression auf Myelon oder Cauda kommen. Eine operative Aufrichtung ist dann zwingend. Besondere Vorsicht erfordert der kraniozervikale Übergang: Instabilitäten oder Spinalkanalstenosen sind häufig und müssen vor einer geplanten Anästhesie unbedingt abgeklärt werden.

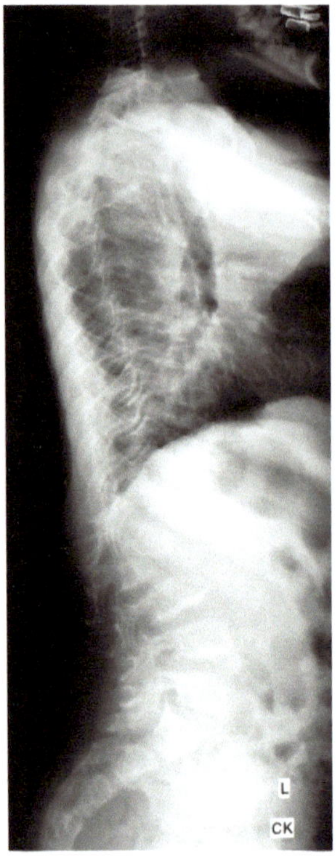

Abb. 16.3: Achtjährige weibliche Patientin, MPS IV. Wirbelsäule ganz im seitlichen Strahlengang.

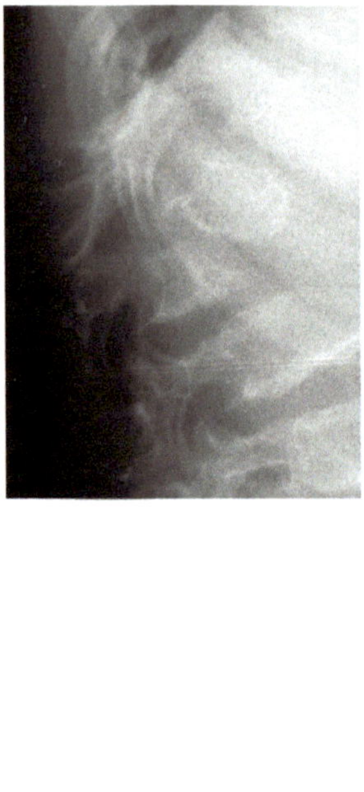

Abb. 16.4: Ausschnittvergrößerung thorakolumbaler Übergang aus Abb. 16.3.

16.7 Skelettdysplasien

Diese Gruppe umfasst verschiedene Krankheitsbilder, die mit diversen Wirbelsäulenbeteiligungen einhergehen. Aktuell klärt sich aber die molekulargenetische Zusammengehörigkeit. Bei der Achondroplasie entwickelt sich der Gibbus in der Regel mit Sitzbeginn. Die Kinder „klappen“ aufgrund ihrer Muskelhypotonie und Dysproportionierung zusammen, was die Kyphose verstärkt. Allerdings zeigen diese Kyphosen eine gute spontane Aufrichtungstendenz, wenn die Kinder zum Laufen kommen. Typisch für die Achondroplasie sind auch eine primäre Spinalkanalstenose (oft langstreckig) sowie Foramen-magnum-Stenosen. Falls der Gibbus keine spontane Korrektur zeigt, ist die zusätzliche Enge mit eventueller Myelonkompression zu beachten. Bei diesen Patienten ist eine operative Korrektur erforderlich. Die Pedikelgeometrie bei Achondroplasie ist verändert, was bei einer Instrumentation zu beachten ist. Sublaminäre Fixationen oder Haken können wegen der primären Spinalstenose und der wesentlich fragileren Dura erhebliche Risiken bergen. Grundsätzlich gilt, dass die Spinalstenose zumeist erst im Erwachsenenalter symptomatisch und dann dekompressionspflichtig wird.

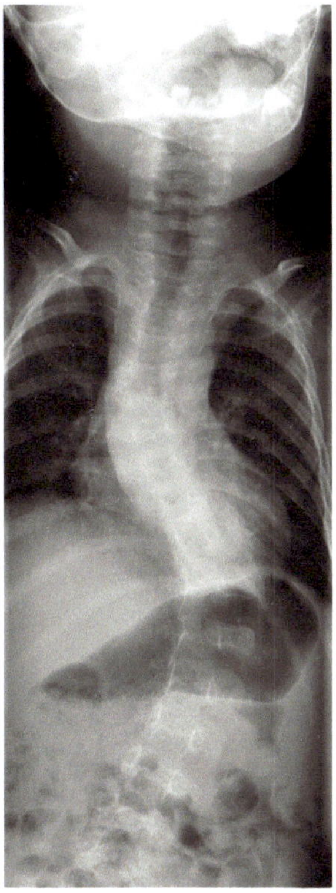

Abb. 16.5: Patientin weiblich, 18 Monate, spondylometaphysäre Dysplasie Typ Kozlowski; Wirbelsäule im anterior-posterioren Strahlengang.

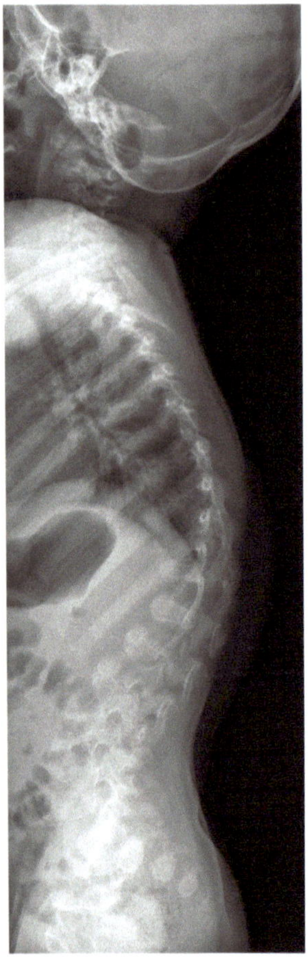

Abb. 16.6: Patientin aus Abb. 16.5: Wirbelsäule im seitlichen Strahlengang.

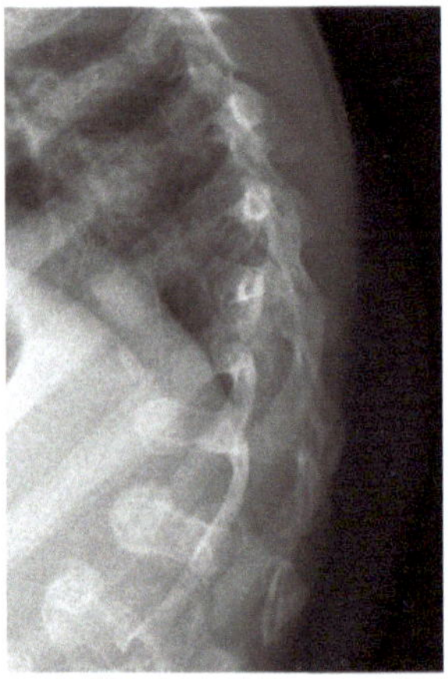

Abb. 16.7: Ausschnittvergrößerung thorakolumbaler Übergang aus Abb. 16.6.

Skoliosen kommen ebenfalls bei einer Reihe der (genetisch verwandten) Skelettdysplasien vor (z. B. Chondrodysplasia punctata oder Conradi-Hünermann-Syndrom, spondyloepiphysäre Dysplasie, spondylometaphysäre Dysplasie Typ Kozlowski [Abb. 16.5–16.7] Kniest-Syndrom [Abb. 16.8, 16.9]). Diese Skoliosen treten nahezu immer in den ersten Lebensjahren auf und sind therapeutisch extrem anspruchsvoll und komplikationsträchtig. Auch thorakolumbale Kyphosen sind häufig, haben aber im Gegensatz zur Achondroplasie keine gute spontane Aufrichtungstendenz. Der Versuch einer Korsetttherapie kann bei Krümmungen bis etwa 40° erwogen werden; die Entscheidung muss aber immer auch die Lungenfunktion und andere Manifestationen der Erkrankung berücksichtigen. Generell gilt aber, dass die konservative Therapie im günstigsten Fall die Progredienz einer Skoliose verzögern kann [10]. Dauerhafte Korrekturen sind in der Literatur weder für Korsette noch Gipsredression belegt. Da

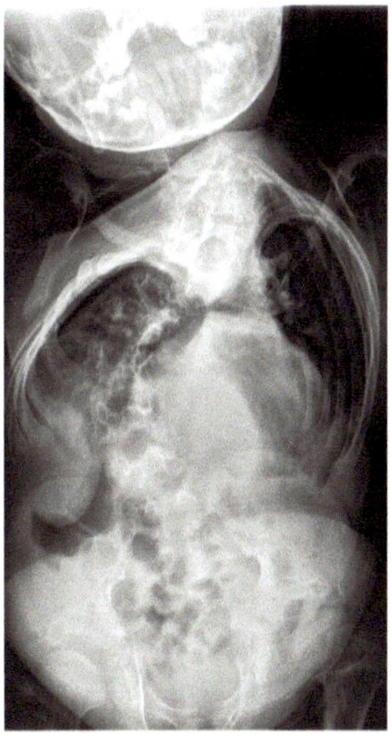

Abb. 16.8: Patient männlich, neun Jahre, Kniest-Syndrom. Wirbelsäule ganz im anterior-posterioren Strahlengang.

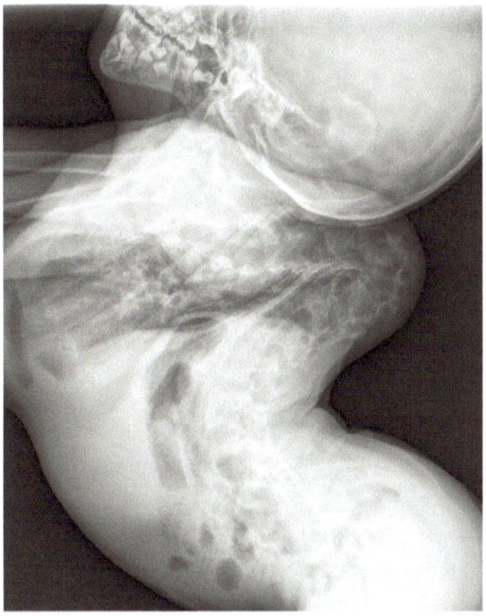

Abb. 16.9: Patient aus Abb. 16.8. Wirbelsäule ganz im seitlichen Strahlengang.

alle diese Erkrankungen mit Minderwuchs einhergehen, sind wachstumserhaltende oder -anregende Operationsverfahren zu bevorzugen [11].

Vielen Erkrankungen dieser großen Gruppe sind kraniozervikale Instabilitäten gemeinsam [9, 16, 19, 23]. Dies ist bei jedem geplanten operativen Eingriff zu bedenken und sorgfältig abzuklären. Wachsende Systeme sind bei früher Progredienz der Krümmung indiziert. Besondere Vorsicht erfordert die häufige segmentale oder langstreckige Spinalkanalstenose: Eine MRT ist in der präoperativen Diagnostik unbedingt erforderlich ebenso wie ein intraoperatives Neuromonitoring. Eine kontrollierte Hypotension muss bei deutlichen Einengungen um den Preis eines höheren Blutverlustes eventuell unterbleiben.

16.8 Zusammenfassung

Unter den syndromalen Erkrankungen finden sich häufig Skoliosen als Teil des Bildes. Da das Verhalten aber durchaus unterschiedlich sein kann, ist eine möglichst umfassende Abklärung anzustreben, um die Therapieplanung auch so weit als möglich am zu erwartenden Krankheitsverlauf zu orientieren.

Literatur

[1] Bénichou OD, Laredo JD, de Vernejoul MC. Type II autosomal dominant osteopetrosis (Albers-Schönberg disease): clinical and radiological manifestations in 42 patients. Bone 2000,26(1),87–93.

[2] Campbell RM Jr. Spine deformities in rare congenital syndromes: clinical issues. Spine (Phila Pa 1976) 2009,34(17),1815–1827.

[3] Cassidy SB, Schwartz S, Miller JL, Driscoll DJ Prader-Willi syndrome. Genet Med 2012,14(1),10–26.

[4] Dearlove OR, Dobson A, Super M. Anaesthesia and Prader-Willi syndrome. Paediatr Anaesth 1998,8(3),267–271.

[5] Downs J, Bergman A, Carter H et al. Guidelines for management of scoliosis in Rett syndrome patients based on expert consensus and clinical evidence. Spine (Phila Pa 1976) 2009,34(17),E607–617.

[6] Driscoll DJ, Miller JL, Schwartz S, Cassidy SB Prader-Willi Syndrome. In: Pagon RA, Adam MP, Ardinger HH, et al. GeneReviews®[Internet]. Seattle (WA): University of Washington, Seattle; 1993–2016.1998 Oct 6 [updated 2016 Feb 4].

[7] Greenberg F, Lewis RA, Potocki L et al. Multi-disciplinary clinical study of Smith-Magenis syndrome (deletion 17p11.2). Am J Med Genet 1996,62(3),247–254.

[8] Greggi T, Martikos K, Lolli F, et al. Treatment of scoliosis in patients affected with Prader-Willi syndrome using various techniques. Scoliosis 2010,5,11.

[9] Helenius I, Crawford H, Sponseller PD, Odent T, Bernstein RM, Stans AA, Hedequist D, Phillips JH. Rigid fixation improves outcomes of spinal fusion for C1-C2 instability in children with skeletal dysplasias. J Bone Joint Surg Am 2015,97(3),232–240.

[10] Jalanko T, Remes V, Peltonen J, Poussa M, Helenius I. Treatment of spinal deformities in patients with diastrophic dysplasia: a long-term, population based, retrospective outcome study.Spine (Phila Pa 1976) 2009,34(20),2151–2157.

[11] Karatas AF, Dede O, Rogers K, Ditro CP, Holmes L, Bober M, Shah SA, Mackenzie WG. Growth-sparing spinal instrumentation in skeletal dysplasia. Spine (Phila Pa 1976) 2013,38(24),E1517–1526.

[12] Koop SE Scoliosis and Rett syndrome. Dev Med Child Neurol 2011,53(7),582–583.

[13] Kroonen LT, Herman M, Pizzutillo PD, Macewen GD. Prader-Willi syndrome: clinical concerns for the orthopaedic surgeon. J Pediatr Orthop 2006,26(5),673–679.

[14] Murakami N, Obata K, Abe Y, et al. Scoliosis in Prader-Willi syndrome: effect of growth hormone therapy and value of paravertebral muscle volume by CT in predicting scoliosis progression. Am J Med Genet A 2012;158A(7):1628–1632.
[15] Nakamura Y, Murakami N, Iida T, et al The characteristics of scoliosis in Prader-Willi syndrome (PWS): analysis of 58 scoliosis patients with PWS. J Orthop Sci 2015,20(1),17–22.
[16] Pakkasjärvi N, Mattila M, Remes V, Helenius I. Upper cervical spine fusion in children with skeletal dysplasia. Scand J Surg 2013,102(3),189–196.
[17] Rumbak DM, Mowrey W, W Schwartz S, Sarwahi V, Djukic A, Killinger JS, Katyal C. Spinal Fusion for Scoliosis in Rett Syndrome With an Emphasis on Respiratory Failure and Opioid Usage. J Child Neurol 2016,31(2),153–158.
[18] Schindler A, Sumner C, Hoover-Fong JE.TRPV4-Associated Disorders. In: Pagon RA, Adam MP, Ardinger HH, et al., GeneReviews®[Internet]. Seattle (WA): University of Washington, Seattle; 1993–2016. 2014 May 15.
[19] Shetty GM, Song HR, Unnikrishnan R, Suh SW, Lee SH, Hur CY. Upper cervical spine instability in pseudoachondroplasia. J Pediatr Orthop 2007,27(7),782–787.
[20] Shim JS, Lee SH, Seo SW, Koo KH, Jin DK The musculoskeletal manifestations of Prader-Willi syndrome. J Pediatr Orthop 2010,30(4),390–395.
[21] Smith ACM, Boyd KE, Elsea SH, et al. Smith-Magenis Syndrome. In: Pagon RA, Adam MP, Ardinger HH, et al., editors. GeneReviews®[Internet]. Seattle (WA): University of Washington, Seattle; 1993–2016.2001 Oct 22 [updated 2012 Jun 28].
[22] Spilsbury J, Mohanty K. The orthopaedic manifestations of Smith-Magenis syndrome. J Pediatr Orthop B 2003,12(1),22–26.
[23] Terhal PA, Nievelstein RJ, Verver EJ et al A study of the clinical and radiological features in a cohort of 93 patients with a COL2A1 mutation causing spondyloepiphyseal dysplasia congenita or a related phenotype. Am J Med Genet A 2015;167A(3):461–475.
[24] White KK, Sousa T. Mucopolysaccharide disorders in orthopaedic surgery. J Am Acad Orthop Surg 2013,21(1),12–22.
[25] Wiedemanns Atlas der klinischen Syndrome, Hrsg. Kunze J. Schattauer, Stuttgart 6. Aufl. 2010.

Kiril Mladenov

17 Wirbelsäulendeformitäten bei Neurofibromatose Typ 1 und Marfan-Syndrom

17.1 Neurofibromatose

17.1.1 Inzidenz, Pathogenese, klinisches Bild

Die Neurofibromatose ist eine genetische Erkrankung mit autosomal-dominantem Erbgang und hoher Penetranz. Etwa 50 % der Fälle entstehen aufgrund spontaner De-novo-Mutationen. Der Gendefekt ist lokalisiert auf dem langen Arm des Chromosoms 17 und verursacht eine Dysfunktion des Proteins Neurofibromin, welches für die Regulation des *ras* Proteins zuständig ist. Das Neurofibromin hat eine suppressive Funktion und dessen Mangel resultiert in unkontrolliertem, tumorartigem Wachstum [1]. Unter den NF-1 assoziierten Neoplasmen sind maligne Tumore der peripheren Nervenumschläge, Pheochromozytome, maligne Myelodysplasien und benigne Neurofibrome vertreten. Es sind zwei Formen von Neurofibromatose bekannt. Die häufigste Form ist die NF Typ 1. Die Prävalenz ist 1:3.000–4.000, weltweit sind ca. eine Million Menschen betroffen. Die klinische Manifestation sind Schwannome, Neurofibrome und Café-au-lait-Flecken. Diese können theoretisch jedes Organ und System befallen, hauptsächlich sind aber die Haut, das subkutane Gewebe und das Skelettsystem betroffen. Die typischen Café-au-lait-Flecken sind scharf abgegrenzte Hyperpigmentationen an der Haut und sind in ca. 90 % der Patienten mit NF-Typ 1 schon kurz nach der Geburt zu finden. Andere Stigmata wie die inguinalen und axillären Sommersprossen (freckling) und die Lisch-Knoten (Pigmentknötchen der Iris) entwickeln sich meistens später und werden erst ab dem fünften Lebensjahr sichtbar. Die Neurofibrome treten meistens in die Pubertät auf und können an der Hautoberfläche oder tief in den Weichteilen auftreten. Etwa 50 % der Patienten mit NF-1 entwickeln schon im Kleinkindesalter therapierelevante orthopädische Probleme wie Skoliose, Kyphose oder Tibiapseudarthrose.

Die diagnostischen Kriterien für NF-1 sind [2]:

1. Mindestens sechs Café-au-lait-Flecken:
   - > 5 mm bei präpubertären Patienten;
   - > 15 mm bei ausgewachsenen Patienten;
2. mindestens zwei Neurofibrome oder mindestens ein plexiformes Neurofibrom;
3. inguinales oder axilläres Freckling;
4. Gliom des Nervus opticus;
5. mindestens zwei Lisch-Knötchen;

DOI 10.1515/9783110462685-017

6. Knochendysplasie;
7. mindestens ein(e) Verwandte(r) ersten Grades mit NF-1.

Für die Diagnose müssen mindestens zwei Kriterien erfüllt sein.

17.1.2 Krümmungsformen, Progredienzprognose

Wirbelsäulendeformitäten sind die häufigste ossäre Manifestation einer Neurofibromatose und wurden bei ca. 60 % der Patienten beobachtet [3].

Die Hypothesen für die Deformitätentwicklung sind: Befall des Knochens durch Neurofibrome, primäre mesodermale Dysplasie, Osteomalazie und endokrine Störungen.

Je nach Strukturveränderungen des Knochens unterscheidet man dystrophische und nicht dystrophische Skolioseformen. Bei der nicht dystrophischen Form besteht zwar eine Wirbelsäulendeformität, die Knochenmorphologie ist aber unauffällig. Die Krümmungsform, die Prognose und die Therapie sind ähnlich wie bei den idiopathischen Skoliosen, deshalb wird die Skoliose auch idiopathic-like genannt [4].

Charakteristisch für die dysplastischen Skolioseformen sind die morphologischen Strukturveränderungen der Wirbelelemente und der Rippen (Abb. 17.1).

Da die Prognose und die Therapie der dystrophischen Form von der idiopathic-like deutlich differiert, ist eine sorgfältige Evaluation der Bildgebung für dysplastische Merkmale obligat.

Eine dysplastische Krümmung ist in der Regel sehr kurzstreckig, umfasst lediglich vier bis fünf Segmente und ist durch charakteristische knöcherne Veränderungen gekennzeichnet. Diese entstehen entweder durch direkten Befall des Knochens oder durch Weichteilveränderungen wie Duraektasie oder paravertebrale Neurofibrome. Wichtig zu beachten ist, dass nicht dysplastische Krümmungen im Laufe der Zeit dysplastische Merkmale entwickeln können. Dieser Prozess ist als Modulation bekannt. In solchen Fällen ist mit einem nahezu 100%igen Progredienzrisiko zu rechnen. Aus diesem Grund sind selbst bei den nicht progredienten, nicht dysplastischen Skolioseformen jährliche nativradiologische Kontrollen erforderlich. Das Modulationsrisiko ist altersabhängig [5] und beträgt bei Kindern unter sieben Jahren 81 % und jenseits des siebten Lebensjahrs 25 %. Die Feststellung einer Knochendysplasie macht eine MRT-Diagnostik zur Evaluierung des Intraspinalraums obligat, weil die dysplastischen Veränderungen häufig durch eine Durasackerweiterung (Duraektasie) oder durch intraspinale Neurofibrome entstehen. Dies gilt insbesondere für Patienten, bei denen eine operative Korrektur aufgrund des erhöhten Risikos für Duraverletzung oder Rückenmarkskompression geplant ist. Außerdem kann bei hochgradigem Wirbel-Scalopping und -Wedging eine Destabilisierung der Wirbelsäule bis hin zur Subluxation von Wirbelkörper und Rippen entstehen (Abb. 17.2).

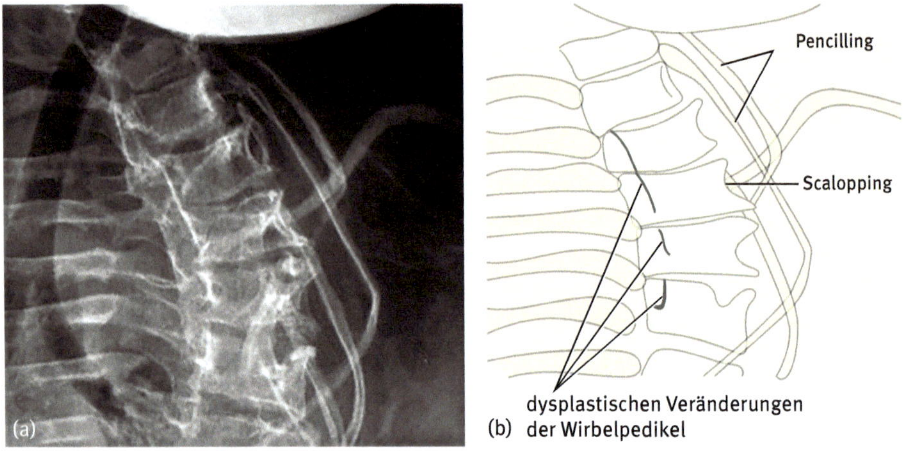

Abb. 17.1: (a) AP Nativröntgenaufnahme der oberen BWS. (b) Schematische Darstellung der dysplastischen Veränderungen: Wirbelkörper-Scalloping (ventral, dorsal, seitlich), rib pencilling, Spindling des Processus transversus, Wirbelkörper-Wedging, signifikante apikale Wirbelrotation bis hin zur rotatorischen Subluxation, Erweiterung der Neuroforamina, Ausdünnung der Wirbelpedikel, paraspinale Weichteiltumore (sichtbar im MRT).

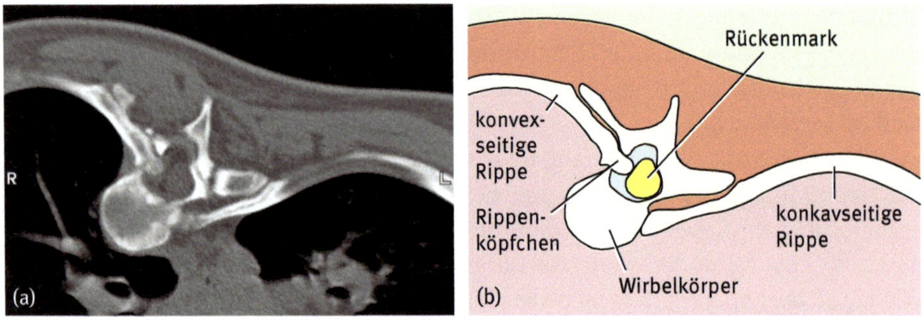

Abb. 17.2: (a) Transversale CT-Schichten einer 13-jährigen Patientin mit NF Typ 1. Subluxation der konvexseitigen Rippen im Bereich der Kostotransversalgelenke mit Penetration des Rippenköpfchens in den Spinalkanal und Verdrängung des Rückenmarks. (b) Typischerweise wird die intraspinale Rippenpenetration konvexseitig auf Höhe der Apex der Krümmung beobachtet. Das Risiko für neurologische Komplikationen ist sehr hoch.

Ein direkter Zusammenhang zwischen der Anzahl und des Schweregrades der dysplastischen Veränderungen und des Progredienzrisikos wurde nachgewiesen [5]. Bei drei und mehr dysplastischen Merkmalen liegt das Progredienzrisiko bei > 85 %.

17.1.3 Therapie

Nicht dysplastische Krümmungen werden ähnlich wie idiopathische Skoliosen behandelt. Skoliosen unter 20° werden lediglich beobachtet und alle sechs Monate klinisch und einmal jährlich nativradiologisch kontrolliert. Krümmungen zwischen 20–40° bei heranwachsenden Patienten werden mit einem Korsett behandelt. Verglichen mit Patienten mit idiopathischen Skoliosen weisen NF-1-Patienten häufig kognitive Defizite und psychologische Auffälligkeiten auf [6]. Aus diesem Grund ist mit Complianceproblemen zu rechnen. Die Indikation zur operativen Korrektur wird schon bei einem Cobb-Winkel von über 40° gestellt. Kinder mit einem großen Restwachstumspotenzial werden grundsätzlich mit einem mitwachsenden System (growing rods, VEPTR etc.) versorgt. Die Verwendung von magnetisch verstellbaren Systemen ist aufgrund der Notwendigkeit für regelmäßige MRT-Untersuchungen sehr eingeschränkt. Für ausgewachsene Patienten mit Krümmungen bis 60° ist die instrumentierte dorsale Korrekturspondylodese die Methode der Wahl. Bei Skoliosen über 60° werden aufgrund des hohen Pseudarthroserisikos ventrodorsale Verfahren bevorzugt [7, 8].

Eine simple Beobachtung ist bei Kindern mit dysplastischen Krümmungen nicht gerechtfertigt, die Korsettbehandlung hat wenig Chancen auf Erfolg, weil die Krümmungen meistens ausgeprägt und sehr rigide sind [9]. Dysplastische Skoliosen haben im Hinblick auf Progredienz eine ungünstige Prognose und sollen frühzeitig operativ behandelt werden. Das Behandlungsziel ist eine Stabilisierung der Wirbelsäule und die Vermeidung einer weiteren Krümmungszunahme unter Erhalt der Rückenmarksfunktion. Krümmungen unter 20° sollen engmaschig alle sechs Monate kontrolliert werden. Bei Progredienz wird die Indikation für eine operative Korrektur gestellt. Die Wahl der Operationsmethode hängt von mehreren Faktoren ab. Entscheidend sind hier: Alter, Anzahl der betroffenen Segmente, Krümmungsausprägung, assoziierte Kyphosierung, paravertebraler und intraspinaler Tumorbefall > 40° und Ausprägung der Knochendysplasie. Aufgrund des Risikos für Wachstumshemmung werden langstreckige, nicht kyphotische Skoliosen mit einem wirbel- oder rippenbasierten mitwachsenden System versorgt. Die dorsale Spondylodese ist für ausgewachsenen Patienten mit nicht kyphotischen, milden Skoliosen geeignet. Die stabile multisegmentale Instrumentierung und die ausgiebige autologe Knochen-Graft-Anlage sind obligat. Bei angulären Skoliosen über 40°, insbesondere solchen assoziiert mit Kyphose über 50°, ist eine kurzstreckige, ventrodorsale Spondylodese indiziert [7, 8]. Eine Versteifung von bis zu vier Segmenten wird selbst bei heranwachsenden Patienten durchgeführt, weil diese keine relevante Wachstumshemmung verursacht. Dysplastische Skoliosen über 60° und Kyphosen über 50° erfordern eine ventrodorsale Korrekturspondylodese und die Anlage eines ventralen konkavseitigen autologen Stütz-Grafts (Rippe oder Fibula) [10, 11].

Die perioperativen Komplikationsrisiken bei Patienten mit NF-1 sind für Pseudarthrosen, vermehrte Blutung und neurologische Ausfälle aufgrund der Knochendysplasie, des paravertebralen Tumorbefalls und der intraspinalen Anomalien signifikant erhöht.

Typische Probleme im Bereich der HWS sind die Kyphose und die C1-C2-Instabilität. Diese Entitäten bleiben lange Zeit asymptomatisch und werden oft übersehen [12]. Die meisten Fälle sind ohne Behandlung progredient und können zur Paraplegie führen. Bei Verdacht soll eine Abklärung mittels Funktionsaufnahmen und MRT besonders vor geplanter endotrachealer Intubation erfolgen. Ziel der Behandlung ist das Erreichen einer stabilen knöchernen Fusion. Bei ausgeprägten Deformitäten ist eine langsame Korrektur mittels Halo-Weste über mehrere Wochen sinnvoll.

17.2 Marfan-Syndrom

17.2.1 Inzidenz, Pathogenese, klinisches Bild

Das Marfan-Syndrom ist eine genetisch bedingte Erkrankung mit autosomal-dominantem Erbgang. Die meisten Fälle entstehen durch eine spontane Mutation des FBN1-Gens, das für die Kodierung des extrazelullären Matrixprotein Fibrillin zuständig ist. Die Prävalenz in der Gesamtbevölkerung beträgt 0,01 % [13]. Die Diagnose wird anhand der Ghent-Kriterien gestellt (Tab. 17.1). Mehrere Organsysteme sind betroffen, inklusive Herz, Lunge, Augen und Bewegungsapparat. Die typischen Skelettveränderungen sind: asthenischer Habitus, Arachnodaktylie, Thoraxdeformitäten (Pectus excavatum/carinatum), Knick-Platt-Füße, Wirbelsäulendeformität.

17.2.2 Krümmungsformen, Progredienzprognose

Die häufigste Wirbelsäulendeformität, die bei über 50 % der Patienten beobachtet wird, ist die Skoliose [14]. Mädchen und Jungen sind gleichmäßig betroffen. Die Krümmungen bei Patienten mit Marfan-Syndrom unterscheiden sich in Hinsicht auf Spontanverlauf und Ansprechen auf nicht operative Therapie deutlich von den idiopathischen Skoliosen. Early-Onset-Skoliosen im Marfan-Syndrom sind in der Regel progredient, eine spontane Rückbildung wurde nicht beobachtet [15].

17.2.3 Therapie

Die Korsettbehandlung ist als definitive Therapie zur Vermeidung einer operativen Korrektur wenig effizient. In 87 % der Fälle wurde unter laufender Korsetttherapie eine Progredienz nachgewiesen. Sehr unreife Patienten (< Risser 2) mit Krümmungen > 25° zu Beginn der Korsettbehandlung werden trotz guter Compliance nahezu ausnahmslos aufgrund von deutlicher Krümmungszunahme operativ behandelt [16]. Eine Kor-

Tab. 17.1: Diagnostische Kriterien für Marfan-Syndrom nach der Ghent-Nosologie.

Organsystem	Hauptkriterium	Nebenkriterium
Skelett	*Vier der folgenden Komponenten ergeben ein Kriterium:*	
	Pectus carinatum	Milde Trichterbrust
	Pectus excavatum mit Operationsindikation	Hypermobile Gelenke
	Quotient Armspanne/Körpergröße > 1,05	Hoher Gaumen
	Skoliose > 20°	Schädel-/Gesichtsdysmorphie
	Spondylolisthese	
	Plattfüße	
	Protrusion acetabuli	
	Ellbogenstreckdefizit > 10°	
Augen	Ectopia lentis	Verlängerte Achse des Bulbus oculi
		Hypoplasie des Ziliarmuskels oder der Iris
Herz/Kreislauf	Aneurysma des Aortenbulbus	Mitralklappenprolaps
	Dissektion Aorta ascendens	Aneurysma der Pulmonalarterie vor dem 40. Lebensjahr
		Aneurysma oder Dissektion der thorakalen oder abdominellen Aorta vor dem 50. Lebensjahr
Lunge		Spontaner Pneumothorax
		Emphysem Lungenapex
Haut/Fasziae		Striae
		Leistenhernie
Dura	Lumbale Duraektasie	
Anamnese/ genetische Befunde	Verwandter ersten Grades mit Marfan-Syndrom Fibrillin-1-Mutation oder Nachweis eines	
	Haplotyps im Bereich des Fibrillin-1-Gens vererbt von einem Verwandten mit klinisch klarem Marfan-Syndrom	

settversorgung kann aber in den folgenden Situationen als vorübergehende Maßnahme indiziert sein:

1. Bei Kindern, die jünger als vier Jahre sind, weil in dieser Altersgruppe aufgrund der kardiopulmonalen Komorbiditäten eine sehr hohe perioperative Mortalität zu verzeichnen ist.

2. Hinauszögerung der Operation bis zum Wachstumsende, sodass eine definitive Korrekturspondylodese durchgeführt werden kann.

Bei der Planung und der Durchführung von operativen Korrekturen sollen die Komorbiditäten (Aorten-Bulbus-Erweiterung, Mitralklappeninsuffizienz etc.) und die spezifische spinale Morphologie berücksichtigt werden. Typisch für das Marfan-Syndrom ist die Erweiterung der lumbalen und der lumbosakralen Dura (Duraektasie). Diese verursacht eine Verschmälerung der Wirbelpedikel und eine Ausdünnung der Laminae sowie Erosion der hinteren Wirbelkörperwand (scalopping). Eine präzise präoperative Evaluation mittels Schnittbildgebung (CT/MRT) ist unabdingbar und sehr hilfreich bei der Wahl des operativen Zugangs, der Implantatgröße und den knöchernen Fixierungspunkten. Das Implantatsieb soll auch mit Pedikelschrauben mit einem Durchmesser von < 5 mm in unterschiedlicher Länge ausgestattet sein. Von der Verwendung von sublaminären Haken, Cerclagen und Bandagen ist bei dünnen Laminae, Ektasie und Fragilität der Dura definitiv abzuraten [17].

Progrediente Deformitäten bei Heranwachsenden werden mit wirbelbasierten growing rods behandelt. Es wurden Korrekturergebnisse für die Hauptkrümmung von 60 % und ein Wachstum der Gesamtwirbelsäule von 11,5 cm beschrieben [18]. Bei den endgültigen Korrekturspondylodesen soll aufgrund des hohen Risikos für Dekompensierung und adding on die Indikation zur Mitinstrumentierung der kompensatorischen Krümmungen großzügig gestellt werden [19].

Verglichen mit idiopathischen Skoliosen wurden nach Korrekturspondylodesen bei Marfan-Patienten signifikant höhere Komplikationsraten für Dura-Leak, Osteosyntheseversagen und Reoperation beobachtet. Der perioperative Blutverlust, die Infektionsrate, und die Anzahl neurologischer Ausfälle ist identisch [20].

Im Unterschied zu idiopathischen Skoliosen wird ein Großteil der Wirbelsäulendeformitäten bei Kindern mit NF-1 und Marfan-Syndrom operativ behandelt. Die Krümmungen sind komplex, die Knocheneigenschaften dysplastisch. Mehrere Organsysteme sind betroffen, und die Patienten haben aufgrund der Komorbiditäten ein signifikant höheres Risikoprofil. Die adäquate Behandlung erfordert eine koordinierte, interdisziplinäre Betreuung in Zentren mit entsprechender Infrastruktur.

Literatur

[1] Cawthon RM, Weiss R, Xu GF, Viskochil D, Culver M, Stevens J et al. A major segment of the neurofibromatosis type 1 gene: cDNA sequence, genomic structure, and point mutations. Cell 1990,62,193–201.

[2] Neurofibromatosis Conference statement. National Institute of Health Consensus Development Conference. Arch Neurol 1988,45,575–578.

[3] Akbarnia BA, Gabriel KR, Beckman E, Chalk D. Prevalence of scoliosis in neurofibromatosis. Spine 1992,17,S244–S248.

[4] Funasaki H, Winter RB, Lonstein JB, Denis F. Pathophysiology of spinal deformities in neurofibromatosis. J Bone Joint Surg Am 1994; 76A:692–700.
[5] Durrani A, Crawford AH, Choudhry SN, Saifuddin A, Morley TR. Modulation of spinal deformities in patients with neurofibromatosis type 1. Spine 2000,25,69–75.
[6] Johnson NS, Saal HM, Lovell AM, Schorry EK. Social and emotional problems in neurofibromatosis type 1: evidence and proposed interventions. J Pediatr 1999,134,767–772.
[7] Crawford AH. Neurofibromatosis. In: Weinstein SL, ed. The pediatric spine. Raven Press, New York, 1994 pp 619–649.
[8] Kim HW, Weinstein SL. Spine update: the management of scoliosis in neurofibromatosis. Spine 1997,22,2770–2776.
[9] Winter RB, Moe JH, Bradford DS, Lonstein JE, Pedras CV, Weber AH. Spine deformity in neurofibromatosis. A review of one hundred and wo patients. J Bone Joint Surg Am 1979; 61A:677–694.
[10] Winter RB, Lonstein JE, Anderson M. Neurofibromatosis hyperkyphosis. A review of 33 patients with kyphosis of 80 degrees or greater. J Spinal Disord 1988,1,39–49.
[11] Sponseller P. The spine in skeletal syndromes and dysplasias. In: DeWald RL, ed. Spinal deformities. The comprehensive text. Thieme, New York, 2003 pp 701–717.
[12] Ogilvie JW. Neurofibromatosis. In: Bradford DS, ed. Moe's textbook of scoliosis and other spinal deformities, 3rd edn. Saunders, Philadelphia, 1995; pp. 337–347.
[13] Beighton P, De Paepe A, Hall JG et al. Molecular nosology of heritabe disorders of connective tissue. Am J Med Genet 1992,42,431–448.
[14] Sponseller PD, Hobbs W, Riley LH, Pyeritz RE. The thoracolumbar Spine in Marfan Syndrome. J Bone Joint Surg Am 1995,77,867–876.
[15] Sponseller PD, Sethi N, Cameron DE et al. Infantile Scoliosis in Marfan Syndrome. Spine 1997,22,509.
[16] Sponseller PD, Bhimani M, Solacoff D, Dormans JP. Results of brace Treatment in Marfan syndrome. Spine 2000,25(18),2350–2354.
[17] Sponseller PD, Ahn NU, Ahn UM, Nillamshetty L, Rose PS, Kuszyk BS, Fishman EK. Osseous anatomy oft he lumbosacral spine in Marfan Syndrome. Spine (Phila PA 1976) 2000,25(21),2797–2802.
[18] Sponseller PD, Thompson GH, Akbarnia BA, Glait SA, Asher MA, Emans JB, Dietz HC 3rd. Growing rods for infantile Marfan Syndrome. Spine 2009,34(16),1711–1715.
[19] Lipton GE, Guille JT, Kumar SJ. Surgical treatment of scoliosis in marfan syndrome: guidelines for a successful outcome. J Pediatr Orthop 2002,22(3),302–307.
[20] Gjolai JP, Sponseller PD, Shah SA, Newton PO, Flynn JM, Neubauer PR, Marks MC, Bastrom TP. Spinal deformity correction in Marfan syndrome versus adolescent idiopathic scoliosis: learning from the differences. Spine 2012,37(18),1558–1565.

Klaus Nahr, Stefan Wilke

18 Wie effektiv ist die konservative Therapie bei neuro-muskulären Skoliosen?

18.1 Sitzzurichtungen, Sitzschalen, Korsette, Rollstuhlversorgung – wann und wie?

Die Behandlung von Patienten mit einer neuromuskulären Skoliose stellt die Therapeuten immer wieder vor eine große Herausforderung. Bei der Vielzahl der verschiedenen Grunderkrankungen und der noch größeren Anzahl der daraus entstehenden Bedürfnisse ist eine individuell strukturierte Therapieplanung unerlässlich. Idealerweise begleitet ein interdisziplinäres Behandlungsteam, bestehend aus Arzt (Pädiater, Orthopäde, Neurologe), Physiotherapeut, Ergotherapeut, Reha-Techniker und Orthopädietechniker die Patienten, deren Familien und Familienhelfer (sozialpädagogische Betreuer). Die Therapieoptionen können so umfassend den jeweiligen, individuellen Anforderungen entsprechend konzipiert werden. Alle an der Therapie beteiligten Fachleute ebenso wie Patienten und deren Umfeld haben Anteil an der praktischen Umsetzung der Behandlung und sind in Entscheidungsprozesse mit einzubinden [1].

Die Zielsetzung für eine konservative Therapie variiert sehr mit den allgemeinen Kompetenzen und Partizipationsfähigkeiten des Patienten und sollte daher unbedingt vor Behandlungsbeginn formuliert und dokumentiert werden (Abb. 18.1). Es gilt die bestehenden Besonderheiten der Kinder und Jugendlichen möglichst exakt zu definieren und deren Entwicklung, Gesundheit und Funktionsfähigkeiten im weiteren Behandlungsverlauf zu dokumentieren. Die sehr detaillierte internationale Klassifikation der Funktionsfähigkeit, Behinderung und Gesundheit bei Kindern und Jugendlichen (ICF-CY, WHO 2003) und das Gross Motor Function Classification System (GMFCS) sind standardisierte, validierte Systeme zur Defizitbestimmung und Therapieentscheidung.

Das in Kanada entwickelte GMFCS ist eine altersabhängige Klassifikation, die Kinder mit Zerebralparese nach ihren grobmotorischen Fähigkeiten und Beeinträchtigungen in den Stufen I (gering) bis V (schwerste Behinderung) einteilt. Unterschiede werden im Ausmaß der Mobilität gesehen, so benötigen z. B. Kinder in der Stufe 3 Hilfsmittel und oft auch Orthesen zum Gehen, während Kinder in der Stufe 2, die älter als vier Jahre sind, keine Hilfsmittel benötigen. Bei Kindern der Stufen 3 und 4 sind Unterschiede in der Mobilität und dem freien Sitzen deutlich, schon ab Stufe 4 benötigen die Kinder meist Unterstützung beim Sitzen und zur Fortbewegung einen Rollstuhl. Die handmotorischen Funktionen werden anhand des Manual Ability Classification System (MACS) und die kommunikativen Fähigkeiten anhand des

DOI 10.1515/9783110462685-018

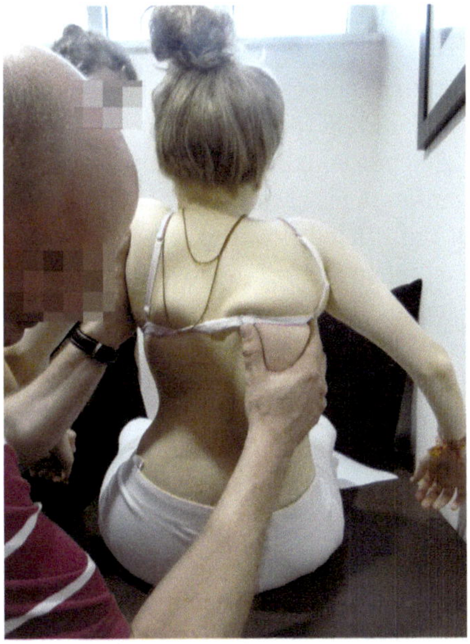

Abb. 18.1: Untersuchung und Versuch der Redression.

Communication Function Classification System (CFCS) beschrieben. Um Fehlinterpretationen zu vermeiden, sollte die korrekte Anwendung dieses Testverfahrens in einem mehrtägigen zertifizierten Kurs unter Anleitung erlernt werden [3].

18.2 Therapieziele

Neuromuskuläre Skoliosen entwickeln sich im Verlauf immer progressiv, eine Verzögerung oder ein temporäres Aufhalten sind in einigen Fällen möglich. Im Gegensatz zu idiopathischen Skoliosen steht die Reduktion der Cobb-Winkel nicht im Vordergrund der Therapie. Die Zieldefinition sollte hauptsächlich eine Verbesserung der Lebensqualität der Patienten unter Berücksichtigung ihrer physischen und psychischen Gesamtsituation anstreben. Der dafür betriebene Aufwand sollte die Patienten nicht überfordern, gleiches gilt für die betroffenen Familien und auch deren Helfer. Ohne eine Verlaufsskala sind Funktionsveränderungen nicht zu evaluieren. Eine zu optimistische Erwartung führt oftmals zu Frustrationen und ist somit im Therapieverlauf nicht dienlich. Eltern, aber auch therapeutische Helfer, sind nicht selten überambitioniert. Es ist wichtig, realistische und für den Alltag des Kindes relevante, kurz- oder langfristig erreichbare Ziele zu definieren und diese ständig zu überprüfen und ggf. zu modifizieren, d. h. der Entwicklung anzupassen [11]. Die Bewältigung des Alltags und die damit verbundenen Beeinträchtigungen durch die Grunderkrankung stellen die Hauptanforderungen an die Planung [1].

18.3 Methodik

Grundsätzlich ergibt sich die Behandlungsabsicht aus diesen Erkenntnissen. Das bedeutet, entweder steht die mobilitätserhaltende und bewegungsfördernde Therapie oder die stabilisierende, stützende bzw. korrigierende Funktion zur Wahl [10]. Besonders zu beachten sind Unterschiede resultierend aus dem Schweregrad der funktionellen Beeinträchtigung und der Notwendigkeit von Hilfsmitteln, wie z. B. Gehstützen, Orthesen oder Rollstühlen [3]. Für Patienten mit nicht mehr vorhandener bzw. geringer Gehfähigkeit sollte im Wesentlichen das stabile Sitzen mit ausreichender Rumpfbalance erreicht werden. Für jede therapeutische Intervention sollte das Therapieziel angegeben und die Intensität und Dauer der Behandlung festgelegt werden [11].

Neben der Physiotherapie sind verschiedene orthopädietechnische Maßnahmen hierfür erforderlich. Die Physiotherapie ist ein tragender Teil der Behandlung und begleitet die Kinder meist ihr Leben lang. Große Bedeutung haben die komplexen physiotherapeutischen Ansätze nach Bobath und Vojta. Beide Konzepte fördern eine Verbesserung der gestörten Bewegungskompetenz mit dem Ziel der größtmöglichen eigenaktiven Handlungsfähigkeit der Patienten. Beide Therapien sind sehr zeitintensiv und müssen zum Teil mehrmals täglich durchgeführt werden, hierfür werden Eltern und Sozialhelfer aktiv miteinbezogen [5]. Dieser Anspruch kann nicht von allen Angehörigen erfüllt werden. Anstatt der auf neurophysiologischer Grundlage basierenden Konzepte nach Bobath und Vojta können auch andere physiotherapeutische Techniken eingesetzt werden, wie aktives und passives Mobilisieren des Bewegungsapparates [11].

Ziele der Physiotherapie bei Kindern mit zerebralen Bewegungsstörungen [11]:
- Anregung motorischer Lernprozesse;
- Vermeidung oder Linderung von Kontrakturen des Muskel- Bindegewebssystems;
- Mobilisierung der Gelenke;
- Vermeidung oder Linderung einer skoliotischen Fehlstellung der Wirbelsäule;
- Vermeidung einer Hüftgelenksluxation;
- Kraftförderung;
- Förderung einer größtmöglichen Selbstständigkeit;
- Anleitung im Umgang mit technischen Hilfsmitteln und Orthesen;
- Unterstützung bei der sozialen Integration und Partizipation.

Die multidisziplinären Behandlungsmethoden wirken hier effektiv zusammen. Während die Physiotherapie ständiger Bestandteil der Behandlung bleibt, wechselt die Art und Kombination der notwendigen orthopädietechnischen Hilfsmittel mit den Anforderungen an den jeweiligen Krankheitsverlauf und den sich verändernden Lebensumständen. Hauptaufgaben sind stets die Prophylaxe von Kontrakturen und Deformitäten, Stellungskorrekturen, Verbesserung der Rumpfbalance und Rumpfwahrnehmung sowie die der aktiven Bewegungskontrolle und dadurch einer größeren sozialen Integration.

18.4 Anforderungen an die Orthese

Aufgrund des hohen Progressionspotenzials ist eine multimodale Behandlung von Beginn an notwendig. Orthesen und Hilfsmittel werden zur Erhaltung des Erreichten, zur Prophylaxe oder Korrektur von Skelettfehlstellungen eingesetzt [11]. Ganzkörperlagerungsorthesen und -matratzen ermöglichen präventiv in frühen Phasen der Wirbelsäulenveränderung eine druckstellenarme und schmerzlose Dehnung der Rumpfmuskulatur und können aktiv wachstumslenkend während der Liegephasen wirken [10]. Eine spezielle Lagerung kann ggf. auch in späteren Stadien der Erkrankungen ein probates Verfahren sein. Rumpforthesen sind bedingt ebenfalls als Lagerungsschienen einsetzbar, allerdings sehr abhängig vom jeweiligen Design. In der Regel werden Rumpfkorsetts während des Sitzens und Gehens, also in der vertikalen Rumpfposition, eingesetzt. Die Wirbelsäule ist durch die Tonusstörungen der Muskulatur dauerhaft aus der Balance. Die vorrangige Absicht ist die Rumpfstabilisation. Dreidimensionale Korrekturen auch bei flexibleren Krümmungen sind eher die Ausnahme und aufgrund des größeren Aufwands für alle Beteiligten vom Einzelfall abhängig. Das mögliche Erreichen des hier angestrebten positiveren Therapieeffektes muss ständig geprüft werden und sollte in einem realistischen Verhältnis zum zugemuteten Mehraufwand stehen. Orthesen mit Korrekturabsicht sind in Überkorrekturstellung konzipiert, diese Bauweise verursacht nicht selten erhebliche Komplikationen. Druckläsionen, Frustration und Non-Compliance können die Folge sein, außerdem sind längere Eingewöhnungsphasen einzuplanen. Immer mit einzukalkulieren ist, dass diese Strategie trotz der umfangreicheren Bemühungen komplett scheitern kann.

Je nach Muskeltonus, Mobilität, Krümmungsausmaß, Therapiekonzeption und der Patientencompliance entscheidet man sich für rigide, semirigide, softe oder gemischte Materialien zum Orthesenbau. Klassische Skolioseorthesen sind aus Kunststoff (Polyethylen [PE] in hoher oder geringer Dichte o. ä.) und individuell nach Negativabdruck (Gipsabdruck, Bodyscanning) gefertigt, umschließen Becken und Rumpf, sind teilflächig oder komplett ausgepolstert und vorne mittig zu verschließen. Korsetts in Zwei-Schalen-Bauweise (dorsal-ventral) erleichtern für assistierende Personen die Pflege und das An- und Ablegen der Orthese. Der Archetyp ist primär symmetrisch geformt, beinhaltet im Drei-Punkt-Korrekturprinzip angeordnete Druckflächen (Pelotten) und diesen jeweils zugeordnete Freiräume. Die Pelotten sollten großflächig sein und hauptsächlich in der frontalen Ebene konkavseitig distrahierend wirken. In der sagittalen Ebene sollte reklinierend abgestützt werden. Transversal eingeleitete Korrekturkräfte zur Derotation sind aufgrund der kausalen Beckenbeteiligung meist zu vernachlässigen. Jederzeit ist die abdominale Atmung zu gewährleisten, hierfür müssen die Bereiche in Taillen- und Brusthöhe ausreichend dimensioniert sein (Abb. 18.2).

Bewegungsübergänge vom Sitzen ins Stehen und umgekehrt oder vom Stand ins Gehen dürfen durch die Rumpforthese nicht gehemmt oder verhindert werden [10]. Pathologische Bewegungsmuster sollten durch die angewendeten Methoden nie ver-

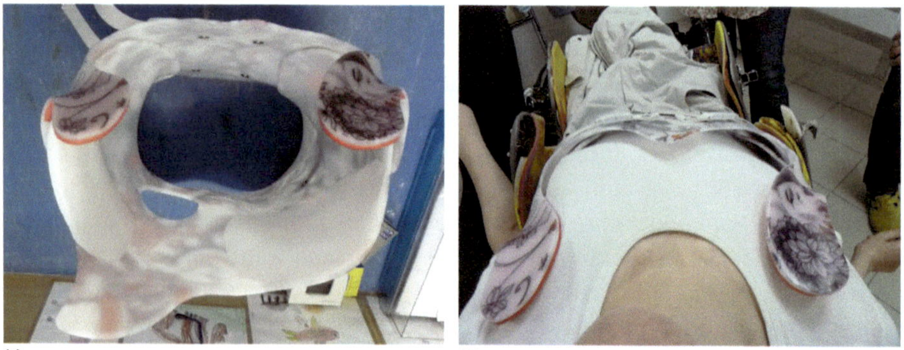

(a) (b)

Abb. 18.2: (a) Großflächige weiche Pelotten, zweischalig, symmetrischer Querschnitt, (b) genügend Freiraum für die Atmung.

stärkt werden. Werden bei leichteren Skoliosen und guter Gehfähigkeit rigide oder semirigide Orthesen nicht toleriert, sollte über die Möglichkeit einer komplett flexiblen stabilisierenden Orthese nachgedacht werden. Im Unterschied zu einer rigiden Kunststofforthese sind hier alle Bauteile aus weichen Materialien. Die unterstützende, stabilisierende Wirkungsweise wird durch Kompressionseffekte erzielt. Zusätzlich partiell eingearbeitete Zügel sollen durch fazilitierende Wirkung auf betroffene Muskelgruppen wirken und so pathologische Haltungs- und Bewegungsmuster lindern. Der erzeugte Tiefendruck verbessert durch sensorisches Feedback die Bewegungsstabilität, die Balance und die Bewegungskontrolle [6]. Diese Orthesen liegen sehr eng am Körper an und sind im Vergleich zu anderen Softsystemen atmungsaktiv.

18.5 Richtig sitzen

Der Einsatz eines Rollstuhls ist bereits bei eingeschränkter Gehfähigkeit angebracht, d. h., der Patient verfügt zwar über Fähigkeiten, sich auf kürzeren Strecken im sicheren Bereich fortzubewegen, auf längeren und unebeneren Terrain ist selbstständiges Gehen jedoch nicht mehr möglich [3].

Große Bedeutung hat dann die Sitzfähigkeit. Strobl unterscheidet aktives und passives Sitzen. In jeweils drei Abstufungen sind neuromuskuläre Kontrolldefizite und mögliche Versorgungsoptionen dargestellt. Aktiv sitzende Patienten (A1, A2, A3) benötigen in der Regel keine, bzw. das aktive Sitzen lediglich unterstützende Hilfsmittel (z. B. Korsett, Sitzbacken oder spezielle Polsterungen am Rollstuhl). Der passiv sitzende aposturale Patient (P1, P2, P3) ist ohne Stabilisierungsmaßnahmen nicht aufrecht sitzfähig und daher ständig auf adäquate Hilfsmittel angewiesen. Das Becken spielt dabei als „letzter Wirbel" eine entscheidende Rolle [10]. Eine Positionsoptimierung von Rumpf zum Becken ist daher in den meisten Fällen das primäre Ziel einer

Orthesenversorgung bzw. Sitzadaption. Den verschiedensten Anforderungen stehen mannigfaltige Sitzversorgungssysteme gegenüber. Nicht selten werden diverse Ausführungen abwechselnd eingesetzt, um die notwendige Sitzqualität im Alltag über mehrere Stunden zu gewährleisten. So ermöglichen z. B. adaptive Systeme, bei denen die Sitzfläche oder die Rückenlehne in ihrer Neigung verstellt werden können, eine individuelle Anpassung an die unterschiedlichen Sitzbelastungen. Grundsätzlich gilt: Je aufwendiger das System, desto geringer sind die Fähigkeiten des Patienten.

Das richtige Sitzen trägt maßgeblich zur Verbesserung der Lebensqualität bei. Eine optimale Abstimmung von Stabilität, Stützfunktion und Druckverteilung bestimmen Qualität und Dauer des Sitzens. Ein aktiv sitzender Patient wechselt adaptiv seine Sitzposition und ist über einen längeren Zeitraum in der Lage, seine Becken-Rumpfstellung zu ändern [10]. Eine Sitzversorgung ist in diesen Fällen meist ohne, bzw. mit nur geringen Sonderumbauten zu realisieren. Ist für die Patienten das Aufrechthalten einer stabilen aktiven Sitzposition über einen längeren Zeitraum oder im Generellen nicht zu halten, müssen unterstützende Maßnahmen dieses ermöglichen. Beckenrückhaltesysteme und beispielsweise asymmetrische Sitzflächengestaltung bei unilateraler Hüftgelenkkontraktur, seitliche Thorax- und Lendenpelotten an den Rückenlehnen, Kopfstützen, Sitzwinkeleinstellungen je nach Muskeltonus positiv oder negativ und speziell anatomisch geformte Polsterungen sind die wesentlichen Adaptionsmaßnahmen. Zielsetzung ist eine möglichst aufrechte Sitzposition, d. h. Kopf in Mittelstellung über einem orthograd stabil eingestellten Becken, bei tonusreduzierender Hüftbeugung und -abduktion mit ausreichender Oberschenkelauflage und guter Sitztoleranz. Benötigt der Patient mehrere verschiedene Hilfsmittel, um die angestrebten Therapieziele zu erreichen, ist eine Kombinierbarkeit dieser oftmals sehr behandlungsfördernd. Völlig selbstverständlich ist z. B. der Gebrauch von Gehhilfen zusammen mit Beinorthesen. Eine Rumpforthese kann in Verbindung mit einer Sitzadaption eine deutlich stabilere Rumpf-Becken-Position und damit eine verbesserte Tonusregulierung erreichen (Abb. 18.3 und 18.4).

Eine aufgerichtete und ausgeglichene Körperstatik ermöglicht ökonomischere Bewegungen. Die Sicherung dieser balancierten Körperlage ist ein dynamischer Prozess. Das Erreichen der ausgearbeiteten Therapieziele ist die Summe des Zusammenwirkens aller Beteiligten. Der hohe Anspruch an die Behandler erfordert umfassende Erfahrung und ist nur in interdisziplinärer Teamarbeit zu leisten. Der gezielte Einsatz von Hilfsmitteln und Orthesen ist durch die vielseitigen Möglichkeiten behandlungs- und therapierelevant. Im Vordergrund der Zielsetzung muss die Verbesserung der Lebensqualität, der sozialen Integration und der Selbstwirksamkeit der Patienten stehen.

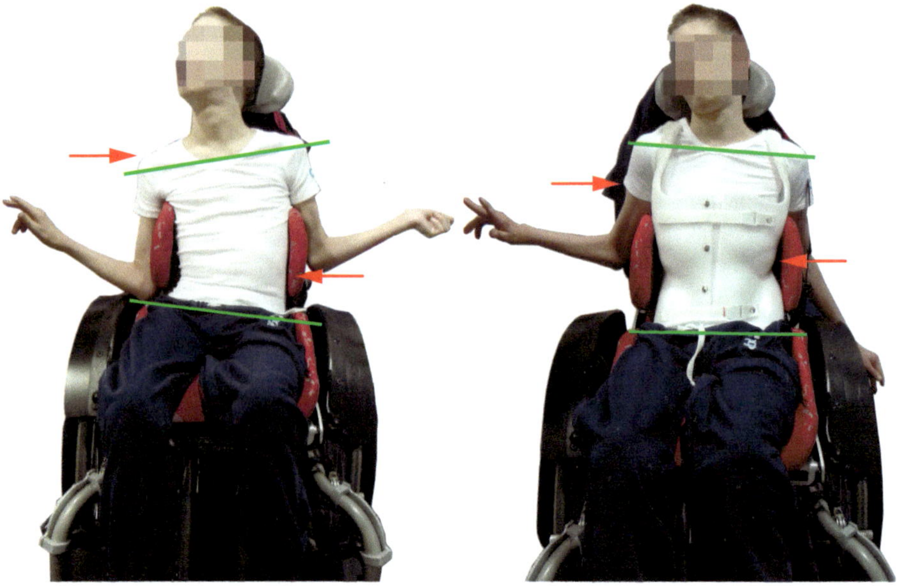

Abb. 18.3: Verbesserte Wirkung durch Hilfsmittelkombination. Korsettdesign symmetrisch, relativ wenig Pelottendruck, aktive Aufrichtung durch Beckenfixierung fördern. Beckenfassung möglichst eng in Korrekturstellung. Freiräume im Taillen- und Thoraxbereich großzügig gestalten, Druckstellen flächig weich gestalten. Konkavseitige Distraktion, Rumpf in Mittelstellung stabilisiert.

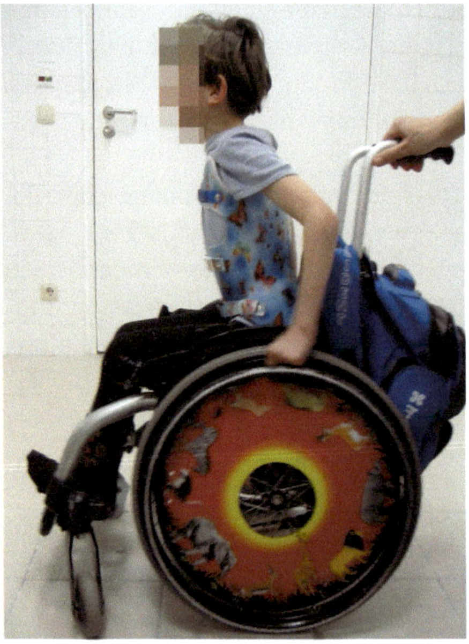

Abb. 18.4: Korsettdesign wie in Abb. 18.3, jedoch aktiv sitzende Patientin mit Aktivrollstuhl. Verbesserte selbstbestimmte Mobilität im Alltag durch bessere Stabilität des Rumpfes.

Literatur

[1] Schiebe M. Individuelle therapeutische Begleitung von Kindern mit körperlichen Behinderungen. BIV Orth. Technik Dortmund. Orth Technik 2016,3,68–73.

[2] Hollenweger J, Kraus O. World Health Organisation ICF-CY, Internationale Klassifikation der Funktionsfähigkeit, Behinderung und Gesundheit bei Kindern und Jugendlichen. Hans Huber Verlag, Bern (2011), 11–12, 15–17, 279.

[3] Russell DJ, Rosenbaum PL, Avery LM, Lane M. GMFM und GMFCS Messung und Klassifikation motorischer Funktionen. Hans Huber Verlag, Bern (2006), 25–26, 95, 103–107.

[4] Horst R. Motorisches Strategietraining und PNF. Georg Thieme Verlag, Stuttgart (2005), 32, 35, 37.

[5] Steding Albrecht U. Das Bobathkonzept im Alltag des Kindes. Thieme Verlag, Stuttgart (2003), 126, 133.

[6] Jung M, Preisler B. Erste Therapieerfahrung in Deutschland mit einem neuen Orthesenkonzept. Pflaum Verlag München. pt Zeitschrift für Physiotherapeuten 2005,57(7),1112–1118.

[7] Strobl W, Krebs A. Sitzhilfen für Körper- und mehrfach behinderte Menschen – Pathophysiologie, Indikationen und Fehler. BIV Orth. Technik Dortmund. Orthopädie-Technik 2000,51,1042–1051.

[8] Strobl W. Planung und Durchführung der Sitzversorgung bei Patienten mit infantiler Zerebralparese/Verlagsgesellschaft Tischler Berlin. Medizinisch Orthopädische Technik 2001,121,152–159.

[9] Strobl W. Neurogene Wirbelsäulendeformitäten Teil2: Sitzen und Sitzhilfen- Prinzipien der Anpassung. Springer Verlag Berlin. Der Orthopäde 2002,31,58–64.

[10] Strobl W. Behandlungsprinzipien neuromuskulärer Skoliosen- Konservativ versus operativ. BIV Orth. Technik Dortmund. Orth Technik 2011,12,922–927.

[11] Karch D, Boltshauer E, Göhlich-Ratmann G, Gross-Selbeck J, Pietz J, Schlack H-G. Physiotherapie auf neurophysiologischer Grundlage nach Bobath und Vojta bei Kindern mit zerebralen Bewegungsstörungen (Unter besonderer Berücksichtigung von Infantilen Zerebralparesen). Stellungnahme der Gesellschaft für Neuropädiatrie und der deutschen Gesellschaft für Sozialpädiatrie und Jugendmedizin (2005), 1–22. Online www.dgspj.de (zitiert am 12.05.2016).

Carol Claudius Hasler

19 Grundsätze der operativen Therapie von neuromuskulären Skoliosen

19.1 Einführung

Im Gegensatz zu den häufigsten Skoliosetypen, den idiopathischen Adoleszentenskoliosen, kommen neuromuskuläre Skoliosen v. a. bei nicht oder nur eingeschränkt gehfähigen Patienten vor. Sie sind assoziiert mit zahlreichen Herausforderungen und höheren Komplikationsraten im Falle einer operativen Therapie [1]. Der Entstehung einer neuromuskulären Skoliose liegt nicht einfach eine Wachstumsstörung bei einem sonst gesunden Individuum zugrunde, sondern die Skoliose stellt nur ein Aspekt unter vielen bei einem Patienten mit einer chronischen Krankheit dar, so tragen z. B. Spastizität, Muskelschwäche, muskuläre Dysbalance und inaktivitätsbezogene Osteoporose zur Krümmung bei. In extremis kann es zu einer sehr schnellen Progression kommen (collapsing spine). Komorbiditäten umfassen Anfallsleiden, Schluckschwierigkeiten, rezidivierende Infektionen der Harn- und der Luftwege sowie oft auch einen schlechten Ernährungszustand. Viele Patienten hatten bereits operative Voreingriffe (bei Gelenksinstabilitäten, Einlagen von Ernährungssonden, Baclofen-Pumpen, Rhizotomien usw.) [2]. Entsprechend der Grundkrankheit persistiert das Risiko einer Zunahme der Krümmung auch im Erwachsenenalter. Das c-förmige Krümmungsmuster ist häufig sehr langstreckig und bewirkt beim rollstuhlpflichtigen Patienten eine Schrägstellung des Beckens sowie ein kostopelvines Impingement mit Deformierung des Brustkorbs. Die Hautfalte zwischen Becken und Thorax wird zu einer feuchten, superinfizierten (Kandida) mazerierten Kammer. Oft ist das sagittale Profil hyperkyphotisch, dies im strengen Gegensatz zur Abflachung des sagittalen Profils bei der idiopathischen Skoliose [2, 3] (Tab. 19.1).

19.2 Indikation zur Operation

Eine operative Intervention sollte diskutiert werden, wenn ein Verlust der Sitzfähigkeit droht sowie Dyskomfort und Schmerzen beim Sitzen bestehen. Ziele der Operation sind ein horizontales Becken, ein korsettfreies, koronar und sagittal balanciertes Sitzen und das Aufhalten der Progression mithilfe einer instrumentierten soliden langen Fusion. Der Verlust der koronaren und sagittalen Balance zieht eine eingeschränkte Kopfkontrolle und Schwierigkeiten beim Schlucken sowie Aspirationen nach sich. Schwer betroffene Patienten mit einer hochgradigen Zerebralparese, die nicht verbal kommunizieren, verlieren damit ihre letzte Fähigkeit, ihre Bedürfnisse wenigstens in-

DOI 10.1515/9783110462685-019

Tab. 19.1: Charakteristika von Patienten mit neuromuskulären Skoliosen, v. a. bei Zerebralparese.

Krümmungstyp	Langbogig Apex thorakolumbal Cobb-Winkel meist > 60–80° bei Operation
Sagittales Profil	Hyperkyphotisch Kopftranslation und Lotverlust nach ventral
Becken und Thorax	Beckenschiefstand Beckenasymmetrie Hüftbeugekontraktur mit LWS-Hyperlordose und pelvic tilt Kostopelvines Impingement, Deformierung des Rippenbogens
Metabolismus	Hypoproteinämie Mangelernährung Osteoporose
Komorbiditäten	Rezidivierende Bronchitiden, (Aspirations-)Pneumonien Harnwegsinfekte Herzvitien Epilepsien, Arnold-Chiari-Formationen, Hydrozephalus Muskulärer Hypertonus, Spastizität/Hypotonus

direkt durch Blickkontakt oder Mimik äußern zu können. Korsette können den Verlauf im besten Fall verlangsamen, aber meist die Operation nicht verhindern: bei Deformitäten > 50–60° werden Translationskräfte, wie sie mit Korsetten ausgeübt werden, zunehmend ineffektiv [4]. Korsette, die biomechanisch axiale Kräfte durch Zug ausüben, wie z. B. Milwaukee-Korsette, werden nicht toleriert und können zu Kiefer- und Schädeldeformitäten führen. Je ausgeprägter und steifer die Krümmung, je schlechter der Ernährungszustand und je schwerer die Thoraxdeformität und die Beckenschiefstellung, umso weniger stellt die Korsetttherapie eine Behandlungsoption dar. Das lange Hinauszögern einer Operation bis zu einer schwerwiegenden Deformität über 60° führt – v. a. in Kombination mit einem Anfallsleiden – zu einer deutlich höheren Komplikationsrate und zu schlechteren Resultaten [5, 6].

19.3 Präoperative Diagnostik

Eine ausführliche Anamnese muss nach vorangehenden orthopädischen und internistischen Behandlungen, Schmerzen, Pneumonien, Infekten der oberen Luftwege, Aspirationsneigung, Husten und nach der Schluckfähigkeit, Krampfleiden der aktuellen Medikation und auch nach Schlafproblemen inklusive Schnarchen forschen. Ein initial multidisziplinärer Ansatz ist von größter Bedeutung. Die Eltern, Physio-, Ergo-, Logotherapeuten und Logopäden (Zungenmotorik, Schluckkompetenz) sollen in den Entscheidungsprozess mit einbezogen werden, da ihre Erfahrung mit den täglichen Problemen für den postoperativen Verlauf und das Risikoprofil meist relevanter ist als das orthopädische Problem. Eine erfahrene Physiotherapeutin sollte die motorischen Funktionen durch ein sog. gross motor function (GMF) testing objektivieren: Bei Patienten mit Zerebralparese korreliert die Inzidenz der Skoliose direkt mit den motorischen Fähigkeiten. Eine ausführliche neurologische Untersuchung dient als Ausgangsbefund. Die neurologischen und physiotherapeutischen Befunde lassen abschätzen, ob eine intraoperative Überwachung der Rückenmarksfunktion (spinal cord monitoring) möglich ist. Sollte dies nicht der Fall sein, muss dies mit den Eltern präoperativ besprochen werden. Die intraoperative Interpretierbarkeit der Signale ist oft schwierig: falsch-positive Signalalterationen (14 %) kommen vor [7]. Die Anwendung von transkraniellen, motorisch evozierten Potenzialen ist auch bei Patienten mit Epilepsien möglich: Die intra- und postoperative Anfallshäufigkeit scheint dadurch nicht höher zu sein [8]. Eine Hypoproteinämie kann die Wundheilung negativ beeinflussen, weshalb im Vorfeld einer Operation durch Bestimmung des Serumalbumins und in Koordination mit den Gastroenterologen oder Ernährungsberatern eine Optimierung des Ernährungszustandes anzustreben ist. Ein Gerinnungsstatus gehört zur präoperativen Diagnostik, v. a. bei Patienten, die aufgrund eines Anfallleidens Valproinsäure einnehmen. Letzteres interagiert mit der Thrombozytenfunktion [2]. Eine Lungenfunktionsprüfung ist meist nicht möglich. Polysomnografie und Echokardiografie sind hilfreiche Zusatzuntersuchungen.

Die häufigste Komplikation ist der implantatassoziierte Infekt. Potenzielle Quellen sind Ernährungssonden, Urinkatheter und rezidivierende Infektionen im Bereich der Luftwege. Proprionibacterium acnes wird bei Low-Grade-Infektionen nach Wirbelsäulenfusionen häufig gefunden [9, 10]. Akne vulgaris und superinfizierte Hautstellen müssen daher erkannt und präoperativ mindestens zwei bis drei Monate konsequent topisch und/oder systemisch behandelt werden.

Das Behandlungsteam, welches orthopädische Chirurgen, Intensivmediziner, Pulmonologen und Anästhesisten umfasst, sollte neben den eingriffsspezifischen Punkten auch über das Risiko des Todes, der prolongierten Intubation bis hin zur Notwendigkeit eines (zumindest temporären) Tracheostomas sowie auch den Einsatz von Ventilationshilfen aufklären.

Die klinische Untersuchung umfasst den Status im Rollstuhl, am Bettrand sitzend sowie in Rückenlage: Im Rollstuhl wird die Gesamtbalance des Rumpfes, die Kopfkontrolle, die Beweglichkeit der Halswirbelsäule und auch die Druckverteilung im Bereich der Auflagefläche am Gesäß beurteilt. Ein schwerer Beckenschiefstand führt zu einer Druckkonzentration auf einer Gesäßseite, Schmerzen und sogar Hautveränderungen bis zum Dekubitus. Sehr lange bestehende schwere Krümmungen der Brust- und Lendenwirbelsäule führen zur asymmetrischen Verkürzung der Nackenmuskulatur, was nach Korrektur der Rumpfdeformität eine Kopfschiefhaltung bewirken kann.

Röntgenaufnahmen mit langen Kassetten mit anterior-posteriorem und lateralem Strahlengang, wenn möglich in einer sitzenden Position, objektivieren die Krümmung unter voller Einwirkung der Schwerkraft.

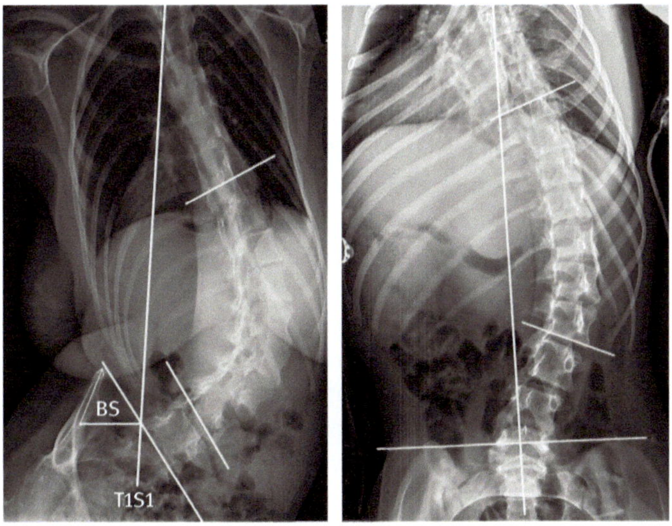

(a) (b)

Abb. 19.1: Präoperative Traktionsaufnahme. (a) Die sitzende Aufnahme bei diesem 18-jährigen Patienten mit spinaler Muskelatrophie und progressiver rechtskonvexer thorakolumbaler Skoliose zeigt eine Skoliose von 90°, einen Beckenschiefstand von 60° und eine fast 90° Rotationsfehlstellung thorakolumbal, wo sich die Wirbelkörper nahezu lateral abbilden. Linksseitig sitzen die Rippen direkt auf dem Beckenkamm (kostopelvines Impingement), was zu Schmerzen und zu einer Deformierung des Rippenthorax führt. (b) In der manuellen Traktionsaufnahme mit sanftem Längszug im Liegen an den Beinen und unter den Schultern kann der Beckenschiefstand vollständig korrigiert werden, die Drehfehlstellung teilweise und die Skoliose bis auf 45° Rest-Cobb-Winkel.

Traktionsaufnahmen in Rückenlage (vorsichtige Längstraktion an den Beinen und Gegenzug unter den Schultern oder mit einem Halter/Zügel am Becken) zeigen die Beweglichkeit der Wirbelsäule und die Korrigierbarkeit des Beckenschiefstandes (Abb. 19.1).

Eine Computertomografie mit 3-D-Rekonstruktion ist hilfreich im Falle von Revisionsoperationen, zur Planung von Osteotomien und um die Sakrum- und Iliumanatomie bei schweren Deformitäten näher zu bestimmen.

Bei der klinischen Untersuchung gilt das Hauptaugenmerk möglichen Hüft- und Knieflexionskontrakturen, welche v. a. bei der Lagerung berücksichtigt werden müssen, um nicht eine schon vorhandene Hyperlordose der Lendenwirbelsäule noch zusätzlich zu verstärken und dabei das sagittale Lot ungünstig zu beeinflussen. Zudem erschwert eine lagerungsbedingte Hyperlordose und Steilstellung des Sakrums die Instrumentierung im Beckenbereich, v. a. das Einbringen der Schrauben in die Pedikel von S1. Ein Rahmenoperationstisch erlaubt bei schweren Flexionskontrakturen eine druckfreie Positionierung, indem die Knie zwischen den seitlichen Tischbegrenzungen in die Tiefe gelagert und allenfalls mit Tüchern gehalten werden können. Eine Windschlagdeformität (windshield wiper) der Hüftgelenke (Abduktion auf der einen,

Abduktionskontraktur auf der anderen Seite), Adduktorenkontrakturen und dislozierte Hüftgelenke stehen in Wechselwirkung zur Wirbelsäulendeformität. Sie bedingen sich gegenseitig. Meist entwickelt sich die Skoliose zuerst oder zeitgleich mit dem Hüftproblem, seltener ist es umgekehrt [11]. Wir sind der Auffassung, dass die Wirbelsäulenkorrektur und damit die Wiederherstellung der Beckenausrichtung eine wichtige Voraussetzung für das nachhaltige Gelingen einer Hüftrekonstruktion darstellt und favorisieren daher, die Wirbelsäulenoperation primär durchzuführen. Etwa die Hälfte aller Patienten mit idiopathischer Zerebralparese (ICP) benötigt nach der Wirbelsäulenoperation eine Hüftrekonstruktion [12].

19.4 Technische Überlegungen zur instrumentierten Fusion (Tab. 19.2)

Krümmungen über 60° Cobb-Winkel reagieren gut auf axiale Traktion: Rigide Krümmungen >90° lassen sich durch zwei- bis dreiwöchige präoperative Halotraktion gut vorbehandeln [3]. Wir bevorzugen bei allen Patienten mit koronarer Krümmung über 60° eine intraoperative skull femoral traction mittels einer Gardner-Wells-Klemme am Kopf und suprakondylären Schanzschrauben [13].

Meist lässt sich damit bereits eine Krümmungskorrektur (Abb. 19.2) von 30–60 % erreichen, was die operative Darstellung der Wirbelsäule erleichtert, die Operationszeit und Blutungsmenge verkleinert und ermöglicht, die Restkrümmung mit weniger Kraftausübung zu korrigieren. Damit wird angesichts der oft porotischen Knochenverhältnisse das Schrauben-Knochen-Interface weniger gefordert. Der Beckenschiefstand lässt sich mit asymmetrischen Zugkräften schon vor Beginn der Operation signifikant korrigieren. Möglicherweise ist die sanfte, kontinuierliche Teilkorrektur über extraspinale Traktionskräfte gegenüber der akuteren Bewegung während eines Repositionsmanövers über das Implantat auch für die neuralen Strukturen von Vorteil. Bei ausgeprägten Hüft- und Knieflexionskontrakturen ist die Traktion nicht zu empfehlen, da die Hüftgelenke gestreckt werden und es im Falle einer Kontraktur zu einer weiterlaufenden Bewegung in die Lendenwirbelsäule mit konsekutiver Hyperlordose kommt. Von eminenter Wichtigkeit ist das Verhindern von Druckstellen während den mehrstündigen Operationen. Das Chirurgenteam soll bereits bei der Lagerung mithelfen. Abgesehen von der intraoperativen skull femoral traction reduzieren wir standardmäßig die Kräfte zwischen Implantat und dem osteoporotischen Knochen durch Verwendung von polyaxialen Pedikelschrauben und einem extensiven posterioren Release: dieser beinhaltet die Resektion der Dornfortsätze, der supra- und interspinösen Ligamente, des Ligamentum flavum sowie der Facettengelenke (Ponte-Osteotomien). In ausgewählten Fällen, v. a. bei oligosegmentaler rigider Kyphoskoliose, stellen Vertebrektomien (vertebral column resection, VCR) eine valable Alternative dar, um einen vorgängigen, offenen anterioren, transthorakalen Release (Entfernen der Diszi und

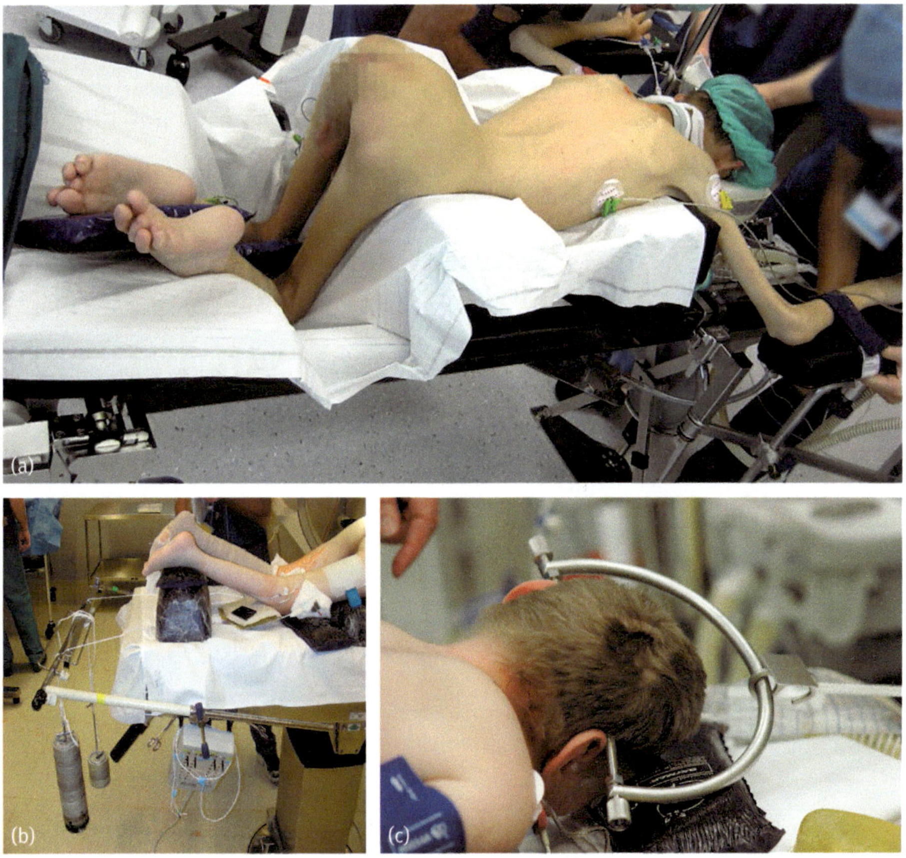

Abb. 19.2: (a) Die Lagerung von Patienten mit starken Hüft- und Kniebeugekontrakturen erfordert einen Wirbelsäulen- Rahmentisch, der es erlaubt, die Knie zwanglos unter Körperniveau zu bringen. Bei Patienten ohne signifikante Kontrakturen, jedoch starken Skoliosen erweist sich eine intraoperative Traktion über Gewichte, die an Schädel und Beinen Längszug (skull femoral traction) ausüben als sehr hilfreich. (b) Dazu werden transossär suprakondylär femoral 4 mm dicke Schanzschrauben von lateral nach medial ventral mit dem power drive eingebracht und (c) unter dem Äquator des Schädels ca. ein Querfinger über den Ohren eine Klemme (Gardner-Wells tongue) platziert. Bei Beckenschiefstand erfolgt der femorale Kraftzug wie im gezeigten Beispiel (b) asymmetrisch.

der longitudinalen Ligamente) zu verhindern [2, 3, 14–16]. Letzteren versuchen wir bei Patienten mit neuromuskulären Skoliosen wegen der pulmonalen Problematik zu umgehen. Wir erwägen dieses Vorgehen daher nur bei langstreckigen, sehr rigiden und schweren Krümmungen (> 120°, keine Korrektur unter 90° in der Traktionsaufnahme) eventuell nach vorgängiger Halotraktion. Die VCR sowie eine kombiniert ein- oder zweizeitige anterior-posteriore Strategie gehen jedoch mit einer höheren Morbiditäts- und Komplikationsrate einher und bleiben daher die Ausnahme.

Tab. 19.2: Strategien zur Korrektur einer neuromuskulären Skoliose mit Beckenschiefstand.

Hüftbeugekontrakturen	Verwendung eines Wirbelsäulenkarbonrahmentisches mit Tieflagerung der Knie unter Tischniveau zur Vermeidung einer Hyperlordose
Skull femoral traction	Gardner-Wells-Zange über den Ohren unter dem Schädeläquator Suprakondyläre perkutane femorale 4 mm Steinmann-Pins Asymmetrischer Zug über die femoralen Pins zur Korrektur des Beckenschiefstandes
Solide Beckenfixierung	Vier sakroiliakale Ankerpunkte: Zwei S1-bikortikale Pedikelschrauben mit Spitze 2 mm ventral des Promontoriums Zwei Iliumschrauben loco classico über die Spina iliaca posterior versenkt unter Niveau des Iliums Alternativ bei knappen Weichteilen: SAI-Schraube
Wirbelsäulenfixierung	Bilaterale, multilevel polyaxiale Pedikelschrauben, was die Belastung des Knochen-Schrauben-Interfaces bei der Stabplatzierung und bei der Krümmungskorrektur vermindert.
Korrektur der Deformität	Verbesserung der Beweglichkeit mit periapikalen Ponte-Osteotomien (Ligamenta flava, Laminae, Facettengelenke) Translation durch Einbringen von Stäben, die weniger Biegung aufweisen als die Wirbelsäule Stabderotation
Sichere Fusion	Resektion aller Dornfortsätze und Facettengelenke mit dem Meißel, Fräse und/oder Lueur Dekortizieren aller Laminae mit dem Meißel oder der Fräse Anlage des entnommenen, zerkleinerten autologen Knochens
Verminderung des Infektrisikos	Abdeckung mit Hautfolie Kurze Operationsdauer: erfahrene, parallel arbeitende Operateure Kleiner Blutverlust: präzise Blutstillung, Kompressenkompression in den gerade nicht zu bearbeitenden Abschnitten, Gabe von ε-Aminocapronsäure Wiederholtes Spülen mit antiseptischen Lösungen z. B. Prontosan® Limitierung der Sprechzeit, v. a. beim Wundverschluss Einlage von 1–2 g Vancomycin-Pulver vor Wundverschluss Verbandstechnik mit Blockade zwischen kaudalem Schnittende und dem Anus (Darmflora)

Der Rumpf wirkt nach langstreckig instrumentierter, fusionierter Wirbelsäule als rigider Hebelarm und stellt entsprechend hohe Anforderungen an die Fusionstechnik und die Stabilität, v. a. am lumbosakralen Übergang. Laminäre Kortikotomien, Platzierung von autologem Knochen, der von den Laminae, Prozessi spinosi und transversi gewonnen wird (Fräse oder Meißel) in Kombination mit einer stabilen Multilevelfixation mittels Pedikelschrauben verhindern zuverlässig Pseudarthrosen, Implantatlockerungen und damit einen Revisionseingriff. Die Galveston-Luque-Technik – eingeführt in den Siebzigerjahren – umfasst multisegmentäre sublaminäre Stahldrähte in Kombination mit einem dreifach gebogenen Stahlstab, der an derselben Stelle wie die Iliumschrauben heutzutage (Spina iliaca posterior) in das Ilium eingebracht wird. Obwohl das Korrekturpotenzial der historischen Galveston-Luque-Konstruktion vergleichbar ist mit der heutigen Schraubenfixierung, bietet sie weniger lumbosakrale Stabilität, zu beobachten als Osteolysen um die Stäbe im Ilium (windshield wiper phenomenon). Zwar handelt es sich dabei meist nur um ein Röntgenphänomen, in der früh-postoperativen Phase zeigt sich jedoch der Vorteil der stabilen Schraubenfixation in einer frühestmöglichen Mobilisation mit niedrigerem Schmerzniveau und mittel- und langfristig reduziertem Pseudarthroserisiko. Nichtdestotrotz muss betont werden, dass die Galveston-Luque-Technik noch immer Berechtigung hat, zumal sie ökonomisch bezüglich Implantatkosten den Pedikelschrauben um ein Vielfaches überlegen ist. Bei der häufigen Kombination große, steife Krümmung und weicher Knochen profitiert der Patient von einer multisegmentären, bilateralen Fixierung mit Drähten oder Pedikelschrauben, sowohl bezüglich Frühmobilisation – was v. a. pulmonale Probleme und Dekubiti reduziert – als auch bezüglich dem Auftreten von implantatbezogenen Spätkomplikationen. Zudem ist bei den meist untergewichtigen Patienten auch eine möglichst geringe Profilhöhe des Implantates wichtig, v. a. im Bereich der Brustwirbelsäule und am Ilium. Hybridstrategien, in Form von polyaxialen Pedikelschrauben im lumbalen Bereich und am Becken kombiniert mit dem Vorteil des niederen Profils von sublaminären Implantaten (Luque-Drähte, sublaminäre Clamps) im Bereich der Brustwirbelsäule, ermöglichen die optimale Korrektur des Beckenschiefstandes und eine profiltiefe Korrektur der Brustwirbelsäule, wo eine geringere Implantatdichte ausreicht [17].

Das Becken ist funktionell als unterster Wirbel (pelvic vertebra) zu betrachten. Dessen Einbezug in die Instrumentierung erlaubt folglich eine bessere Korrektur der Wirbelsäulendeformität und des Beckenschiefstandes [18]. Instrumentierungen zum Sakrum und Becken bedingen jedoch längere Operationszeiten, extensivere Weichteilpräparation, mehr Blutverlust und eine höhere Komplikationsrate. Die Erweiterung der Schnittführung in Richtung Anus erhöht das Risiko der postoperativen Wundbesiedelung mit Darmkeimen, was in Kombination mit der großen Wundhöhle und Hämatombildung nach Freipräparation des Iliums das Infektionsrisiko signifikant erhöht. Die Erweiterung der Instrumentierung ist im Einzelfall sorgfältig zu evaluieren. Es gibt allerdings keine gesicherten Daten, in welchen Situation bei Beckenschief-

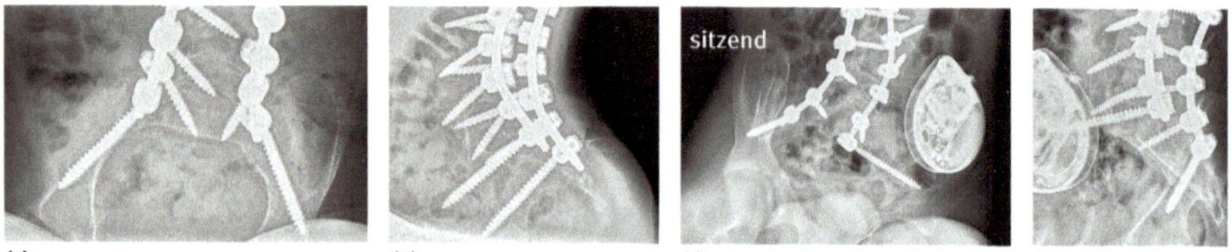

(a) (b) (c) (d)

Abb. 19.3: Verschiedene Typen von Beckenfixierungen. (a, b) Iliumschraube: korrekt, d. h. knapp über der Incisura ischiadica platzierte Iliumschrauben bei einem zwölfjährigen Knaben mit spinaler Muskelatrophie. Ausnahmsweise konnte der Stab ohne queren Konnektor direkt vom S1-Schraubenkopf in die Iliumschraube geführt werden. Im seitlichen Bild überragen die Spitzen der Iliumschrauben ventral das Promontorium, was biomechanisch optimal ist. (c, d) Sakroiliakalschraube (SAI): Bei diesem 20-jährigen Patienten mit spastischer Tetraparese (und Status nach Implantation einer Lioresalpumpe) haben wir uns aufgrund der knappen Weichteilverhältnisse für eine Schraube entschieden, welche dorsal lateral über dem Sakrum eintritt, das Iliosakralgelenk kreuzt und ebenfalls knapp über der Incisura im Ileum weiterverläuft.

stand das Becken nicht mitinstrumentiert werden muss. Wir orientieren uns wie folgt: Falls L5 parallel zum Sakrum steht und eine sichere Fixierung erlaubt (gute Pedikel, keine Osteoporose), kann in der Regel auf eine Beckenfixierung verzichtet werden. Dies ist bei nicht gehfähigen Patienten mit Zerebralparese allerdings selten, bei anderen Pathologien, z. B. Duchenne-Patienten, häufiger der Fall. Die modernen, stabilen Fixationssysteme sind sicherer, weniger komplikationsträchtig und erlauben effektivere Korrekturen als die semirigiden Konstrukte vom Typ Galveston [19]. Um am Becken eine optimale Schraubenverankerung zu erreichen, muss man sich der intrapelvinen Asymmetrien bewusst sein. Die Wirbelsäulendeformität setzt sich quasi als pelvine Skoliose ins Becken fort, sodass die Ausrichtung, Dicke und Form der Darmbeinschaufeln häufig asymmetrisch ist, v. a. wenn gleichzeitig ein starker Beckenschiefstand vorhanden ist [20]. Der traditionelle Schraubeneintrittspunkt an der Spina iliaca posterior führt zu einem idealen Schraubenverlauf 1–2 cm über der Incisura ischiadica, wo sowohl die Querschnittsfläche als auch die Dichte des Iliums am höchsten sind und damit die beste Schraubenstabilität garantiert. Die Schraubenlänge beträgt normalerweise 50–80 mm, der Durchmesser 6–8 mm. Idealerweise liegt die Schraubenspitze in der lateralen Projektion vor dem Promontorium. Eine doppelte Iliumschraube verspricht noch mehr Stabilität, ist jedoch bei schmächtigen Patienten schwierig zu setzen [21]. In jedem Fall muss der Schraubenkopf unter Beckenkammniveau liegen, um spätere Hautprobleme oder Schmerzen zu verhindern. Bei schwieriger Anatomie und geringer Weichteildeckung kann mittels einer sog. SAI-Schraube (sacral alar iliac) eine Implantatprominenz verhindert werden. Der Eintrittspunkt findet sich 2–4 mm lateral und 4–8 mm kaudal des S1-Foramens. Die Schraube kreuzt 40° in der Horizontalebene nach lateral und 20–30° nach kaudal gekippt – auf einen Punkt oberhalb des Trochanter majors zielend – das Ileosakralgelenk und verläuft schließlich wie eine herkömmliche Iliumschraube 1–2 cm über der Incisura ischiadica. Da der Eintrittspunkt in Verlängerung der L5- und S1-Pedikel liegt, braucht es keinen transversalen Konnektor zum Stab (Abb. 19.3).

Die Lockerungs- und damit die Revisionsrate ist geringer als bei der Iliumschraube, u. a. auch, weil kein Stab-Schrauben-Konnektor verwendet werden muss [22].

Die Korrektur der Skoliose in der koronaren Ebene und des Beckenschiefstandes beträgt in der Regel 50–70 % [2, 3, 14, 23].

19.5 Komplikationen und prophylaktische Maßnahmen

Die Morbiditäts- und Mortalitätsraten sind verglichen zu allen andern Skoliosetypen bei den neuromuskulären Deformitäten am höchsten [1]. Die modernen Pedikelschraubensysteme und das polydisziplinäre perioperative Management haben zwar das Risiko insgesamt gemildert, eine langstreckige instrumentierte Wirbelsäulenfusion ist – besonders bei Patienten mit Zerebralparese – jedoch immer noch durch eine Komplikationsrate von 8–30 % und ein Todesfallrisiko von ca. 1 % gekennzeichnet [1, 3, 15, 24, 25]. Die Komplikationen umfassen v. a. tiefe Infektionen und gehen mit verlängerten Krankenhausaufenthalten und Revisionseingriffen einher. Das Risiko der implantatassoziierten Infektion beträgt 4–10 % und ist damit etwa dreimal höher als bei der idiopathischen Skoliose [1, 26]: Risikofaktoren für eine Infektion bei neuromuskulären Deformitäten sind vornehmlich eine lange Operationszeit und das Blutungsvolumen (0,7–2 l, manchmal aber bis 5,5 l v. a. bei VCR oder bis 260 % des totalen Volumens). Weitere Risikofaktoren sind kombiniertes ventrales und dorsales Vorgehen, Bluttransfusionen (Suppression der Lymphozytenfunktion), Verwendung von Allograftknochen, ein ventrikuloperitonealer Shunt (v. a. bei Myelomeningozelepatienten), schwere kognitive und neurologische Beeinträchtigungen, Unterernährung (Serumalbumin < 3,5 mg/dl, Lymphozytenzahl < 1.500 /ml), knappe Weichteildeckung, ein hoher Body-Mass-Index (> 95. Perzentile), Instrumentierung zum Becken sowie begleitende Infekte der Harnwege oder der Luftwege [2, 14, 27, 28]. Bei einer Wunddehiszenz oder bei tiefer Infektion muss ein Duraleck differenzialdiagnostisch in Erwägung gezogen werden.

Prophylaktisch soll wie folgt vorgegangen werden:

- Sanierung aller Infektquellen, z. B. Harnwegsinfekte,
- am Abend vor der Operation Bad mit Chlorhexidin-Zusatz,
- präoperative intravenöse Antibiotikaprophylaxe innerhalb 30 min vor Hautschnitt mit perioperativem Wiederholen alle 6–8 h,
- intraoperativ wiederholtes, ausgiebiges Spülen mit Ringerlösung und desinfizierenden Lösungen (z. B. Prontosan®: Polihexanid/Betain),
- schonende Behandlung der Weichteile,

- präzise Hämostase unterstützt durch Antifibrinolytika wie ε-Aminocapronsäure,
- Wechsel der Schürzen, Masken und Handschuhe alle 3–4 h,
- Disziplin des Teams bezüglich Redezeit, v. a. beim Schließen der Wunde,
- die Minderung der Anzahl Personen und deren Bewegungen im Saal [2, 29].

Ein routinemäßig mehrschichtiger Wundverschluss inklusive lokalen Rotationslappen durch plastische Chirurgen scheint das Infektrisiko signifikant zu senken [30]. Bei lumbosakralen Instrumentierungen beugen wir verbandstechnisch zur Verhinderung der Besiedelung mit Darmflora von kaudal her durch eine mechanische Blockade zwischen Anus und den kaudalsten Wundanteilen vor. Die Operationszeit ist ein weiterer kritischer Faktor (Blutungsmenge, Wundexpositionszeit). Sie kann durch paralleles Arbeiten zweier erfahrener Chirurgen minimiert werden.

Das sagittale Profil ist meist hyperkyphotisch. Es gilt daher einige kritische Faktoren im Hinblick auf die Entwicklung einer postoperativen kranialen Anschlusskyphose mit Ausriss der obersten Fixationspunkte zu beachten [2]: Ein nicht ausreichend kraniales Fusionsende führt voraussehbar zur Anschlusskyphose.

Neuromuskuläre Patienten versuchen erfahrungsgemäß unwillkürlich, ihren Kopf in die alte sagittale Position zu bringen. Die Gründe hierfür sind unbekannt. Nach operativer Aufrichtung der Kyphose versucht der Patient daher, die globale sagittale Ausrichtung durch übermäßige Kyphosierung der obersten, nicht instrumentierten Segmente wieder zu erreichen. Die Hyperkyphose soll daher – außer bei massivem ventralen Lotverlust mit Vorüberkippen im Rollstuhl – mit Bedacht (bis etwa einem Drittel) korrigiert werden. Mit der Kombination von Multilevelosteotomien und Pedikelschraubenfixierung könnte man auch bei osteopenen, rigiden Verhältnissen problemlos mehr korrigieren. Also: Vorsicht vor zu viel Ehrgeiz, denn es kommt alleine schon durch die Bauchlagerung auf dem Operationstisch zu einer partiellen Aufrichtung der Kyphose. Folglich soll in der Regel kranial bis Niveau T2 fixiert werden. Dabei muss auf das Erhalten der supra- und interspinösen Ligamente geachtet werden, da sie als hintere Zuggurtung das Verhindern der Anschlusskyphose unterstützen. Das Mitfixieren der HWS mit oder ohne Schädel ist nur sehr selten notwendig. Wir bevorzugen am kranialen Ende eine intravertebrale, d. h. nicht segmentüberbrückende Klammerkonstruktion aus Pedikel- und Querfortsatzhaken. Damit soll ein sanfterer Übergang zwischen fusionierten, instrumentierten Segmenten und den proximalen nicht instrumentierten Anschlusssegmenten geschaffen werden (Abb. 19.4).

Die Pseudarthroserate betrug bei Ein- und Zwei-Stab-Galveston-Luque-Konstruktionen ca. 10 %, v. a. als Folge der nicht absolut stabilen Implantatlage [2]. Mit der modernen Pedikelschraubenfixierung und der stabilen ileosakralen Instrumentierung ist diese Komplikation, welche oft auch mit tiefen Infektionen assoziiert war, selten geworden.

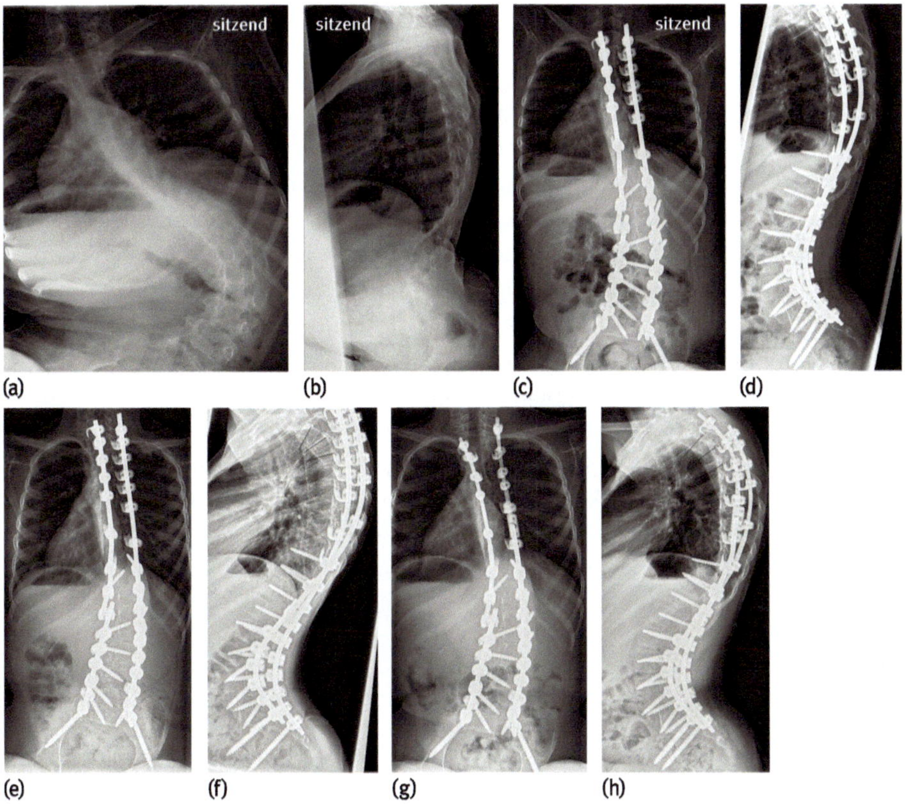

Abb. 19.4: Proximale Anschlusskyphose. (a, b) Bei diesem zwölfjährigen Jungen mit spinaler Muskelatrophie besteht eine 95° thorakolumbal rechtskonvexe Skoliose. Der folglich erhöhte intraabdominelle Druck hat zu einem Zwerchfellhochstand, Reduktion des Appetits und zu Gewichtsverlust geführt. Das sagittale Profil imponiert klinisch hyperkypotisch. Das laterale Röntgenbild täuscht normale sagittale Verhältnisse vor, da der Junge zum Zeitpunkt der Aufnahme an hochgezogenen Armen stabilisiert wurde. (c, d) Die hintere instrumentierte Fusion T3 bis Ileum verlief intra- und perioperativ problemlos mit frühpostoperativer, korsettfreier Mobilisation. Das sagittale Profil wurde normanatomisch eingestellt. Das Implantat sitzt korrekt. (e, f) In den Wochen sechs bis acht postoperativ kam es rechts kranial zur zunehmenden Kyphose und zur Hakenprominenz bei Implantatlockerung. Die Haut war jederzeit intakt und reizlos. Im ersten nicht instrumentierten kranialen Anschlusssegment T2/T3 findet sich eine Anschlusskyphose. (g, h) Nach kranialer Erweiterung der Fixation bis T1 und Anbiegung der Stäbe in etwas mehr Kyphose gestaltete sich der weitere Verlauf problemlos.

19.6 Schlussfolgerung

Eine progressive strukturelle Skoliose mit Beckenschiefstand und Verlust der Sitzfähigkeit bei einem nicht gehfähigen Patienten rechtfertigt eine lange hintere, instrumentierte Fusionsoperation von der oberen Brustwirbelsäule bis inklusive Becken (Ilium und Sakrum). Die modernen Sakrum- und Iliumfixierungen mit Doppelstabreposition sind hoch effektiv und ein sicherer Weg, um den Beckenschiefstand zu korrigieren [31]. Eine ein- oder zweizeitige vordere Releaseoperation sollte vermieden werden, um zugangsbedingte zusätzliche Morbiditäten, v. a. pulmonaler Art, zu verhindern. Multisegmentale polyaxiale Pedikelschrauben verteilen die Kräfte, intraoperative skull femoral traction, posteriore Releasetechniken und Osteotomien, wie auch in schweren Fällen eine vertebral column resection, verbessern die Beweglichkeit und reduzieren folglich die Korrekturkräfte. Die damit erreichten Korrekturen sind gut, die Komplikationsraten klein und die Zufriedenheit bei Patienten, Eltern und Pflegenden ist hoch. Schwere Deformitäten und zu späte operative Behandlung erhöhen das Komplikationsrisiko und vermindern die Patientenzufriedenheit [5].

Literatur

[1] Reames DL, Smith JS, Fu KM, et al. Complications in the surgical treatment of 19,360 cases of pediatric scoliosis: a review of the Scoliosis Research Society Morbidity and Mortality database. Spine (Phila Pa 1976). 2011,36(18),1484–1491. PubMed PMID: 21037528. Epub 2010/11/03. eng.

[2] Lonstein JE, Koop SE, Novachek TF, Perra JH. Results and Complications Following Spinal Fusion for Neuromuscular Scoliosis in Cerebral Palsy and Static Encephalopathy Using Luque Galveston Instrumentation: Experience in 93 Patients. Spine (Phila Pa 1976). 2011,37(7),583–591. PubMed PMID: 21673625. Epub 2011/06/16. eng.

[3] Piazzolla A, Solarino G, De Giorgi S, Mori CM, Moretti L, De Giorgi G. Cotrel-Dubousset instrumentation in neuromuscular scoliosis. Eur Spine J. 2011,20 (Suppl 1),S75–84. PubMed PMID: 21404030. Pubmed Central PMCID: 3087033. Epub 2011/03/16. eng.

[4] White AA, 3rd, Panjabi MM. The clinical biomechanics of scoliosis. Clin Orthop Relat Res. 1976,(118),100–112. PubMed PMID: 954262. Epub 1976/07/01. eng.

[5] Watanabe K, Lenke LG, Daubs MD, Bridwell KH, Stobbs G, Hensley M. Is spine deformity surgery in patients with spastic cerebral palsy truly beneficial?: a patient/parent evaluation. Spine (Phila Pa 1976). 2009,34(20),2222–2232. PubMed PMID: 19752709. Epub 2009/09/16. eng.

[6] Keskinen H, Lukkarinen H, Korhonen K, Jalanko T, Koivusalo A, Helenius I. The lifetime risk of pneumonia in patients with neuromuscular scoliosis at a mean age of 21 years: the role of spinal deformity surgery. J Child Orthop. 2015,9(5),357–364. PubMed PMID: 26350797. Pubmed Central PMCID: 4619373.

[7] Pastorelli F, Di Silvestre M, Vommaro F, et al. Intraoperative monitoring of somatosensory (SSEPs) and transcranial electric motor-evoked potentials (tce-MEPs) during surgical correction of neuromuscular scoliosis in patients with central or peripheral nervous system diseases. Eur Spine J. 2015,24(7),931–936. PubMed PMID: 26482497.

[8] Salem KM, Goodger L, Bowyer K, Shafafy M, Grevitt MP. Does transcranial stimulation for motor evoked potentials (TcMEP) worsen seizures in epileptic patients following spinal deformity surgery? Eur Spine J. 2016,25(10),3044–3048. PubMed PMID: 25976014.
[9] Bemer P, Corvec S, Tariel S, et al. Significance of Propionibacterium acnes-positive samples in spinal instrumentation. Spine (Phila Pa 1976). 2008,33(26),E971–976. PubMed PMID: 19092607. Epub 2008/12/19. eng.
[10] Hahn F, Zbinden R, Min K. Late implant infections caused by Propionibacterium acnes in scoliosis surgery. Eur Spine J. 2005,14(8),783–788. PubMed PMID: 15841406. Epub 2005/04/21. eng.
[11] Patel J, Shapiro F. Simultaneous progression patterns of scoliosis, pelvic obliquity, and hip subluxation/dislocation in non-ambulatory neuromuscular patients: an approach to deformity documentation. J Child Orthop. 2015,9(5),345–356. PubMed PMID: 26423268. Pubmed Central PMCID: 4619374.
[12] Crawford L, Herrera-Soto J, Ruder JA, Phillips J, Knapp R. The Fate of the Neuromuscular Hip After Spinal Fusion. J Pediatr Orthop. 2015 (Epub ahead of print). PubMed PMID: 26633820.
[13] Jhaveri SN, Zeller R, Miller S, Lewis SJ. The effect of intra-operative skeletal (skull femoral) traction on apical vertebral rotation. Eur Spine J. 2009,18(3),352–356. PubMed PMID: 19107528. Pubmed Central PMCID: 2899414. Epub 2008/12/25. eng.
[14] Sponseller PD, Jain A, Lenke LG, et al. Vertebral Column Resection in Children with Neuromuscular Spine Deformity. Spine (Phila Pa 1976). 2012,37(11),E655–E661. PubMed PMID: 22166930. Epub 2011/12/15. eng.
[15] Sponseller PD, Zimmerman RM, Ko PS, et al. Low profile pelvic fixation with the sacral alar iliac technique in the pediatric population improves results at two-year minimum follow-up. Spine (Phila Pa 1976). 2010,35(20),1887–1892. PubMed PMID: 20802390. Epub 2010/08/31. eng.
[16] Wang X, Aubin CE, Crandall D, Labelle H. Biomechanical comparison of force levels in spinal instrumentation using monoaxial versus multi degree of freedom postloading pedicle screws. Spine (Phila Pa 1976). 2011,36(2),E95–E104. PubMed PMID: 21228695. Epub 2011/01/14. eng.
[17] La Rosa G, Giglio G, Oggiano L. Surgical treatment of neurological scoliosis using hybrid construct (lumbar transpedicular screws plus thoracic sublaminar acrylic loops). Eur Spine J. 2011,20 (Suppl 1),S90–94. PubMed PMID: 21404032. Pubmed Central PMCID: 3087050. Epub 2011/03/16. eng.
[18] Dubousset J. Reflections of an orthopaedic surgeon on patient care and research into the condition of scoliosis. J Pediatr Orthop. 2011,31(1 Suppl),S1–8. PubMed PMID: 21173611.
[19] Funk SS, Lovejoy SS, Mencio GG, Martus JJ. Rigid Instrumentation for Neuromuscular Scoliosis Improves Deformity Correction Without Increasing Complications. Spine (Phila Pa 1976). 2016,41(1),46–52. PubMed PMID: 26352742.
[20] Ko PS, Jameson PG, 2nd, Chang TL, Sponseller PD. Transverse-plane pelvic asymmetry in patients with cerebral palsy and scoliosis. J Pediatr Orthop. 2011,31(3),277–283. PubMed PMID: 21415687. Epub 2011/03/19. eng.
[21] Phillips JH, Gutheil JP, Knapp DR, Jr. Iliac screw fixation in neuromuscular scoliosis. Spine (Phila Pa 1976). 2007,32(14),1566–1570. PubMed PMID: 17572629. Epub 2007/06/19. eng.
[22] Shabtai L, Andras LM, Portman M, et al. Sacral Alar Iliac (SAI) Screws Fail 75 % Less Frequently Than Iliac Screws in Neuromuscular Scoliosis. J Pediatr Orthop. 2016. PubMed PMID: 26756987.
[23] Chechik O, Fishkin M, Wientroub S, Ovadia D. A new pelvic rod system for the surgical correction and fixation of pelvic obliquity in pediatric neuromuscular scoliosis. J Child Orthop. 2011,5(1),41–48. PubMed PMID: 22295048. Pubmed Central PMCID: 3024490. Epub 2012/02/02. eng.

[24] Modi HN, Hong JY, Mehta SS, et al. Surgical correction and fusion using posterior-only pedicle screw construct for neuropathic scoliosis in patients with cerebral palsy: a three-year follow-up study. Spine (Phila Pa 1976). 2009,34(11),1167–1175. PubMed PMID: 19444065. Epub 2009/05/16. eng.

[25] Menga EN, Hirschfeld C, Jain A, et al. Intraoperative Cardiopulmonary Arrest in Children Undergoing Spinal Deformity Correction: Causes and Associated Factors. Spine (Phila Pa 1976). 2015,40(22),1757–1762. PubMed PMID: 26261920.

[26] Master DL, Connie PK, Jochen SH, Armstrong DG, Thompson GH. Wound infections after surgery for neuromuscular scoliosis: risk factors and treatment outcomes. Spine (Phila Pa 1976). 2011,36(3),E179–185. PubMed PMID: 21248588. Epub 2011/01/21. eng.

[27] Basques BA, Chung SH, Lukasiewicz AM, et al. Predicting Short-term Morbidity in Patients Undergoing Posterior Spinal Fusion for Neuromuscular Scoliosis. Spine (Phila Pa 1976). 2015,40(24),1910–1917. PubMed PMID: 26261918.

[28] Beckmann K, Lange T, Gosheger G, et al. Surgical correction of scoliosis in patients with severe cerebral palsy. Eur Spine J. 2016,25(2),506–516. PubMed PMID: 26155897.

[29] Vitale MG, Riedel MD, Glotzbecker MP, et al. Building consensus: development of a Best Practice Guideline (BPG) for surgical site infection (SSI) prevention in high-risk pediatric spine surgery. J Pediatr Orthop. 2013,33(5),471–478. PubMed PMID: 23752142.

[30] Ward JP, Feldman DS, Paul J, et al. Wound Closure in Nonidiopathic Scoliosis: Does Closure Matter? J Pediatr Orthop. 2017,37(3),166–170. PubMed PMID: 26214326.

[31] Jones-Quaidoo SM, Yang S, Arlet V. Surgical management of spinal deformities in cerebral palsy. A review. J Neurosurg Spine. 2010,13(6),672–685. PubMed PMID: 21121743. Epub 2010/12/03. eng.

Ralf Stücker

20 Zukunftsperspektiven

Früh einsetzende Wirbelsäulendeformitäten (Early-Onset-Skoliosen, EOS) hatten in der Vergangenheit eine schlechte Prognose. Konservative Verfahren wurden häufig ziellos eingesetzt. Zudem waren operative Möglichkeiten begrenzt. Wachstums-lenkende Maßnahmen hatten eine hohe Komplikationsrate, und frühe Spondylodesen führten häufig zu schwerwiegenden Beeinträchtigung der Thorax und Lungenentwicklung und zum Thorax-Insuffizienz-Syndrom.

Die Ziele der Behandlung früh einsetzender Wirbelsäulendeformitäten sind:
- Lunge, Brustkorb und Wirbelsäule sollten möglichst normal wachsen können.
- Lungenfunktion sollte sich so normal wie möglich entwickeln können.
- Für den Patienten soll eine möglichst wenig invasive Therapie durchgeführt werden.
- Die Therapie soll kosteneffektiv durchgeführt werden.

Das ultimative Ziel ist jedoch eine möglichst gerade und bewegliche Wirbelsäule zum Zeitpunkt des Wachstumsabschluss zu erhalten. Zukünftige Entwicklungen therapeutischer Maßnahmen sollten sich an diesem Ziel orientieren.

Durch Grundlagenforschung, insbesondere über den Einfluss von Wirbelsäulendeformitäten auf das Wachstum und die Entwicklung der Lungenfunktion sowie durch Einführung einer verbindlichen Klassifikation der EOS hat sich unser Horizont und das Verständnis dieser Erkrankungen deutlich erweitert.

20.1 Gegenwart

Während der Fokus derzeit weitgehend auf der Optimierung operativer Verfahren liegt, wird die konservative Therapie etwas vernachlässigt, obwohl z. B. die Gipsbehandlung von EOS hervorragende Ergebnisse bringt, wenn sie früh genug und mit Sachverstand eingesetzt wird. Es ist jedoch weitgehend unbekannt, wie sich Änderungen von Protokollen auf das Endergebnis auswirken würden. Eigene noch nicht veröffentliche Ergebnisse zeigen z. B., dass ein Gipswechsel alle vier Wochen rascher zu einer Krümmungskorrektur führen kann als traditionelle Protokolle.

Krankengymnastische Behandlungen oder die Korsetttherapie im frühen Kindesalter sind weniger gut untersucht und jegliche Evidenz einer Wirksamkeit fehlt. Multizentrische Studien über solche Therapieformen sind dringend erforderlich, denn theoretisch hat Wachstumslenkung jedweder Art gerade in Zeiten raschen Wachstums eine Erfolgsaussicht. Die Schwierigkeit der Evaluierung konservativer Therapieverfahren besteht in der Heterogenität der EOS. Alle Subgruppen sind für sich so selten, dass

DOI 10.1515/9783110462685-020

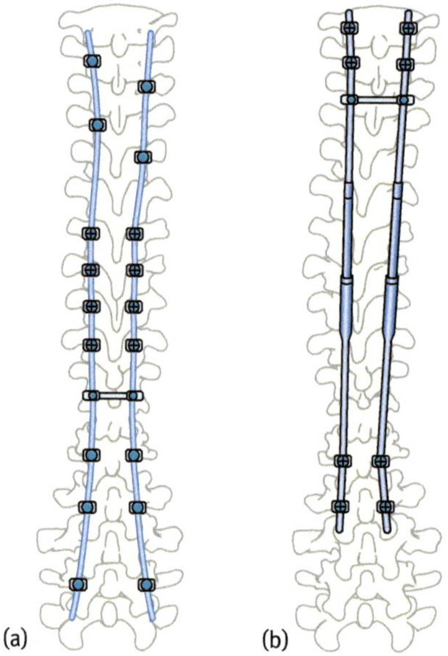

Abb. 20.1: Prinzip des Shilla (a) und der Doppelstäbe (b).

Effekte von Therapiemaßnahmen allenfalls durch Einführung von Registern ausreichend gut beurteilt werden können.

In den letzten Jahren hat sich insbesondere durch Einführung neuer Operationstechniken wie VEPTR, growing rods oder ventrale Tether und Staples die Prognose frühkindlicher Wirbelsäulendeformitäten erheblich gebessert.

Bei den dorsalen operativen Verfahren konkurrieren derzeit das Shilla-Konzept mit den magnetisch nachstellbaren Doppelstäben (Abb. 20.1a, b).

Vorteile des Shilla-Konzeptes ist die theoretisch nur einmalige Operation. Allerdings kommt es im Verlauf des Wachstums zu einem Korrekturverlust, sodass bei Wachstumsabschluss regelhaft eine Spondylodese erforderlich wird. Ein weiterer Vorteil scheint es zu sein, dass viele Bewegungssegmente im Bereich der Wirbelsäule trotz der Operation mobil bleiben. Das ist jedoch dann kein Vorteil mehr, wenn nach Wachstumsabschluss diese mobilen Segmente wieder versteift werden müssen.

Nachteilig sind die häufigen Komplikationen, wie z. B. Stabbrüche. Weiterhin ist immer eine Versteifung des Apexbereiches erforderlich.

Die Wirksamkeit von growing rods ist nachgewiesen. Allerdings ist ein wesentliches Problem, dass es nahezu regelhaft zu Spontanfusionen der Wirbelsäulenabschnitte kommt (Autofusion). Sankar und Mitarbeiter formulierte das Gesetz der diminishing returns [1], Der Mechanismus der Entstehung der Autofusion ist nicht gesichert. Neben der Rigidität der Krümmung spielen auch wahrscheinlich die repetitiven mit großer Kraft vorgenommenen Verlängerungen und die damit einhergehenden Gewebedehnungen mit der Möglichkeit der Kalzifizierungen aufgrund Miniverletzungen eine Rolle.

Eigene Erfahrungen der letzten vier Jahre mit magnetisch nachstellbaren Stäben zeigen, dass Autofusionen weniger häufig vorkommen oder sogar vermieden werden können. Die Auswirkungen einer lang dauernden Behandlung durch ein solches Verfahren und die damit einhergehende lang dauernde Immobilisierung von Bewegungssegmenten auf die knorpeligen und knöchernen Gelenkanteile werden derzeit prospektiv untersucht, um zu klären, ob nach der Behandlung eine ausreichende Integrität der Strukturen und eine ausreichende Mobilität verbleiben.

Nach wie vor ist nicht geklärt, ob es günstiger ist, eine maximale Distraktion anzustreben oder ob man das physiologische Wachstum begleitet und sich bei der Distraktion nach den Wachstumsdaten von Dimeglio orientiert und somit nur eine dosierte Distraktion vornimmt.

Ventrale wachstumslenkende Verfahren haben den Nachteil, dass in jedem Fall eine Thorakotomie erforderlich wird. Allerdings haben endoskopisch durchgeführte Operationen ein geringeres Risiko, ein Verlust an Lungenfunktion zu bewirken als offene Verfahren [2]. Die Effektivität dieser Verfahren für Krümmungen unter 35° ist belegt [3, 4]. Es bestehen derzeit zwei wesentliche Probleme:

1. Eine langfristige stabile Verankerung der Implantate (Staples, Schrauben) am Wirbelkörper ist nicht zuverlässig zu erzielen und Lockerungen im Verlauf sind nicht selten zu beobachten.
2. Eine ausreichende Flexibilität von Implantaten ist erforderlich, um die Mobilität der Bewegungssegmente langfristig zu erhalten.

20.2 Zukünftige Entwicklungen

Bei den dorsalen Verfahren gilt es, neben der Korrektur der Primärkrümmung, auch ein Augenmerk auf das Vermeiden der Autofusion bzw. auf den Erhalt der Mobilität der Bewegungssegmente zu haben. Bei den Materialeigenschaften der Stäbe sollte daher eine Lösung gefunden werden, die eine ausreichende Flexibilität bei gleichzeitiger Stabilität ermöglicht.

Eine vollständige Korrektur einer Krümmung durch dorsale Doppelstäbe ist in der Regel nicht zu erreichen. Möglicherweise ergibt die Kombination der Anwendung dorsaler und ventraler Verfahren entsprechende Perspektiven (Abb. 20.2).

Ein besseres Verständnis des natürlichen Verlaufs der unterschiedlichen Formen der EOS ist erforderlich, um die Wirksamkeit konservativer und operativer Maßnahmen zu beurteilen und um effektive Therapiemaßnahmen spezifisch und zeitgerecht einsetzen zu können.

Über das Wachstum der Wirbelsäule bei gesunden Kindern oder im Rahmen der Entwicklung idiopathischer Skoliosen wissen wir bereits sehr viel [5]. Das trifft jedoch auf die verschiedenen Formen der EOS, wie z. B. Deformitäten bei Skelettdysplasien oder kongenitale Skoliosen nicht zu. Ein tieferer Einblick in das Wachstumsverhalten

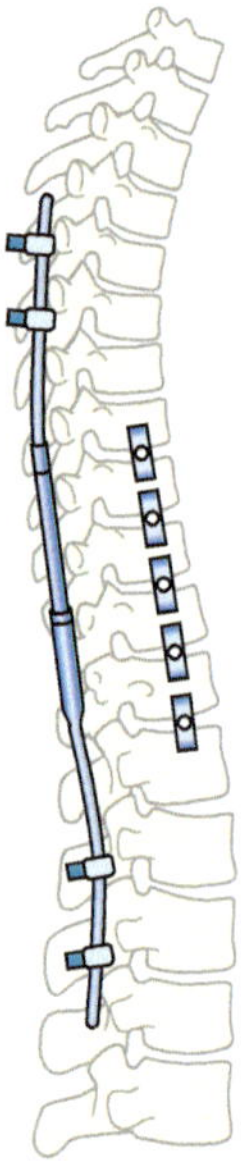

Abb. 20.2: Mögliche Kombination wachstumslenkender Verfahren durch dorsale Distraktion und ventrales Tethering, Stapling.

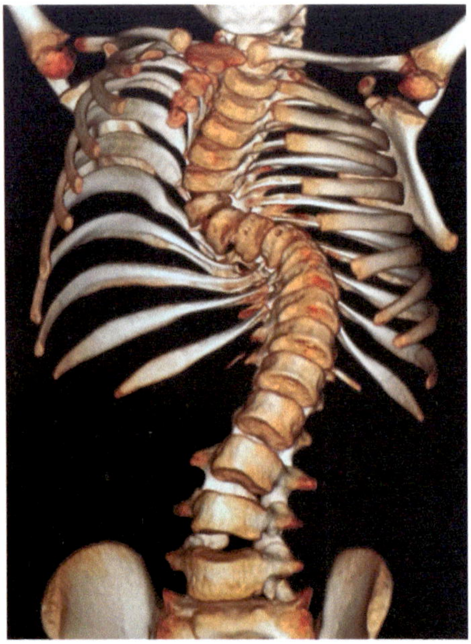

Abb. 20.3: CT einer frühkindlichen Skoliose bei einem 6-jährigen Mädchen mit bereits fortgeschrittener struktureller Deformierung von Brustkorb und Wirbelsäule.

der Wirbelsäule bei solchen Erkrankungen wäre für die Indikationsstellung für therapeutische Maßnahmen sehr hilfreich.

Studien über genetische Hintergründe von EOS werden dringend benötigt [6]. Dadurch könnte es möglich werden, genetische Tests zu entwickeln, um das Erkrankungs- und Progredienzrisiko abzuschätzen, sodass präventive Maßnahmen möglich werden und schwere Deformitäten verhindert werden können.

Eine medikamentöse Therapie ist derzeit noch nicht einmal in Sichtweise, langfristig jedoch sicher nicht ausgeschlossen.

Datenbanken und Register werden uns in die Lage versetzen, spezifische Fragestellungen bei früh einsetzenden kindlichen Wirbelsäulendeformitäten exakter zu bearbeiten, und ausgeprägte Wirbelsäulendeformitäten wie in Abb. 20.3 sollten effektiv verhindert werden können.

20.3 Zusammenfassung

Gerade die operative Therapie für früh einsetzende Wirbelsäulendeformitäten hat sich in den letzten Jahren rasant entwickelt, sodass sich die Prognose solcher Erkrankungen erheblich verbessert hat. Dennoch ist nach solchen Behandlungen fast immer eine komplexe Operation mit Spondylodese erforderlich. Das ultimative Ziel ist nach wie vor eine weitgehend gerade und bewegliche Wirbelsäule. An diesem Ziel sollten sich zukünftige diagnostische und therapeutische Verfahren orientieren.

Literatur

[1] Sankar WN, Skaggs DL, Yazici M, Johnston CE 2nd, Shah SA, Javidan P, Kadakia RV, Day TF, Akbarnia BA. Lengthening of dual growing rods and the law of diminishing returns. Spine 2011,31,806–809.
[2] Lonner BS, Auerbach JD, Estreicher MB, Betz RR, Crawford AH, Lenke LG, Newton PO. Pulmonary function changes after various anterior approaches in the treatment of adolescent idiopathic scoliosis. J Spinal Disord Tech 2009,22,551–558.
[3] Betz RR, Ranade A, Samdani AF, et al. Vertebral body stapling: a fusionless treatment option for a growing child with moderate idiopathic scoliosis. Spine 2010,35,169–176.
[4] Stücker R. Ergebnisse der Behandlung von progredienten Skoliosen mit SMA-Klammern. Der Orthopäde 2009,38(2),176–180.
[5] Stücker R. Die wachsende Wirbelsäule. Normale Entwicklung und Entwicklungsstörung. Der Orthopäde 2016,45(6),534–539.
[6] Akbarnia BA, Yazici M, Thompsen GH. The Growing Spine. Management of spinal disorders in young children, 2nd edition. Springer-Verlag, Berlin Heidelberg 2016.

Stichwortverzeichnis